Gerd und Marlene Haerkötter
Giftpflanzen

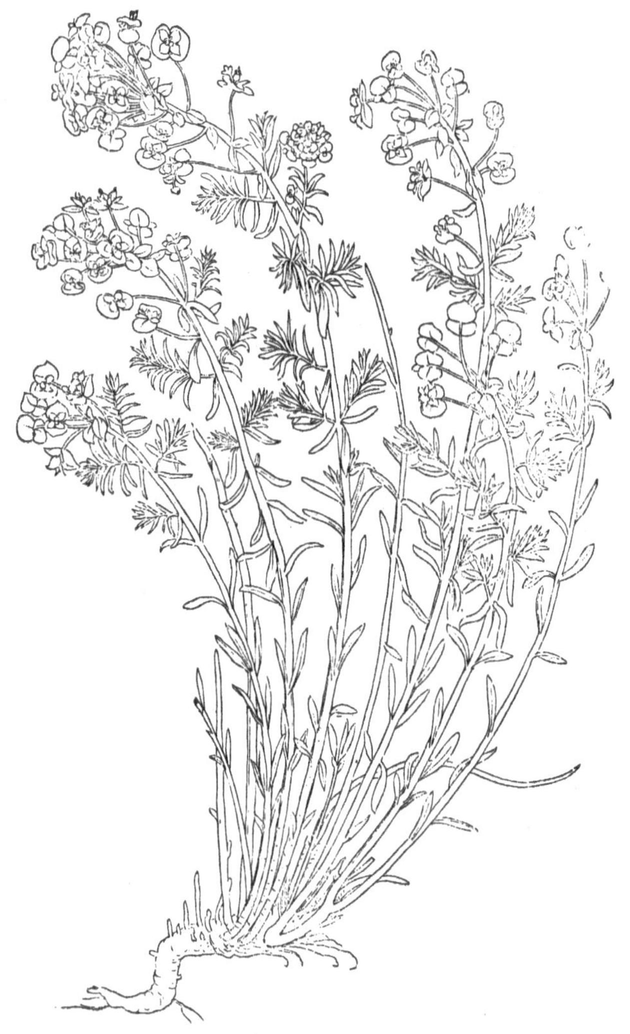

Gerd und Marlene Haerkötter

Giftpflanzen

Beschreibung, Wirkung, Geschichten

Anaconda

Die Originalausgabe dieses Buches erschien zuerst 1991
unter dem Titel *Wüterich und Hexenmilch.*
Giftpflanzen: Beschreibung, Wirkung, Geschichten
im Eichborn Verlag, Frankfurt a. M.

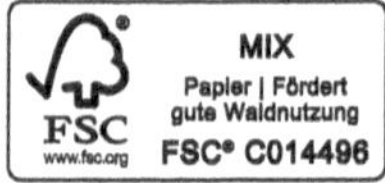

Penguin Random House Verlagsgruppe FSC® N001967

Die Deutsche Nationalbibliothek verzeichnet diese Publikation in der Deutschen Nationalbibliografie; detaillierte bibliografische Daten sind im Internet unter http://dnb.d-nb.de abrufbar.

Umschlagmotive: Poisonous plants I (from Meyers Lexikon, 1895),
Adobe Stock / Juulijs. Ancient symbols of witchcraft, Adobe Stock /
KOSIM. Magic Plants, Adobe Stock / Belus
Umschlaggestaltung: www.katjaholst.de
Satz und Layout: Roland Poferl Print-Design, Köln
Druck und Bindung: GGP Media GmbH, Pößneck
Printed in Germany
ISBN 978-3-7306-1370-2
www.anacondaverlag.de

Inhalt

Einleitung 9

Die Pflanzengifte 13

Giftpflanzen: Beschreibung, Hintergründe und Geschichten

Akazie, Falsche 21
Alraune 26
Aronstab, Gefleckter 39
Dieffenbachie 43
Kalmus 46
Drachenwurz 48
Bärenklau 50
Bärenklau, Riesen- 50
Bärenklau, Wiesen- 52
Besenginster 55
Bilsenkraut, Schwarzes 51
Buchsbaum 75
Buschwindröschen 79

- Buschwindröschen, Gelbe . . . 82
- Küchenschelle, Gemeine . . . 82

Christrose . . . 84
Efeu . . . 91
Eibe . . . 97
Eisenhut, Blauer . . . 105
Faulbaum . . . 117

- Kreuzdorn . . . 120

Fingerhut, Roter . . . 121

- Fingerhut, Gelber . . . 129

Gartenbohne . . . 130
Germer, Weißer . . . 135
Goldregen . . . 141
Hahnenfuß, Scharfer . . . 146

- Hahnenfuß, Brennender . . . 150
- Gifthahnenfuß . . . 150
- Hahnenfuß, Knolliger . . . 151

Heckenkirsche, Rote . . . 152

- Gartengeißblatt . . . 155
- Heckenkirsche, Schwarze . . . 156

Herbstzeitlose . . . 157
Judenkirsche . . . 165
Kartoffel . . . 169
Kirschlorbeer . . . 176
Lebensbaum, Abendländischer . . . 184
Liguster, Gemeiner . . . 189
Maiglöckchen . . . 194

Nachtschatten, Bittersüßer 200
Nachtschatten, Schwarzer 205
Oleander 209
Pfaffenhütchen 215
Rizinus 220
Sadebaum 227
Schierling, Gefleckter 233
Schneeball, Gemeiner 242
Schneebeere, Weiße 245
Schöllkraut 248
Seidelbast, Gemeiner 254
Stechapfel, Gemeiner 262
Stechpalme, Gemeine 275
Tollkirsche 280
Wasserschierling 294
Weißwurz, Vielblütige 301
Weißwurz, Wohlriechende 305
Weißwurz, Quirlblättrige 305
Wurmfarn, Gemeiner 306
Zaunrübe, Rote 312
Zaunrübe, Weiße 318
Zypressenwolfsmilch 319
Weihnachtsstern 324

Anhang

Verzeichnis der Informations- und Behandlungszentren 328
Glossar 330
Literaturverzeichnis 332
Tabellarische Zusammenfassung der Giftpflanzen . 335
Weitere Giftpflanzen, die nicht besprochen wurden 347

Einleitung

Wer bei einem Spaziergang durch Garten, Feld und Flur die Vielfalt der Pflanzen bewundert, ist sich oft nicht bewusst, dass eine ganze Reihe – selbst der bekannteren Arten – auch eine potenzielle Gefahrenquelle darstellt. Circa 150 der in unserer näheren Umgebung vorkommenden 3000 Pflanzenarten sind Träger mehr oder weniger gefährlicher Giftstoffe.

Besonders Kinder, die bei der Erkundung ihrer Umwelt bunte Früchte oder auffällige Pflanzen probieren, aber auch Erwachsene, die beim Heil- oder Gemüsekräutersammeln harmlose mit giftigen verwechseln, setzen sich der Gefahr einer Vergiftung aus, die zu Unwohlsein, Gesundheitsschäden oder – in besonders schweren Fällen – sogar zum Tod führen kann. Schwere Vergiftungen durch den Verzehr gefährlicher Pflanzen sind allerdings äußerst selten. Die Zahl der Intoxikationen durch Giftpflanzen rangiert mit 1000 bis 2000 Fällen pro Jahr in der Bundesrepublik aber immerhin an dritter Stelle nach den Vergiftungen durch Arzneimittel und Haushaltschemikalien.

Maiglöckchen, Goldregen, Herbstzeitlose, Aronstab, Eisenhut und selbst Blätter und unreife Früchte von

Nutzpflanzen wie Gartenbohne und Kartoffel enthalten Giftstoffe. Eine Gefahr für Leib und Leben stellen sie aber nur dann dar, wenn man darüber unzureichend oder gar nicht informiert ist. In diesem Buch werden deshalb 60 Pflanzen ausführlich besprochen, deren Giftwirkung belegt ist. Daneben werden in einem Anhang noch weitere Pflanzen kurz vorgestellt, die ebenfalls Giftwirkung haben können, in der Praxis der Giftberatung aber kaum eine Rolle spielen.

Selbstverständlich ist die Auswahl der zu behandelnden Pflanzen schwierig. Einige wurden von alters her in ihrer Giftwirkung und Gefährlichkeit maßlos überschätzt, andere dagegen, die früher als harmlos galten, sind nun als giftig erkannt. Das Buch stellt deshalb die Aussagen älterer Autoren den Ergebnissen moderner Forschung gegenüber und illustriert beide mit einer Reihe interessanter, teilweise – besonders bei antiken Autoren – skurriler Fallbeispiele. Auch auf Mythen und Legenden, die sich um angeblich magische Wirkungen einiger Pflanzen ranken, wird eingegangen.

Dass Gifte auch zur Heilung von Gesundheitsschäden herangezogen werden können, hat schon der bedeutendste Mediziner und Naturphilosoph Paracelsus erkannt: »Alle Dinge sind Gift, und nichts ist ohne Gift, allein die Dosis macht, das ein Ding kein Gift ist.« Mit dieser Einsicht änderte sich im Laufe der Geschichte die Einstellung gegenüber Giftpflanzen. Über die heilsame

Wirkung der vorgestellten Pflanzen und deren Einsatz in der Medizin wird deshalb auch berichtet.

Maßnahmen über Erste Hilfe im Falle einer Vergiftung sind bei jeder Giftpflanze einzeln aufgeführt, ein Verzeichnis der Informations- und Behandlungszentren für Vergiftungen ist am Ende des Bandes beigefügt.

Wichtigste Aufgabe des Buches aber soll es sein, dem Leser einen ebenso informativen wie unterhaltsamen Führer durch die heimische Giftpflanzenflora an die Hand zu geben. Mithilfe der ausführlichen Beschreibungen und der Illustrationen soll es ihm möglich gemacht werden, die Giftpflanzen zu erkennen und damit Unfälle zu vermeiden bzw. gefährliche Pflanzen aus der Reichweite von Kindern zu entfernen.

Die Pflanzengifte

Die Pflanzengifte sind Produkte des pflanzlichen Stoffwechsels; sie können nicht wie bei tierischen Organismen durch Leber, Milz oder Nieren entgiftet und schließlich durch die Blase ausgeschieden werden, sondern bleiben in der Pflanze und werden in speziellen Zellen oder Hohlräumen gesammelt und als meist komplizierte chemische Verbindungen abgelagert. Früher sprach man verächtlich von »sekundären Pflanzenstoffen«, von Abfallstoffen des pflanzlichen Stoffwechsels, die eigentlich zu nichts nütze seien. Inzwischen weiß man jedoch, dass die »sekundären« Stoffe der Pflanze durchaus von Vorteil sind. Sie kann sich mit ihrer Hilfe ihrer Feinde erwehren, manchmal ungleich raffinierter, als es die »chemische Keule« in Form von Pestiziden vermag.

Es handelt sich bei den Pflanzengiften vornehmlich um umgebaute Eiweißverbindungen, die zu Alkaloiden werden; um giftige Abbauprodukte, die sich mit Zucker zu Glykosiden verbinden; um Kohlehydrate, die zu ätherischen Ölen umgebaut werden.

Alkaloide

Alkaloide sind zumeist verzwickt gebaute chemische Verbindungen; gemeinsam haben sie das alkalische (basische) Verhalten und eine ringförmige Struktur, in die Stickstoffatome eingebaut sind. Als basische Stoffe sind sie häufig an Pflanzensäuren gebunden. Die Wirkung der Alkaloide ist in erster Linie auf das menschliche Nervensystem gerichtet. Berüchtigte Vertreter dieser Giftgruppe finden sich in den Hahnenfuß-, Mohn-, Nachtschatten- und Hundsgiftgewächsen.

Zu dieser Gruppe gehören gefährliche Gifte wie das *Aconitin* des Eisenhuts, eines der stärksten Pflanzengifte überhaupt. *Atropin*, *Hyoscyamin*. *Scpolamin*, die Tropanalkaloide der Nachtschattengewächse Alraune, Bilsenkraut, Stechapfel und Tollkirsche. *Coniin* des Gefleckten Schierlings, Pyridin/Piperidin-Alkaloide mit sehr starker Giftwirkung.

Spartein und *Cytisin* in einigen Schmetterlingsblütlern. In diese Gruppe gehören aber auch die Rauschgifte *Morphin*, *Nicotin* und *Coffein*, Gifte, auf die der menschliche Körper seinen biochemischen Haushalt einstellt – das führt zur Sucht.

Glykoside

Glykoside (griechisch *glykus* = süß) sind Verbindungen von pflanzlichen Zuckern (meist Traubenzucker) mit nicht zuckerartigen Stoffen, die man Aglykone nennt. Die Aglykone sind Stoffwechselprodukte der Pflanze, die durch Einwirkung von Enzymen, z. B. während des Verdauungsvorgangs, vom Zucker getrennt und dann wirksam werden.

Wichtige Glykoside mit Giftwirkung sind: *Herzwirksame Glykoside* in Fingerhut, Maiglöckchen, Pfaffenhütchen, Nieswurz u. a. Pflanzen. Sie wirken direkt auf den Herzmuskel und werden in der Medizin bei Herzinsuffizienz eingesetzt, sie können aber auch Kollaps mit Herzstillstand bewirken.

Blausäureglykoside (cyanogene Glykoside) in Steinobstgewächsen (Pfirsich, Aprikose, Bittermandel, Pflaume, Kirsche – allerdings ausschließlich in den Kernen) und Geißblattgewächsen. Die an Zucker gebundene Blausäure wird mithilfe der Enzyme abgespalten und beeinträchtigt dann als freie Blausäure die Zellatmung; Folgen sind Erstickungsanfälle, Übelkeit, Herzklopfen, Krämpfe.

Eine Sonderstellung unter den Glykosiden nehmen die *Saponine* ein (lateinisch *sapo* = Seife); sie sind zu finden im Efeu, in der Einbeere, im Schneeball und in der Weißwurz. Saponine setzen die Oberflächenspannung des Wassers herab, sodass das Wasser stark schäumt; sie greifen die Schleimhäute an und wirken blutzersetzend. Einige Saponin-Drogen sind altbekannte Fischgifte.

Weitere wichtige Pflanzengifte

Ätherische Öle sind stark riechende, flüchtige Pflanzenstoffe. Der Name ist unglücklich gewählt, denn diese Stoffe haben weder etwas mit Äther noch mit Fetten oder Ölen der Nahrungsmittel zu tun. Je nach ihren Inhaltsstoffen haben die ätherischen Öle positive therapeutische Wirkungen, werden als Gewürze genutzt oder aber sind giftig. Zur letzten Gruppe gehören z. B. die Terpene, die im Thujon des Wermuts oder des Lebensbaums vorkommen, das Sabinen im Sadebaum oder das ätherische Öl des Kampfers.

Giftige Eiweißstoffe (Toxalbumine) sind das Ricin im Rizinus-Samen, das Phasin der Gartenbohne und das Robin der Falschen Akazie.

Poliene bilden längere Kohlenstoffketten mit Doppel- (= C) und Dreifachverbindungen (≡ C) in der Kette; man findet diese giftigen Verbindungen vornehmlich in Doldengewächsen, z. B. im Wasserschierling, der zu den hochgiftigen Pflanzen zählt.

Giftstoffgehalt

Der Giftstoffgehalt der Pflanzen schwankt von Organ zu Organ (Wurzel, Stängel, Blatt, Frucht) sehr stark; auch ist er von Standort, Klima, Jahreszeit, Alter und anderen Faktoren abhängig. Auf diesem Umstand beruhen die widersprüchlichen Angaben über die Giftwirkung der Pflanzen, und auch bis heute gibt es keine einheitliche Bewertung. Die in diesem Buch vorgenommene Einordnung der Pflanzen nach ihrem Giftigkeitsgrad wurde auf der Grundlage der offiziellen »Liste giftiger Pflanzenarten« (»Bundesanzeiger« Nr. 67 vom 10. April 1975) vorgenommen. In einigen Fällen wurde diese Bewertung abgeändert, da neuere Erkenntnisse dies notwendig machten.

Die Einstufung erfolgt in drei Kategorien:

+ »schwach giftig«
+ + »stark giftig« – kann zu schweren Vergiftungen führen
+ + + »sehr stark giftig« – schon geringe Mengen können tödliche Wirkung haben

Wir hätten mit den Giftpflanzen weniger Probleme, wenn man sie kurzerhand ausrotten würde, so wie es ja mit vielen Pflanzen- und Tierarten bereits geschehen ist, doch vorher sollte man sich die Argumente des »Noth- und Hülfsbüchleins« aus dem Jahr 1798 zu Herzen nehmen:

»Es möchte sich mancher darüber wundern, dass der liebe Gott Kräuter wachsen lässt, welche so schädlich sind. Man muss aber wissen, dass sie nur schädlich sind, wenn man sie isst. Sonst haben sie ihren guten Nutzen, manche als Arzenei für Menschen und Vieh, andere zum Färben und Beizen, andere das Ungeziefer zu vertreiben. Sie haben auch das Gute, dass sie böse Dünste aus der Erde heraus und aus der Luft in sich saugen, welche sonst in das Getreide und in die Früchte, die wir essen, und durch den Atem und den Schweiß in uns selbst eindringen würden. Bei vielen wissen wir den Nutzen noch nicht: werden ihn aber erfahren, wenn wir ferner fleißig über die schönen und großen Werke Gottes nachdenken und durch sorgfältige Proben erforschen, wozu uns jedes nützen kann. Wenn auch manche Gewächse uns und unserem Vieh gar nichts nutzen: so dienen sie doch anderen Tieren zur Nahrung oder zur Gesundheit, und der liebe Gott muss auch für den geringsten Wurm sorgen.«

Erste Hilfe

Bei Vergiftungen oder bei Verdacht auf eine Vergiftung muss der Arzt benachrichtigt werden. Folgendes sollte man sofort tun:

Erbrechen auslösen durch Reizen des Rachens mit dem Finger oder einem Löffelstiel. Wenn das nicht zum Erfolg führt, Salzwasser (1–2 Esslöffel Kochsalz in 1 Liter warmem Wasser auflösen) zügig trinken. Kinder legt man am besten so übers Knie, dass das Gesicht nach unten zeigt und der Bauch eingedrückt wird. In dieser Lager wird verhindert, dass das Erbrochene in die Luftröhre gelangt und der Patient daran erstickt. Das Erbrochene ins Krankenhaus mitnehmen, um die Identifizierung des aufgenommenen Gifts zu ermöglichen. Kleineren Kindern keine Salzlösung verabreichen, da es leicht zu Kochsalzvergiftungen kommen kann; stattdessen gibt man verdünnten Himbeersaft, so viel sie trinken können.

Ist nach der Aufnahme der giftigen Pflanzen mehr als eine halbe Stunde vergangen, sollten nach dem Erbrechen etwa 30 g Tierkohle oder 20 Kohletabletten zusammen mit 1 Teelöffel (für Kinder) oder 2 Teelöffeln (für Erwachsene) Glaubersalz in Wasser gelöst gereicht werden. Die Kohle bindet die meisten Gifte, und das Glaubersalz (Natriumsulfat) ist ein harmloses und sicher wirkendes Abführmittel. Auf keinen Fall Rizinusöl geben! Auch darf keine Milch getrunken werden, da viele Giftstoffe im Milchfett löslich sind und damit die Resorption der Gifte schneller erfolgt.

Vergiftete, die ohne Bewusstsein sind, werden auf den Bauch gelegt oder in eine stabile Seitenlage gebracht.

Bei starker Erregung des Vergifteten beruhigend auf ihn einreden; auf keinen Fall Beruhigungsmittel geben.

Wurden durch die Giftpflanze Lippen, Mund, Rachen und Speiseröhre sehr stark gereizt oder verätzt, soll viel Wasser getrunken, der Mund gut ausgespült und eine Wasserschleimsuppe verabreicht werden.

Giftpflanzen

Beschreibung, Hintergründe und Geschichten

Akazie, Falsche *Robinia pseudacacia*

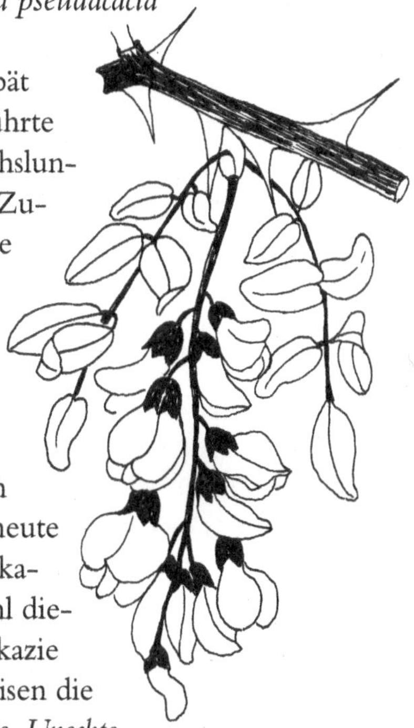

Name: Dieser bei uns erst spät aus der Neuen Welt eingeführte Baum hat sich viele Verwechslungen gefallen lassen müssen. Zunächst hielt man ihn für eine Echte Akazie und gab ihm den Namen *Acacia Robini* (nach Jean Robin, Gärtner am Hof Ludwigs XIII., der diesen Baum 1610 aus dem östlichen Nordamerika nach Frankreich brachte). Auch heute noch ist die Bezeichnung Akazie allgemein üblich, obwohl dieser Baum mit der Echten Akazie nichts zu tun hat; darauf weisen die Benennungen *Falsche Akazie, Unechte Akazie, Scheinakazie* deutlich hin. Manche hielten die Falsche Akazie für den *Johannisbrotbaum* oder den *Heuschreckenbaum.* Daneben werden die Namen *Virginische*

Schotenerbse und *Wunderbaum* hie und da gebraucht. Gebräuchlich ist auch der Name *Robinie.*

Vorkommen und Standort: Die Falsche Akazie gedeiht auf allen Böden, die nicht zu nass sind. Heute werden viele Zuchtsorten für den Anbau in Gärten, Parks und auf Friedhöfen angeboten.

Beschreibung: Dieser Schmetterlingsblütler kann als Baum bis zu 30 Meter hoch werden, denn er ist mit einer langen Pfahlwurzel im Boden verankert; an den Wurzeln findet man, wie bei allen Schmetterlingsblütlern, kleine Verdickungen, die von Knöllchenbakterien herrühren; diese Bakterien sind in der Lage, den Luftstickstoff zu binden und ihn der Wirtspflanze zuzuführen. Der Baum hat eine ausladende, aber lockere Krone. Die braune Rinde ist von Längsrinnen durchzogen. Die unpaarig gefiederten, elliptisch geformten Blätter sitzen an sperrigen, zickzackförmigen Ästen mit behaarten Zweigen. Die Blätter verändern je nach Lichteinfall und Temperatur ihre Stellung: In der Mittagszeit stehen sie fast vertikal, in der Nacht hängen sie herab, sie nehmen »Schlafstellung« ein. An der Basis des gemeinsamen Blattstiels bilden sich statt der Nebenblätter kräftige Dornenpaare, die die Pflanze vor Tierfraß schützen sollen. Die weißen, stark duftenden Schmetterlingsblüten bilden lange, hängende Trauben (Blütezeit Mai bis Juni). Im Herbst reifen die 10 Zentimeter langen, abgeflachten braunen Hülsen heran; sie bleiben oft bis zum nächsten Frühjahr am Baum und enthalten 4 bis 10 Samen.

Toxizität: Die ganze Pflanze, vor allem die Rinde und die Früchte, sind als »stark giftig« einzustufen.

Wirkstoffe: Hauptwirkstoffe sind die giftigen Eiweißstoffe (Toxalbumine) Robin und Phasin. Wie andere Toxalbumine wirken die Inhaltsstoffe der Akazie zerstörend auf Gewebe und rote Blutkörperchen.

Wirkungen: Eine Stunde nach Aufnahme der giftigen Pflanzenteile machen sich die ersten Vergiftungserscheinungen bemerkbar: Erbrechen, Schlafsucht, Krämpfe, Erweiterung der Pupillen, Ohnmacht.

Erste Hilfe: Erbrechen herbeiführen, Giftbindung durch Kohlegaben, Abführmittel.

Hintergründe und Geschichten

Die Giftberatungsstellen berichten über Fälle, in denen schon nach Aufnahme von fünf Samen schwere Vergiftungserscheinungen auftraten; manchmal wurden aber auch 30 Samen symptomlos vertragen. Der Grund dafür liegt darin, dass der Gehalt der Pflanze an Toxalbuminen großen Schwankungen unterworfen ist.

Die Pollen der Falschen Akazie gehören zu den Erregern des Heuschnupfens. Da diese Pollen vom Wind nur über kurze Strecken getragen werden, kann eine Gefährdung nur in unmittelbarer Umgebung der Bäume gegeben sein.

Durch das Kauen der süßholzartig schmeckenden Rinde und auch der Früchte der Akazie kommt es immer wieder zu Vergiftungen, vor allem bei Kindern:

- Drei Kinder aßen Akazienrinde, eine Stunde später erbrachen sie mehrmals und wurden schläfrig, ihre Pupillen erweiterten sich, Krämpfe stellten sich ein. Durch die Anwendung von Stimulantien konnte nach kurzer Zeit eine Besserung erreicht werden.
- Bei einer Massenvergiftung von 32 Kindern, die die innere Rinde der Akazie gegessen hatten, traten ähnliche Vergiftungserscheinungen auf wie bei einer Cytisinvergiftung (Cytisin ist der Giftstoff des Goldregens).
- Ganz andere Vergiftungserscheinungen zeigte eine Frau, die Akazienblätter gegessen hatte. Nach 24 Stunden erkrankte sie an Fieber und ödematischen Schwellungen erst des Mundes und dann am ganzen Körper. Eine Woche später schälte sich die ganze Haut ab. (Nach L. Levin)

Sehr giftig kann auch das Holz der Falschen Akazie wirken. Bei der Verarbeitung des außerordentlich harten Holzes entsteht ein feiner Staub, der nach Einatmen Vergiftungen – auch mit tödlichem Ausgang – hervorrufen kann.

Unter den Nutztieren reagieren vor allem Pferde sehr empfindlich auf die Akaziengifte. Ein Bericht in der Zeitschrift »Kosmos« aus dem Jahr 1941 gibt dafür ein drastisches Beispiel: Bei einer Feldartillerie-Batterie in Rumänien gingen in einer Nacht 32 von 120 Pferden ein. Die Tiere hatten das Akazienholz abgenagt, aus dem die Ställe gebaut waren.

In der Medizin findet die Scheinakazie heute keine Verwendung mehr. Früher wurde die süß schmeckende Akazienrinde gelegentlich als gelindes Abführmittel verwendet. Heute wird sie noch in der Homöopathie bei Sodbrennen, bei Magengeschwüren und bei Verstopfungen eingesetzt.

Alraune *Mandragora officinalis*

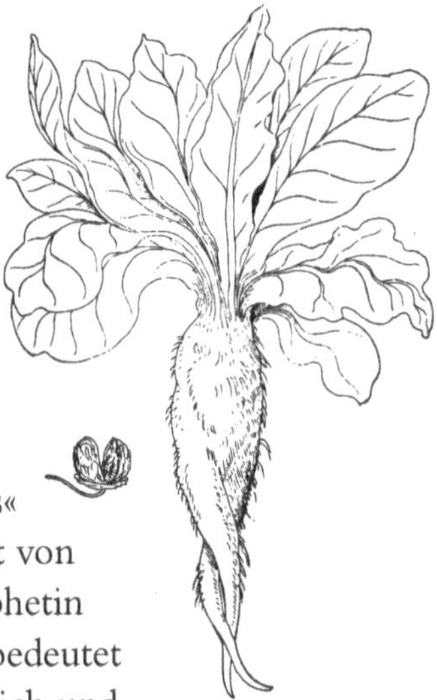

Name: Der lateinische Gattungsname Mandragora ist vom persischen Wort *mandrom gijahr* abgeleitet, das so viel wie »Menschen- oder Liebespflanze« bedeutet. Der Name *Alraune* ist vom althochdeutschen Wort *alrun, alruna* und vom gotischen *runa* = »Geheimnis« herzuleiten. Tacitus berichtet von einer sagenumwobenen Prophetin Airuna, und das Wort *runen* bedeutet im Althochdeutschen »heimlich und leise reden« – »raunen«. Diese Pflanze wird auch *Galgenmännchen* genannt, weil nach der Fabel die besten Alraunepflanzen aus dem Sperma der Gehenkten unter dem Galgen wachsen. *Heckenmännchen* wird sie genannt, weil die Alraune Glück in Gelddingen bringen soll (Geld heckt Geld).

Vorkommen und Standort: Dieses Nachtschattengewächs kommt in unseren Breiten nicht vor, man findet es noch im Mittelmeerraum als Ödlandpflanze. Die Alraune hat zudem heute ihre Bedeutung als Gift- und Rauschdroge verloren. Dennoch wurde sie in dieses

Buch aufgenommen, weil sie durch die Jahrhunderte in der Magie, in der Medizin und in der Praxis der Giftmischer eine überragende Bedeutung hatte. Sie war der Prototyp der Gift- und Zauberpflanze schlechthin. Seit urdenklichen Zeiten verbreitete sie Angst und Schrecken, Hoffnung und Glückserwartungen.

Beschreibung: Ganz im Gegensatz zu ihrer Berühmtheit ist die Alraune eher eine bescheidene Pflanze. Die stängellosen Blätter dieses mehrjährigen Krauts bilden eine 20 Zentimeter hohe Rosette mit oval-länglichen, gekräuselten großen Blättern. Die bis zu 60 Zentimeter langen, kräftigen Wurzeln sind häufig von oben bis unten gespalten und nehmen zudem die wunderlichsten Formen an: Nach Tabernaemontanus ähneln sie »dem Menschen unterhalb des Nabels«. Aus der Blattrosette wachsen Blütenstiele, die später große glockenartige, violette Blüten tragen, aus denen orangerote Beeren hervorgehen, die kleinen Äpfeln gleichen.

Toxizität: Alle Teile der Pflanze, vor allem die Wurzeln, werden in die Kategorie »sehr stark giftig« eingestuft.

Wirkstoffe: Die Alraune enthält bis zu 0,4 Prozent Gesamtalkaloide; unter ihnen sind bedeutsam Atropin, Hyoscyamin und Scopolamin. Da diese Alkaloide auch in den noch zu besprechenden Nachtschattengewächsen Bilsenkraut, Stechapfel und Tollkirsche große Bedeutung haben, sollen sie hier ausführlicher besprochen werden.

Wirkungen: Diese drei Alkaloide sind chemisch nahe verwandt, sie sind Tropansäureester. Die Tropansäure hat ein asymmetrisches C-Atom, somit existieren von den Alkaloiden L-, D- und LD-Formen. In den Pflanzen bildet sich zunächst L-Hyoscyamin, das bei der Aufbereitung zu Atropin racemiert. Hyoscyamin und Atropin wirken gleichartig auf den Menschen. Sie hemmen das an bestimmten Nervenenden freigesetzte Acetylchoim, das für die Übertragung von Nervenreizen auf das Erfolgsorgan verantwortlich ist. Betroffen ist vor allem das parasympathische Nervensystem, das Verdauungsvorgänge, Speichelsekretion, Herzschlag, Pupillenkontraktion u. a. steuert. Hyoscyamin wirkt in dieser Hinsicht doppelt so stark wie Atropin.

Beide Alkaloide erregen zudem das zentrale Nervensystem. Diese Wirkung erstreckt sich vor allem auf Großhirn und Rückenmark. Bei steigenden Dosen sind folgende Symptome zu beobachten: Zunächst macht sich eine Munterkeit bemerkbar, die von heftigem Bewegungsdrang und Redefluss mit unmotivierten Lachanfällen begleitet wird. Es folgen Verwirrungszustände mit Halluzinationen, die vor allem das Erleben sexueller Ausschweifungen mit großer Wirklichkeitsnähe vermitteln. Dann schlägt die zentrale Erregung allmählich in eine zentrale Lähmung um; der Betroffene wird ruhiger und fällt schließlich in einen Tiefschlaf. Steigert man die Dosis weiter, sinkt die Körpertemperatur stark ab, der Tod erfolgt schließlich durch Lähmung des Atemzentrums.

Das Scopolamin zeigt alle Atropinwirkungen. Die Beeinflussung des peripheren Nervensystems ist jedoch weniger ausgeprägt als beim Atropin/Hyoscyamin. Auf das zentrale Nervensystem wirkt es nicht erregend, sondern dämpfend; es wirkt also dem Atropin/Hyoscyamin entgegen. Deshalb wurde es früher zur Herbeiführung des Dämmerschlafes, zur Narkose und zur Beruhigung von Geisteskranken verwendet.

Die Gesamtwirkung der Alraune-Alkaloide ist denen des Stechapfels vergleichbar. Sie rufen Halluzinationen, Verwirrtheitszustände und Dämmerschlaf, häufig verbunden mit erotischen Träumen, hervor. Begleitet werden diese Zustände von Hautreizungen, Übelkeit, weiten Pupillen, Sehstörungen, Benommenheit. Bei sehr hohen Dosen tritt der Tod als Folge einer Atemlähmung ein.

Erste Hilfe: Magen- und Darmentleerung, sofort ins Krankenhaus.

Hintergründe und Geschichte

Über Vergiftungen mit der Alraune in der heutigen Zeit wird nichts berichtet. Wie andere Giftpflanzen aus der Familie der Nachtschattengewächse diente sie jedoch in vergangenen Zeiten als Mordwaffe. Der karthagische Feldherr Maharbal wurde um das Jahr 200 v. Chr. zu einer Strafexpedition ausgeschickt, um einige Völker in Afrika zu disziplinieren. Nach einem ersten Scheinangriff zog sich Maharbal zurück, hatte aber im Lager der Feinde Wein zurückgelassen, dem Mandragora-Auszüge beigemischt waren. Nachdem die trinkfreudigen Afrikaner diesen getrunken hatten, kamen die Karthager zurück.

Die Afrikaner waren inzwischen in einen Tiefschlaf gefallen und konnten mühelos niedergemacht werden. Den gleichen Trick wandten die Karthager später gegen sizilianische Seeräuber an. So kam die Alraune zu der fragwürdigen Ehre, für die ersten Versuche einer Kriegsführung mit Psychokampfstoffen herhalten zu müssen.

Berengar II., Markgraf von Friaul und späterer König der Lombardei, entledigte sich im Jahr 950 seines Nebenbuhlers Lothar mithilfe der Alraune. Nach dem »Genuss« der Auszüge dieser Pflanze verfiel Lothar dem Wahnsinn, und er verstarb unter Symptomen »stärkster Schmerzerregung«. Im Mittelalter machte die Sekte der Assassinen wegen zahlreicher Giftmorde von sich reden. Diese mohammedanische Geheimgesellschaft bekämpfte mit Dolch und Gift alle, die von der reinen Lehre Mohammeds abwichen. Ende des 11. Jahrhunderts war Hassan ibn Sabbah das Oberhaupt der Assassinen, er führte von der Burg Alamud in den Bergen am Kaspischen Meer aus sein Regiment. Auf welche Weise sich Hassan den Nachwuchs für seine Organisation beschaffte, erzählt der Abt Arnold von Lübeck (1177–1212): Bei seinem Bergschloss hatte sich Hassan einen prächtigen, weitläufigen Garten angelegt. In den gelangte man nur durch eine einzige Pforte, die von Wächtern streng bewacht wurde. Dort wuchsen herrliche Blumen, aber auch giftige Kräuter, die die Sekte zur Durchführung ihrer Untaten benötigte: neben der Alraune noch andere giftige Nachtschattengewächse, Schierling und Eisenhut. Angrenzend an den Garten standen prächtige Paläste, die von anmutigen, willigen Mädchen bewohnt waren. Hierher ließ Hassan von Zeit zu Zeit ihm wohlgefällige Jünglinge bringen, nachdem sie – wohl mithilfe der Alraune – in einen Tiefschlaf versetzt worden waren. Beim Erwachen glaubten sie sich im Paradies, die verführerischen Mädchen bedienten sie in paradiesischer Nacktheit beim frugalen Mahl und auf dem Liebeslager.

»Aber das Liebeslager hielt nur wenige Tage an, dann wurden die Novizen erneut in einen Schlaf versetzt. Und als sie jetzt erwachten, da war alles ganz anders: Sie befanden sich in einem gewaltigen Saal, an den steinernen ungeschmückten Wänden standen drohende Wächter mit breiten geschliffenen Schwertern, und sie blickten in die kalten, grausamen Augen des Fürsten, der sie abschätzend musterte. Er versprach ihnen alle diese Herrlichkeiten, die sie gekostet hatten, für die Dauer ihres Lebens, sofern sie ihr Leben ihm allein widmeten, ihm treu ergeben und blindlings gehorchen würden.« Was blieb den jungen Leuten anderes, als sich zu fügen? Und so lernten sie, mit den gleichen Mitteln, mit denen sie behandelt worden waren, andere umzubringen – und dabei spielte neben Opium, Haschisch, Bilsenkraut und Tollkirsche eben auch die Alraune eine bedeutende Rolle.

In der Medizin ist die Alraune heute ohne Bedeutung. Lediglich in der Homöopathie ist sie noch als schmerzstillendes Mittel bei Rheuma und Gicht gebräuchlich. Früher glaubte man, die Alraune »sei den Unsinnigen dienlich«. Und wenn man von dieser Wurzel aß, »mache sie so sehr schlafen, dass man die Glieder vom Leib abschneiden kann, ohne dass der Patient es merkt«. Auszüge aus der Mandragora-Wurzel wurden tatsächlich als Narkotikum bei schweren Operationen eingesetzt. Ansonsten schien sie ein gutes Schlafmittel abzugeben. Alrauneäpfel, Alraunewasser und Alraunerinde wurden gern für diesen Zweck eingesetzt, »denn sie machen schlafen und ruhen«. Davon wusste auch Shakespeare, als er Kleopatra sagen ließ: »Gib mir Mandragora zu trinken, dass ich die große Kluft der Zeit durchschlafe, wo mein Antonius fort ist.«

Die besondere Aufmerksamkeit, die man seit jeher der Alraune als Gift- und Zauberpflanze entgegenbrachte, hat viele Ursachen. Bestimmend waren zunächst wohl ihre Heil- und Giftwirkungen. Hinzu kam noch die menschenähnliche Gestalt ihrer Wurzel, die die Fantasie mächtig anregte.

Schon die Ägypter trauten der Alraune mannigfache Fähigkeiten in der Heilkunde, im Zauberwesen und in Liebesdingen zu. Auf einem Relief aus der Zeit Echnatons sieht man eine stilisierte Mandragora, die als erotisches Symbol zu interpretieren ist. Ihre narkotischen und sinnverwirrenden Wirkungen nutzte man schon damals, um den Widerstand unwilliger Mädchen zu brechen. Die Ägypter dankten ihrem Gott Ra dafür, dass er ihnen mit der Mandragora ein so vorzügliches Schlafmittel beschert habe – den »Phallus der Felder«, wie sie die Alraune nannten.

Theophrastus erklärte im 4. Jahrhundert v. Chr. die Alraunewurzel zum Aphrodisiakum und zugleich zum Schlafmittel. Dioskorides (1. Jahrhundert n. Chr.) greift diesen Gedanken auf und zählt diese Pflanze zu den Liebeskräutern, gleichzeitig empfiehlt er sie als Betäubungsmittel bei Operationen. Dreihundert Jahre später schrieb der römische Kaiser Julian Apostata, der als Anhänger heidnischer Philosophien vom Christentum abfiel und sich im Übrigen rühmte, sich nie die Hände zu waschen, an die Priesterin Callixena, die er wegen ihres Festhaltens am alten Glauben lobte: »Wer könnte wohl die körperliche Liebe einer Frau höher schätzen als ihre Keuschheit? Da müsste er schon Mandragora in kräftigen Schlucken getrunken haben.«

Hildegard von Bingen, die »christliche Sibylle vom Rhein«, meinte im 12. Jahrhundert: »In der Mandragora ist der Einfluss des Teufels gegenwärtiger als in anderen Pflanzen; sie regt daher den Menschen im Sinne seiner Wünsche zum Guten wie zum Bösen an.« Sie war der Ansicht, dass diese Pflanze keinesfalls die Liebe beflügeln könne; im Gegenteil, sie sollte denjenigen beruhigen, der allzu stürmisch ans Liebeswerk ging: »Wenn ein Mann als Folge magischer Einflüsse oder aufgeregter Natur unenthaltsam ist, so nehme er die weibliche Gestalt der vorher abgewaschenen Alraune, binde sie zwischen Brust und Nabelgegend und trage sie drei Tage und drei Nächte, dann spalte er sie und binde die Teile auf beide Lenden, drei Tage und drei Nächte. Er pulverisiere auch die linke Hand der Figur und nehme das Pulver mit etwas Kampfer, so wird er beruhigt. Ist es bei der Frau der Fall, so nehme sie die männliche Figur, mache es ebenso, nehme aber statt der linken Hand für das Pulver die rechte.«

Paracelsus (1493–1551) spottet in seinem »Buch der Trugbilder« über die Leichtgläubigen, die die Alraune kauften, deren Formen überdeutlich die Gestalt von Menschen erkennen ließ (in die sie mithilfe des Schnitzmessers gebracht worden war): »Es möchte auch ein Einfältiger fragen, warum die Alraunewurzel eines Menschen Gestalt, Angesicht, Hände und Füße hätte, sie wäre ohn Zweifel auch nicht ohne sonderlich große Ursachen also von Gott erschaffen? Dem gebe ich zur Antwort und sage, es sei nit wahr, dass Alraun die Wurzel Menschengestalt habe, sondern es ist eine betrogene Arbeit und Bescheißerei von Landfahrern; denn es ist gar

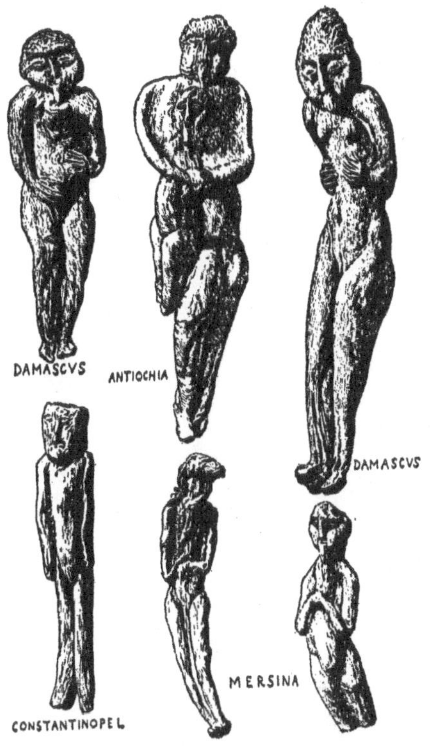

keine Wurzel, die Menschengestalt hat, sie werden denn also geschnitzt und geformiert.«

Um eine Wunder wirkende Alraune in seinen Besitz zu bringen, musste man eine umständliche Prozedur inszenieren. Flavius Josephus (37–100 n. Chr.) schildert eine solche: »Sie (die Alraune) ist flammend rot und wirft des Abends rote Strahlen aus. Sie auszureißen ist sehr schwer, denn dem Nahenden entzieht sie sich und hält nur dann still, wenn man Harn und Blutfluss darauf gießt. Auch dann ist bei jeder Berührung der Tod gewiss, es trage denn einer die Wurzel in der Hand davon. ... Doch bekommt man sie auf andere Weise, und zwar so: Man gräbt sie rings so, dass nur noch ein kleiner Rest der Wurzel unsichtbar bleibt. Dann bindet man einen Hund daran, und wenn dieser dem Anbinder folgen will, so reißt er die Wurzel aus, stirbt aber auf der Stelle als ein stellvertretendes Opfer dessen, der die Pflanze nehmen will. Hat man sie einmal, so ist keine Gefahr mehr.« Diese Darstellung erfuhr im Laufe der Zeit manche Abwandlung, immer aber war das Einholen der Alraune geheimnisumwittert und mit Gefahr für Leib und Leben verbunden. Einer so erworbenen Pflanze traute man zu, dass sie dem Besitzer zu Reichtum, Ansehen und Glück verhelfe; sie war in der Lage, den Bargeldbestand immer wieder auf den ursprünglichen Betrag zurückzuführen (daher der Name Heckenmännchen); sie befreit von allen Leiden und hält Krankheiten fern, hilft, Liebe zu erlangen, bringt Frauen Fruchtbarkeit, kann Gold und edle Steine hervorbringen, macht ihren Besitzer im Kampf unverwundbar. Eine solche Kostbarkeit musste selbstverständlich besonders pfleglich behandelt werden. Gelangte man in den Besitz einer Alraune, wurde sie zunächst in Wein gebadet und dann in Samt und Seide gekleidet. Sollte die Wurzel ihre ungewöhnlichen Fähigkeiten nicht verlieren, mussten die Waschungen jede Woche wiederholt werden. Ein besonderes Problem stellte die Ernährung der »Menschenpflanze« dar; man war sich nicht ganz sicher, welche Speisen die Alraune bei Laune halten konnten. Einige bevorzugten Hostien, die man in der Kirche bei der Kommunion empfing, aber nicht hinunterschluckte, andere hielten »Fastenspeichel« für geeigneter, noch andere schworen auf alle möglichen Delikatessen, die die Kraft der Alraune erhalten und stärken sollten.

Die von der Alraune erwarteten Wunderdinge machen es verständlich, dass im Alraunehandel beachtliche Preise erzielt werden konnten. So ist nachgewiesen, dass Rudolf III., König von Böhmen, im 14. Jahrhundert 100 Taler für eine Alraunewurzel gezahlt hat. Solche für damalige Zeiten horrende Summen waren für die Kräuterhändler Ansporn, sich immer wieder neue Betrügereien einfallen zu lassen, um die starke Nachfrage nach der Alraune mit Fälschungen zu befriedigen. Der Arzt Matthiolus (1500–1577) schrieb dazu: »Die Theriakhändler und Landstreicher haben eine Wurzel feilgeboten, sie ist geformt wie ein Männlein oder Weiblein, haben die Leute überredet, sie seien schwer zu bekommen, müssen unter dem Galgen mit sorgfältiger Mühe ausgegraben werden; dazu muss man einen schwarzen Hund haben, der sie an einem Strick herausreiße, der Gräber aber soll die Ohren mit Wachs verstopfen, denn so er die Wurzel höret schreien, stehe er in Gefahr seines Lebens. … Und soll nun der gütige Leser wissen, dass solche Alraunewurzeln ein lauter Fabelwerk und (künstlich) gemachte Ding seien. Denn sie schneiden die Bryonienwurzel (Zaunrübe) oder Rhorwurzeln (Kalmus?), dieweil sie noch frisch sind, in eines Menschen Gestalt, stecken Gersten- und Hirsekörner an die Stellen, da die Haare sind; danach verscharren sie diese geschnitzten Wurzeln in Sand, bis aus den Körnern Fasern wachsen, graben sie dann aus, beschaben die ausgewachsenen Fasern mit einem scharfen Messer und machen sie alle so fein subtil, als wären es Haare an dem Haupte, Bart und der Scham, damit werden die Einfältigen betrogen.«

Die Obrigkeit war interessiert daran, den gewinnbringenden Handel mit Alraunefälschungen zu unterbinden. So wurden im Jahr 1570 in Schaffhausen drei Landstreicher gehenkt, die falsche Schriften mit sich führten und gelbe Rüben als Alraunewurzeln verkauft hatten. Im Jahr 1584 wurde in der Steiermark ein gewisser Christoph Soll dem Landprofossen angezeigt, weil er die Bauern betrog »mit gemachten Rüben, so er für Alraune verkauffet«, und dabei viel Geld verdiente. Diese Betrügereien setzten sich bis in die heutige Zeit fort. Noch im Jahr 1955 verkaufte in Holzkirchen (Oberbayern) eine Sinti einer Bäuerin zum Preis von 50 Mark kleine Alraunewurzeln. Diese sollten zum Schutz vor bösen Geistern in Blumentöpfe gepflanzt werden. Nach einiger Zeit entwickelten sich aus den Wurzeln, o Wunder – Salatköpfe!

Aronstab, Gefleckter *Arum maculatum*

Name: Der Name Aronstab ist volksethymologisch vom Hohepriester Aaron, dem Bruder Moses, hergeleitet, aus dessen Stab die Pflanze gewachsen sein soll. Der seltsame Fruchtstand brachte ihr Namen wie *Pfaffenpint* oder *Mönchsschwanz* ein, »darum, dass er eine rote Gestalt hat wie eine Mannsrute«. Der vom Hochblatt umhüllte Blütenkolben ließ auch einen Vergleich mit Kindchen oder Puppen zu: *Aaronskinder, Heckenkindchen, Hurenkind, Heidepuppen. Zehrwurz* wurde der Aronstab genannt, da er gegen Auszehrung (Lungentuberkulose) zum Einsatz kam. Auf seine Giftigkeit weisen die Benennungen *Teufelshütchen* oder *Schlangenbiss* hin, und sein unangenehmer Geruch brachte ihm die Namen *Stinkblume, Katzenpiss* und *Teufelsingwer* ein. Im 17. und 18. Jahrhundert hieß die Pflanze auch *Fresswurz* »Die Bauern im Sachsenland und fürnehmlich die Biersauffer fressen diese Wurzel viel, werden auch so voll wie die Säue, bedürfen selten anderer Artzneyen.«

Vorkommen und Standort: Der Aronstab kommt in Mittel- und Südeuropa verstreut vor. Er wächst vornehmlich in feuchten Auwäldern auf kalkhaltigen Böden.

Beschreibung: Aus einer knolligen Wurzel wächst ein langer Blattstängel mit breiten, dunkelgrünen, pfeilförmigen, häufig gefleckten Blättern. Die Blüte wird von einem tütenartigen grünlichen Hochblatt umgeben, das sich nach unten hin verbreitert. Aus ihr erhebt sich der rote Blütenkolben, der am Grund viele Stempel trägt, darüber stehen die zahlreichen Staubblätter (Blütezeit April bis Mai). Zum Herbstanfang reifen die roten, erbsengroßen Beeren heran, die dicht gedrängt den Kolben umstehen. Die Beeren werden ohne Schaden von Vögeln gefressen, die die unverdauten Samen ausscheiden und so für die Verbreitung des Aronstabs sorgen.

Toxizität: Alle Pflanzenteile des Aronstabs werden als »stark giftig« eingestuft.

Wirkstoffe: Vor allem in der frischen Wurzelknolle soll sich der Scharfstoff Aroin befinden, der bis heute noch nicht gründlich erforscht ist. Nach älteren Angaben sollen die jungen Sprösslinge sogar Blausäureglykoside und Coniin, das Gift des Gefleckten Schierlings, enthalten. In allen Organen finden sich Calciumoxalat-Kristalle, die von manchen Forschern als die eigentlichen Giftstoffe des Aronstabs angesehen werden.

Wirkungen: Die Inhaltsstoffe des Aronstabs haben eine heftige örtliche Reizwirkung; auf der Haut rufen sie Rötungen mit Blasenbildungen hervor. Nach dem Verzehr der Blätter, Beeren oder Wurzeln macht sich bald ein Brennen im Mund bemerkbar, Lippen und Zunge schwellen stark an und das Zahnfleisch blutet; auch im Magen-Darm-Kanal und im Uterus wurden Blutungen festgestellt. Werden die Giftstoffe durch die Darmwand resorbiert, kommt es zu Erregung, Herzrhythmusstörungen und schließlich zur Lähmung des Zentralnervensystems. Die Inhaltsstoffe des Aron verlieren ihre Wirksamkeit, wenn die Knolle abgekocht oder getrocknet wird, und wegen ihres Stärkereichtums diente sie früher der menschlichen Ernährung. Im 16. Jahrhundert wurde die Aronstärke in England in den Wäschereien verwendet. Da die Wäscherinnen jedoch häufig unter Hautekzemen litten, verzichtete man bald auf ihre Verwendung.

Erste Hilfe: Magen- und Darmentleerung, Kohlegaben, reichliche Flüssigkeitszufuhr, ins Krankenhaus.

Hintergründe und Geschichten

Die auffallend roten, süßlich schmeckenden Beeren und die wie Sauerampfer schmeckenden Blätter des Aronstabs stellen vor allem für Kinder immer noch eine Gefahrenquelle dar. In den letzten Jahren wurden zwar nur leichtere Intoxikationen beobachtet, in größeren Mengen verzehrt kann diese Pflanze jedoch tödliche Vergiftungen verursachen: Von drei Kindern, die Aron für wilden Sauerampfer hielten und davon aßen, starben zwei unter Krämpfen nach 12 bzw. 16 Tagen (Brugsch).

Tödlich verlaufende Vergiftungen durch Aronstab werden auch vom Weidevieh gemeldet. Wenn im Frühjahr die ersten Weideflächen abgegrast sind und Futtermangel herrscht, werden die Tiere auch nicht vom brennend scharfen Geschmack der saftigen Aronblätter abgehalten, sie zu fressen. Frohne weist darauf hin, dass die in diesen Fällen beobachteten Symptome denen gleichen, die für Intoxikationen mit reinen Oxalaten registriert wurden, und Oxalate enthält der Aronstab ja in großen Mengen.

Die Verwendung des Aronstabs in der Heilkunde geht bis auf Hypokrates und Galen zurück. Lange Zeit wurden die Blätter und die Knollen bei Katarrhen der Luftwege und auch bei Auszehrung verwendet. Der Arzt und Botaniker Adamus Lonicerus (1528–1586) traute dieser Pflanze mehr zu: »Die Wurzel von Aron zieht viel böse Feuchtigkeit aus und macht die Menschen mager. In der Kost genossen, ist er gut der verstopften Brust, der bösen Lungen und macht den Menschen lüftig ums Herz.« Er weiß aber auch: »Einem madigen Käse, zwischen Aronblätter gelegt, vergehen die Maden, und er wird trocken, gut und wahrhaftig.«

Er verliert kein Wort über die Giftigkeit der Pflanze. Er empfiehlt sogar, mit Aronstab »das Gesicht des Menschen schön, lauter und rein zu machen«. Dazu soll man das Gesicht mit gepulverter Aronwurzel einreiben. Aus späterer Zeit weiß man, dass blasse Mädchen die roten Beeren verwendeten, um sich damit die Wangen zu schminken. Als Folge stellten sich häufig brennende Hautausschläge ein, die nur schwer abheilten.

Ein anderer Autor empfiehlt den Aron gegen den Biss toller Hunde, und er meinte auch: »Ein ganzes Schaf vermag man zu essen und zu verdauen, wenn man beim Zubettgehen und Aufstehen ein haselnussgroßes Stück der Aronwurzel isst oder es um den Hals hängt.«

Es werden nun noch einige Pflanzen besprochen, die mit dem Aronstab verwandt sind und ähnliche Giftwirkungen zeigen.

Dieffenbachie *Dieffenbachia;*
Schweigohr, Giftaron, Herzpflanze

Die Heimat dieser beliebten Zimmerpflanze ist das tropische Amerika; sie ist nach dem Obergärtner des botanischen Gartens von Wien, J. Dieffenbach, benannt (1796–1863). Es handelt sich um eine Blattpflanze, die 1 bis 3 Meter hoch wird. Die lang gestielten, oval-länglichen Blätter sind dunkelgrün, unregelmäßig weiß gefleckt und erscheinen dadurch sehr dekorativ. Die kleinen, Aronstab-ähnlichen Blüten erscheinen nur bei älteren Pflanzen, die gut gepflegt werden. Inzwischen sind viele Dieffenbachia-Arten gezüchtet worden, die nur schwer voneinander unterscheidbar sind.

Alle Pflanzenteile werden als »stark giftig« eingestuft.

Die toxischen Wirkstoffe dieser Pflanze sind noch nicht exakt erforscht, sie gleichen aber in ihrer Wirkung den Arongiften. Diese Wirkungen wurden schon in lang vergangener Zeit in Westindien zur Disziplinierung ungehorsamer Sklaven genutzt. Die Übeltäter mussten Wurzeln oder Stängel der Dieffenbachia kauen; dabei schwollen Mund und Zunge der Gefolterten stark an, stechender Schmerz machte sich bemerkbar, reichlicher Speichelfluss und heftige Schluckbeschwerden folgten. Bei Aufnahme größerer Mengen des Pflanzensaftes kam es sogar zum Verlust der Stimme; diesen Umstand nutzte man auch, um unliebsame Zeugen zum Schweigen zu bringen, der Name Schweigohr deutet darauf hin.

Auch heute noch kommen Vergiftungen mit dieser Zimmerpflanze vor. Eine niederländische Gift-Informationsstelle erfasste in 13 Jahren insgesamt 200 Fälle von Dieffenbachia-Intoxikationen, betroffen waren in erster Linie Kinder (181 Fälle). Deutsche Giftzentralen machten ähnliche Erfahrungen. Zumeist kam es nach dem Kauen oder Lutschen an den Blättern und Stängeln zur Schwellung der Lippen und der Mundschleimhaut, zu

Erbrechen und Schluckbeschwerden, Herzrhythmusstörungen, Benommenheit. Diese Zustände hielten einige Tage an und klangen dann allmählich ab.

In den meisten Fällen handelt es sich um harmlose Vergiftungen, da der brennende Schmerz im Mund die Aufnahme größerer Mengen von Pflanzenteilen verhindert. Gefährlicher wird's jedoch, wenn größere Mengen des Pflanzensaftes geschluckt werden; dann kann es zu massiven Schädigungen der Magenschleimhaut kommen. L. Lewin fand heraus, dass 3 bis 4 Gramm Dieffenbachia für den Menschen die tödliche Dosis darstellen; die Erfahrungen der Giftberatungsstellen stehen dem allerdings entgegen.

Gelangen nur geringe Mengen des Pflanzensaftes ins Auge, kommt es zu schweren Schädigungen: »Ein Patient kam zur Behandlung, nachdem er den Stängel einer Zimmerpflanze, die er beseitigen wollte, geknickt hatte und ihm hierbei Pflanzensaft in das linke Auge gespritzt war. Neben Epiphora (Tränenfluss) und Augenlidkrampf zeigte das Auge eine starke konjunktivale Injektion – die Hornhautoberfläche war hügelig verändert, und feinste nadelförmige Ablagerungen waren in ihr zu erkennen.« (Zitiert nach Frohne)

In der Medizin finden Auszüge aus der Dieffenbachie Anwendung in der Homöopathie, hauptsächlich gegen Juckreize in der Scheide, Impotenz und *Ejaculatio praecox* (vorzeitiger Samenerguss).

Kalmus *Acorus calamus*

Der Name *Kalmus* wird von dem lateinischen Artnamen *calamus* (= »Rohr«, »Schilf«) abgeleitet; *Acorus* ist die Bezeichnung für eine Pflanze mit aromatischer Wurzel. Die inneren fleischigen Blätter werden von Kindern gern gegessen, daher bekam der Kalmus die Namen *Himmelbrot* und *Butterbrot*. Die Verwendung als Heilpflanze trug ihr den Namen *Magenwurz* und *Brustwurz* ein.

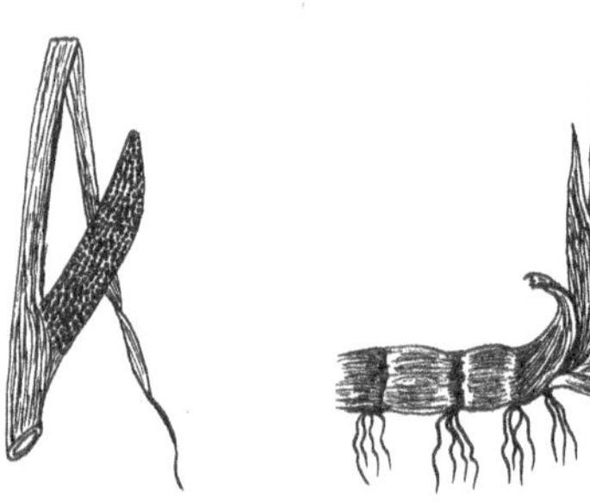

Diese mehrjährige Sumpfpflanze stammt aus dem Orient, wurde aber bei uns überall heimisch. Ihr dickes, aromatisch riechendes Rhizom wird bis zu einem Meter lang. Der dreikantige Stängel trägt schwertförmige Blätter. Darüber streckt sich an der Stängelspitze aus einem Deckblatt eine gelblich spindelförmige Ähre, die von vielen kleinen Blüten gebildet wird (Blütezeit Juni bis Juli). In unseren Breiten werden keine Samen ausgebildet, die Vermehrung erfolgt durch losgelöste Wurzelstückchen, aus denen neue Pflanzen herauswachsen.

Der Kalmus gehört nicht zu den eigentlichen Giftpflanzen; im Gegenteil, er war und ist als Heilpflanze hoch gerühmt bei Magen- und Darmbeschwerden, Menstruationsstörungen, Husten, Rheuma und Gicht.

Für die Heilwirkungen ist der Inhaltsstoff Isoasaron verantwortlich. Diese Substanz ist allerdings nach neueren Untersuchungen als cancerogen einzustufen; das bitter schmeckende aromatische Öl der Kalmuswurzel hat in Tierversuchen Magenkrebs hervorgerufen. In den USA ist die Verwendung von Kalmus in der Heilkunde verboten. In Deutschland könnte man Kalmus in Magenbittern oder anderen Zubereitungen tolerieren, wenn er aus geprüften heimischen Herkünften stammt, die die krebserzeugenden Wirkungen nicht haben. Dann könnte man weiterhin unbesorgt seinen Magenschnaps mit Kalmuszusatz trinken, den Kleinkindern bei Zahnbeschwerden Kalmuswurzel reichen, sie bei Rachenkatarrhen empfehlen und als Mittel gegen die Nikotinsucht einsetzen, ihn als altbewährtes Katermittel verwenden nach der Überlieferung: »Den hohen Herren pflegte man Kalmus in Zucker einzumachen, davon essen sie am Morgen nüchtern, wenn sie des Nachts zu tief in die Tränke geritten sind.«

Drachenwurz *Calla patustris*

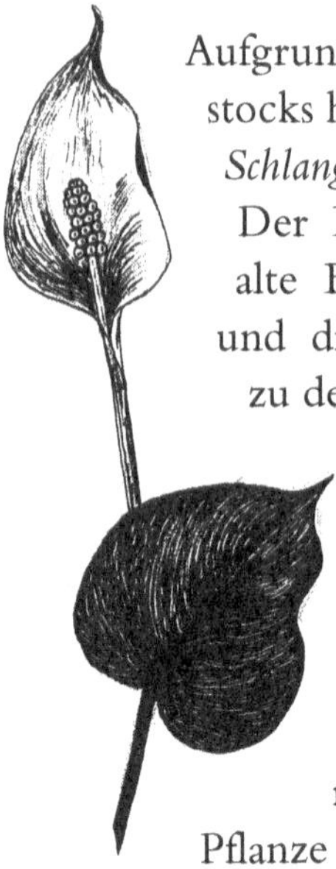

Aufgrund ihres schlangenförmigen Wurzelstocks heißt diese Pflanze auch *Natternwurz*, *Schlangenkraut* oder *Wasserschlangenkraut*. Der Bezeichnung *Drachenwurz* liegt die alte Benennung Dracunculus zugrunde, und die Form des Hüllblatts verhalf ihr zu dem Namen *Schweinsohr*. Der aus dem Griechischen stammende Gattungsname Calla bedeutet »Schönheit«.

Die Drachenwurz ist in ganz Europa verbreitet, sie wächst vornehmlich an Gewässern, in Mooren und in Erlenbrüchen. Da diese Pflanze bei uns recht selten geworden ist, steht sie unter Naturschutz. Inzwischen gibt es viele Zuchtsorten, die an Zierteichen angepflanzt oder als Zimmer- und Schnittblumen (Grabschmuck) verwendet werden.

Aus einem gewundenen, am Boden kriechenden Wurzelstock wachsen lange Stiele hervor, die pfeil- oder herzförmige Blätter tragen. Die Blüten stehen – ähnlich wie beim Aronstab – auf einem Kolben eng zusammengedrängt; der Kolben wird von einem weißen Hüllblatt umschlossen. Im Herbst reifen die Früchte als rote Beeren heran.

Alle Pflanzenteile, vor allem die Blätter und Früchte, werden als »stark giftig« eingestuft. Gleiches gilt auch für die Zierpflanze Calla.

Die Pflanze enthält einen hautreizenden und blasenziehenden Scharfstoff, der den Giftstoffen des Aronstabs nahesteht. Nach dem Verzehr von Pflanzenteilen sind die gleichen Vergiftungserscheinungen zu erwarten wie beim Aron.

Durch Trocknen verliert die Drachenwurz ihre Schärfe. In Gegenden, die arm an Nahrungsmitteln sind – in Finnland, Lappland, in Teilen Schwedens –, wurden früher die getrockneten und gemahlenen Wurzeln unters Brotmehl gemischt.

In der Heilkunde wurde die Drachenwurz, als sie noch häufiger anzutreffen war, ähnlich wie Aronstab verwendet: »… vertreibt die Gicht vom Herzen, räumt die Brust und bringt Kraft. Dies Kraut mit Honig zu einem Sälblein gemacht und angestrichen, vertreibt die Flecken im Angesicht.«

Bärenklau *Heracleum*

Name: Der Name *Bärenklau* (mittelhochdeutsch *berenklawe*) bezieht sich auf die Form der Blätter dieser Pflanze. Eine gewisse Ähnlichkeit mit dem Doldengewächs Fenchel brachte ihm den Namen *Rossfenchel* ein. Da er als Futtermittel für Schweine diente, nannte man ihn auch *Säukraut.* Der Gattungsname *Heracleum* erinnert an den Riesen Herkules der griechischen Mythologie.

Riesen-Bärenklau *Heracleum mantegazzianum*

Vorkommen und Standort: Dieser nahe Verwandte des Wiesen-Bärenklaus ist im Kaukasus heimisch, wurde Mitte des vorigen Jahrhunderts nach Mitteleuropa gebracht und ist dort weit verbreitet. Er wird als Park- und Gartenpflanze kultiviert und kommt inzwischen auch verwildert vor.

Beschreibung: Die Pflanze ähnelt dem Wiesen-Bärenklau, wird jedoch bis zu 3 Meter hoch und bildet entsprechend größere Blätter und Blütenstände.

Toxizität: Vor allem der Saft des Riesen-Bärenklaus wird als »giftig« eingestuft.

Wirkstoffe und deren Wirkungen: Der Saft enthält in stärkerem Maße phototoxische Furocumarine. Er tritt bei Beschädigung des Stängels aus; bei Berührung mit der Haut verursacht er unter Sonneneinwirkung starke Verätzungen, die einer Verbrennung dritten Grades gleichkommen. Über den Mund aufgenommen kann der Saft Glieder- und sogar Atemlähmung bewirken. Zudem gelten Furocumarine als krebserregend.

Erste Hilfe kann nur der Arzt mit abschwellenden und entzündungshemmenden Mitteln leisten.

Hintergründe und Geschichten

Fälle von Wiesendermatitis kommen häufiger vor; hier ein Beispiel für viele: Ein dreieinhalbjähriges Kind wurde im Juni wegen entzündlicher, bullöser (blasenbildender) Hautveränderungen in die Klinik eingeliefert. Das Kind hatte nackt im Garten bei starker Sonne gespielt. In der Nacht erschienen fast schmerzlose rote Steifen und Flecken auf der Haut, aus denen im Laufe von 24 Stunden Blasen aufschossen. Als Ursache wurde die Berührung mit Riesen-Bärenklau ermittelt. (Nach »Giftliste«)

Die *Frankfurter Rundschau* meldete am 24. Juli 1974 unter der Überschrift »Pflanzensaft verletzte Kinder«: »Nicht Industriesäure, sondern der ätzende Saft der

Wiesenkräuter Bärenklau und Herkulesstaude (Riesen-Bärenklau) hat vor einigen Wochen die Hautschädigungen bei acht zwischen 6 und 14 Jahren alten Hagener Kindern verursacht. Zuerst war angenommen worden, dass Industrieabwässer in dem Flüsschen Volme, in dem die Kinder gespielt hatten, die Ursache für die schweren Hautschädigungen seien.«

Wiesen-Bärenklau *Heracleum sphondylium*

Vorkommen und Standort: Dieser Doldenblütler ist in ganz Europa stark verbreitet; er wächst in Fettwiesen auf feuchten, nährstoffreichen Boden, an Wegrändern und auf Waldlichtungen.

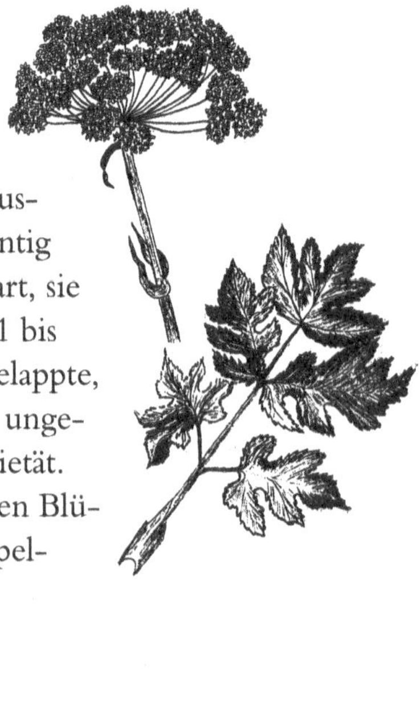

Beschreibung: Die Stängel dieser zweijährigen oder ausdauernden Pflanze sind kantig gefurcht und borstig behaart, sie erreichen eine Höhe von 1 bis 1,50 Metern und tragen gelappte, fiederschnittige oder auch ungeteilte Blätter – je nach Varietät. Die weißen oder grünlichen Blüten stehen in großen Doppeldolden mit ungleich langen Doldenstrahlen (Blütezeit April bis September). Die elliptischen Früchte sind abgeflacht. Im Frühjahr führt die Pflanze einen scharfen Saft, der einen schwachen Möhrengeruch aufweist.

Toxizität: Vor allem dieser Saft kann schädliche Wirkungen haben; er wird als »schwach giftig« eingestuft.

Wirkstoffe und deren Wirkungen: Im Pflanzensaft findet sich ein ätherisches Öl, das Furocumarine (Bergapten, Imperatorin) enthält. Kommt dieser Saft mit der Haut in Berührung unter Einfluss von Sonnenlicht, sind juckende Hautentzündungen, meist verbunden mit Blasenbildung, zu erwarten (Wiesendermatitis).

Erste Hilfe: kann nur der Arzt mit abschwellenden und entzündungshemmenden Mitteln leisten.

Hintergründe und Geschichten

Der französische Kräuterheiler Mességué schwärmt geradezu von den wohltuenden Wirkungen, die vom Wiesen-Bärenklau ausgehen sollen. Die Russen machen aus seinen Blättern Borscht, aus dem Mark seiner Stängel bereiten sie köstliche Süßigkeiten. Die Schweden halten die Wurzel des Wiesen-Bärenklaus für wirksam gegen Epilepsie und Hysterie. Mességués eigene Erfahrungen: »Erstens habe ich bemerkt, dass er, äußerlich angewandt, Furunkel, Karbunkel, Geschwüre, Abszesse und Insektenstiche bekämpft. Vor allem aber habe ich von meinem Vater gelernt, dass der Bärenklau das beste aller Aphrodisiaka ist; mehr als nur ein impotenter Mann, mehr als nur eine frigide Frau konnte mit seiner Hilfe die unentbehrliche sexuelle Gesundheit, ohne die Körper und Geist krank sind, wiedererlangen.« Von den Gefahren, die vom Bärenklau ausgehen, spricht Mességué nicht.

Besenginster *Sarothamnus scoparia* (früher: *Cytirus scoparius*)

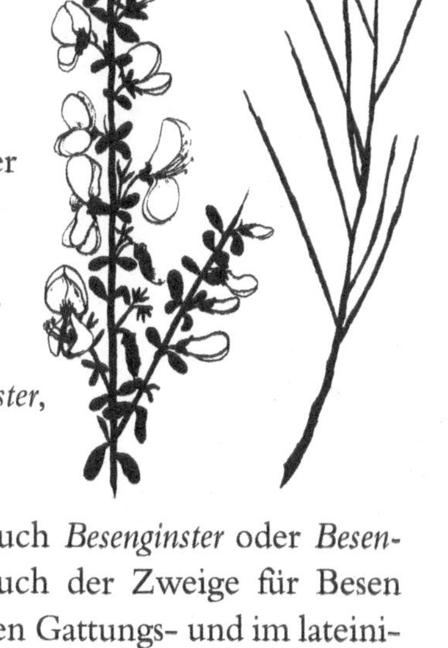

Name: Der Name *Brambusch* für den Besenginster entspricht dem englischen *broom* = Ginster, wohl im Wortstamm mit dem althochdeutschen *bramo* verwandt. In den alten Kräuterbüchern wird der Ginster *Pfrimmen* genannt. *Ginster*, althochdeutsch *geneste*, ist ein Lehnwort, vom lateinischen Wort *genista* abgeleitet; daraus wurde auch *Gelster*, *Gilster*. Aufgrund der Verwendung der biegsamen Zweige wird die Pflanze auch *Besenginster* oder *Besenkraut* genannt. Der Gebrauch der Zweige für Besen kommt auch im griechischen Gattungs- und im lateinischen Artnamen zum Ausdruck. Die Blütenform ist für die Bezeichnung *Herrgottsschüli* verantwortlich. *Hasenbram* und *Rehheide* wird er genannt, weil Hasen und Rehe diesen Strauch gern fressen.

Vorkommen und Standort: Der Besenginster, ein Schmetterlingsblütler, war ursprünglich im westlichen Mittelmeergebiet heimisch, heute ist er in ganz Mitteleuropa verbreitet. Er gedeiht gut auf sandigen Böden und ist somit häufig in der Heide anzutreffen; zudem besiedelt er Bahndämme, Waldränder und sonnige Hänge. Der Besenginster ist ein Stickstoff sammelnder Tiefwurzler, somit gilt er als Pionierpflanze auf Rohböden.

Beschreibung: Aus einer tief in den Boden eindringenden Wurzel entwickelt sich ein 1 bis 2 Meter hoher Strauch. Die vierkantigen gerillten, zugespitzten und lebhaft grünen Zweige tragen kleine, weich behaarte Blätter, die früh abfallen; die unteren Blätter sind dreizählig gefingert, die oberen bestehen nur noch aus einem Fiederblättchen. Die großen gelben Schmetterlingsblüten sitzen in Trauben an den Zweigspitzen (Blütezeit Mai bis Juni). Die Frucht ist eine mehrsamige, seitlich zusammengedrückte, etwa 5 Zentimeter lange schwarze Hülse, die braune Samen enthält (Fruchtreife August bis Oktober).

Toxizität: Toxisch wirken alle Teile des Besenginsters, sie werden als »giftig« eingestuft.

Wirkstoffe: Hauptwirkstoff ist das Alkaloid Spartein (Lupinidin); die Samen enthalten 1 Prozent, die Blätter und Zweige 0,3 bis 0,8 Prozent Alkaloid. Als Nebenalkaloide finden sich Genistin und Tyramin; Cytisin kommt, entgegen früherer Annahme, nicht vor.

Wirkungen: Spartein und die Nebenalkaloide bewirken nach Aufnahme der Blüten, des Krauts oder der Samen Harndrang, Erbrechen und Kreislaufstörungen. Diese Giftstoffe hemmen die Reizbildung und Reizleitung am Herzen; in größeren Dosen bewirken sie – wie das Schierlingsgift Coniin, aber schwächer – eine aufsteigende Lähmung. Eine früher angenommene digitalisähnliche Wirkung auf das Herz hat Spartein nicht, es ist vielmehr ein Nervengift, das vor allem die vegetativen Nerven beeinflusst; in seiner Wirkung ist es am ehesten noch dem Nacotin vergleichbar.

Erste Hilfe: Magen- und Darmentleerung, den Arzt aufsuchen.

Hintergründe und Geschichten

Vergiftungen mit dem Besenginster kommen recht selten vor. Früher, als Spartein noch als Medikament bei Herz- und Kreislaufleiden zur Anwendung kam, waren medizinische Vergiftungen häufiger. Brugsch berichtet von einem Fall, in dem ein zweieinhalbjähriges Kind starb, nachdem es große Dosen des Präparats Perivax eingenommen hatte, das das Alkaloid Spartein enthielt.

Auch heute noch werden von Ärzten der Naturheilkunde Teezubereitungen aus Ginster bei Herz- und Kreislaufinsuffizienz verschrieben. Als wassertreibendes

Mittel und auch als Wehenmittel in der Eröffnungsphase hat sich Ginstertee bewährt. In der alten Kräutermedizin wurde der Ginster weit unbedenklicher angewandt. Lonicerus schreibt: »Der Same und die Blumen der Pfrimmen, wie Dioscorides und Galen bezeugen, wirkt oben aus wie Nieswurz, doch ohne Gefährlichkeit, der Same aber unten aus.« Er empfiehlt die Pflanze ohne Bedenken gegen Hüftweh, Angina, Darmleiden und Podagra. Die Droge sollte als Tee wegen ihres unbestimmten Alkaloidgehalts nicht genommen werden. Standardisierte Fertigpräparate werden allerdings bei Herzrhythmusstörungen, »Herzjagen«, Herzkreislaufschwäche, Altersherz und Koronar-Insuffizienz auch heute noch verordnet.

Frohne zitiert einen in der Literatur beschriebenen Bericht über den Tod eines Landwirts (45 Jahre) nach einer Besenginster-Vergiftung, der jedoch wenig beweiskräftig erscheint: »Lange Zeit nach dem Tod (!) wurde mir berichtet, dass der Kranke, dessen Hof an einer reich mit Besenginster bestandenen Straße lag, sich grünen Ginster gesammelt hatte. Aus den z. T. getrockneten Reisern hatte er sich nach Gutdünken eine starke Abkochung hergestellt und hiervon täglich mehrere Tassen getrunken. Mit dieser Kur hatte er etwa sechs Tage vor Eintreten der Ileus (Darmverschluss) und der schweren peripheren Kreislauflähmung begonnen. Da besteht kein Zweifel, dass der zum Tod führende ernste Zustand als Vergiftung mit Besenginster anzusehen ist.«

Auch den Nutztieren kann der Besenginster gefährlich werden. L. Lewin berichtet über die kurzschwänzigen Schafe der Lüneburger Heide, die Heidschnucken, dass sie eine unbändige Gier nach Ginster haben, »sie geraten dadurch in einen Zustand der Aufregung, dem völlige Bewusstlosigkeit folgt«.

In der Zaubermedizin gab der Besenginster ein brauchbares Warzenmittel ab: Man band nachts zwischen 11 und 12 Uhr bei abnehmendem Mond so viele Knoten in einen Ginsterzweig, als man Warzen hatte, und die Warzen sollen wahrhaftig verschwunden sein. Bei Gelbsucht, Harnverhalten und Wassersucht galten Ginsterblüten als Sympathiemittel. Und wenn man von Frostbeulen geplagt wurde, badete man die betroffenen Körperteile in einer Abkochung aus den grünen Ginsterruten; man erwartete deshalb eine Heilwirkung, weil die Ginsterzweige im Winter grün blieben, ihnen also der Frost nichts anhaben konnte.

Die Zauberer und Magier waren davon überzeugt, dass der Besenginster vor Ungeziefer schützt, aber auch Hexen und Unholde vertreiben kann. Man darf jedoch mit den Reisern die Kinder nicht schlagen, sonst magern sie ab, weil sich die Dürre der trockenen Zweige auf die Kinder überträgt.

Ähnliche Giftwirkungen sind auch vom *Färberginster*, *Genista tinctoria*, zu erwarten. Alle seine Pflanzenteile enthalten etwa 0,3 Prozent Alkaloide und können in gleicher Weise Intoxikationen hervorrufen wie der Besenginster. Die holzigen, bis zu einem Meter langen Stängel des Färberginsters sind mit lanzettlichen Blättern besetzt. Die gelben Schmetterlingsblüten stehen in Trauben zusammen. Die Frucht ist eine längliche, glänzende Hülse. – Die Blüten und die jungen Zweige des Färberginsters ergeben mit Alaun abgekocht eine dauerhafte gelbe und auf blauem Grund grüne Farbe.

Bilsenkraut, Schwarzes *Hyoscyamus niger*

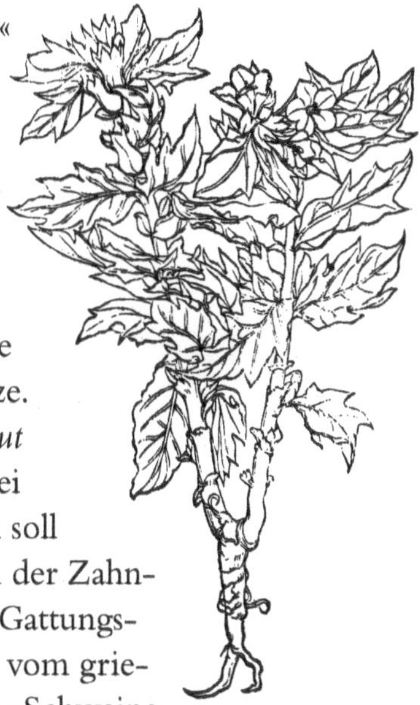

Name: Der Wortteil »bilsen« ist wahrscheinlich keltischen Ursprungs, er bezieht sich auf den keltischen Gott Belanos. Die Bezeichnungen *Dullkraut*, *Rasewurz*, *Schlafkraut* oder *Hühnertod* unterstreichen die Giftwirkungen dieser Pflanze. *Zahnkraut* oder *Apolloniakraut* heißt die Pflanze, weil sie bei Zahnschmerz Hilfe bringen soll (Apollonia war die Patronin der Zahnleidenden). Der lateinische Gattungsname *Hyoscyamus* leitet sich vom griechischen Wort *hyoscyamos* = »Schweinebohne« ab, nicht weil Schweine diese Pflanze gern fressen, sondern weil die Samenkapsel entfernte Ähnlichkeit mit der Saubohne hat, und weil die Zauberin Circe die Begleiter des Odysseus mithilfe dieses Krauts in Schweine verwandelt hat.

Vorkommen und Standort: Dieses Nachtschattengewächs ist in Europa von Skandinavien bis zum Mittelmeer, in Nordafrika, Nordasien und Nordindien anzutreffen. In Deutschland ist es jedoch recht selten geworden. Man findet es noch gelegentlich in Unkrautgesellschaften auf Schuttplätzen und in Ruinen, zumeist auf nährstoffreichen Böden. »Die Pflanze bevorzugt düstere Standorte; wüste, unbewohnte Gegenden und alte Friedhöfe. Selbst wenn man nichts von ihrer gefährlichen Wirkung wüsste, würde man sich allein wegen ihrem Aussehen und ihrem Fundort vor dieser Pflanze hüten.«

Beschreibung: Das Unheimliche, das der Volksglaube dem Bilsenkraut zuschreibt, wird schon im Äußeren sichtbar: Die ein- bis zweijährige, bis zu 70 Zentimeter große Pflanze ist über und über mit zottigen Haaren besetzt. Der stumpfkantige Stängel entspringt aus einer rübenförmigen schwarzen Wurzel. Die länglich eiförmigen Blätter sind buchtig gezähnt und fühlen sich klebrig an, zudem entströmt ihnen ein unangenehmer Geruch. Die großen trichterförmigen Blüten sind kurz gestielt, die Kelchblätter zottig-klebrig, die Kronblätter haben eine schmutzig gelbe Farbe und weisen violette Adern auf (Blütezeit Juni bis Oktober). Die Früchte bilden zweifächrige Deckkapseln mit bis zu 200 schwarzen, nierenförmigen Samen, die zum Ende des Herbstes reif werden.

Toxizität: Alle Pflanzenteile sind giftig, vor allem die Wurzel und die Früchte (15 Samen sind für Kinder die tödliche Dosis). Das Bilsenkraut ist in die Kategorie »sehr stark giftig« einzustufen.

Wirkstoffe: Die Pflanze enthält zwischen 0,08 Prozent (Wurzel) und 0,3 Prozent (Samen) Gesamtalkaloide (Scopolamin, Atropin und Hyoscyamin). Etwa 40 Prozent des Alkaloidgehalts macht das Scopolamin aus.

Wirkungen: Dieses Alkaloidgemisch zeigt ähnliche Wirkungen wie die Inhaltsstoffe der Alraune, des Stechapfels oder der Tollkirsche: Hautrötung, trockener Mund, Pupillenerweiterung, zentrale Erregung bis zur Tobsucht. Je nach Dosierung klingt danach die Wirkung entweder ab (Beruhigung und Tiefschlaf), oder sie führt zum Tod.

Die Wirkung des Scopolamins, das ja im Bilsenkraut reichlich vorhanden ist, wird von L. Lewin (»Phantastica«) so beschrieben: »Sie (Kranke, die mit Scopolamin behandelt wurden, Anm. d. Verf.) fühlen im Kopf einen Druck, wie wenn sich ein schwerer Körper auf denselben lagern würde. Gleichzeitig stellt sich das Gefühl ein, wie wenn eine unsichtbare Kraft die Lider niederdrücken würde. Die Gegenstände erscheinen dem unscharf sehenden Auge in die Länge gezogen. Es erscheinen bei offenen Augen allerlei Halluzinationen des Gesichts, z. B. ein schwarzer Kreis auf silberner oder ein grüner Kreis auf goldener Grundlage. Auch Geruch und Geschmack erleiden Veränderungen. Im Schlafzustand umgaukeln Fantasien das Individuum.«

Erste Hilfe: Magen- und Darmentleerung, sofort ins Krankenhaus.

Hintergründe und Geschichten

Da die Pflanze recht unangenehm riecht und auch unansehnlich ist, kommen Vergiftungen mit Bilsenkraut selten vor. Dennoch wird in der Literatur häufig von Bilsenkraut-Intoxikationen berichtet; vor allem sind Kinder betroffen. Sie essen von den jungen Trieben dieser Pflanze, weil sie sie für Pastinak, Zichorie oder Endivie halten oder seinen Samen mit Mohnsamen verwechseln.

- Vier Jungen, die reichlich Bilsenkraut gegessen hatten, wiesen danach Trockenheit und Scharlachröte der Haut, Pupillenerweiterung und erhebliche Unruhe auf. Sie blieben unter Morphiumtherapie und Magenspülung am Leben.
- Ein achtjähriges Mädchen hatte nach Genuss von Bilsenkrautsamen einen Rauschzustand mit Wutausbrüchen und Sehstörungen.
- Ein 15 Monate alter Junge bekam nach dem Genuss von Bilsenkrautsamen Krämpfe; er wurde durch Morphium gerettet.
- Ein dreijähriges Kind ging unter Brechdurchfall zugrunde. (Nach Brugsch)

In der älteren Literatur ist eine Fülle von Bilsenkraut-Vergiftungen beschrieben. Es handelt sich auch hier zumeist um Verwechslungen mit anderen Pflanzen. So wurde die komplette Mannschaft eines französischen

Kriegsschiffes vergiftet, weil sie Bilsenkraut – als Gemüse zubereitet – gegessen hatten. Ein anderer Fall, der sicherlich für viele steht, ereignete sich Ende des 19. Jahrhunderts im Benediktinerkloster zu Rheinau. Dort wollte man zum Abendessen einen Salat aus Wegerichwurzeln bereiten, tatsächlich wurden aber Bilsenkrautwurzeln genommen, die auf dem gleichen Beet im Klostergarten wuchsen. »Beinahe alle, die in dieser Gesellschaft speisten, bekamen durch die dicken, fetten Wurzeln noch mehr Begierde zu essen und genossen trotz der Fastenzeit desto mehr davon. Bald darauf ging ein jeder zu seiner Zeit schlafen. … Einige klagten über Schwindel im Kopf, einige über eine ungewöhnliche Trockenheit auf der Zunge, den Lippen, über rauen Hals und über Grimmen und Schmerzen in allen Gliedern. Allein des Nachts um 12 Uhr, als die Mönche zum Gebet geweckt wurden, zeigte sich die traurige Veränderung, die mit einigen vorgegangen war, in ihrer wahren Stärke: Einer von ihnen war so von Sinnen und Kräften, dass man gänzlich an seinem Aufkommen zweifelte und ihn auf die Ewigkeit vorbereitete; ein anderer bildete sich ein, er bisse Nüsse auf und würfe die Kerne seinem Finken vor, trieb mit einer Hand die Pfauen weg und murmelte vor sich hin: Fort, ihr Schelme, komm, Fink; ein anderer umarmte einen Ofen und bildete sich ein, er klettere einen Baum hinauf. … Der Arzt konnte durch angemessene Mittel alle Kranken wiederherstellen.« (Gmelin)

Ähnlich erging es 1910 den Gästen in einem Hotel in Davos. Durch eine Verwechslung von Schwarzwurzeln mit Bilsenkrautwurzeln wurden 25 Gäste vergiftet. – Diese Fälle verliefen noch glimpflich, da die ärztliche Hilfe rechtzeitig einsetzte.

Aus der Türkei ist über tödliche Vergiftungen mit Bilsenkrautblättern berichtet worden; dort hatten Kinder aus Mangel an frischem Gemüse die Blätter dieser Pflanze verzehrt, die als Salat zubereitet waren. Die vergifteten Kinder konnten nicht gerettet werden.

In Odessa fand im Jahr 1926 eine Massenvergiftung in einer Zuckerfabrik statt: »Der herbeigerufene Arzt traf in der Arbeiterkaserne 15 Personen an, die umherirrten und, verworren murmelnd, etwas suchten. Einer der Arbeiter wühlte im Stroh und suchte eine Mütze, die er auf dem Kopf hatte. Ein anderer saß auf der Pritsche und trennte seinen Pelz auf, obwohl es kalt war. Der Dritte zog unaufhörlich seine Stiefel an und aus. Eine von den Arbeiterinnen befand sich in stark erregtem Zustand, schrie, sprach unzusammenhängende Worte und rannte mit dem Kopf gegen die Wand; von Zeit zu Zeit kam sie zur Besinnung und klagte über Schmerzen im Leib und Herzen. Die Pupillen waren bei ihr stark erweitert, der Puls ging schwach und schnell.

Bei der Untersuchung der 66 erkrankten Personen wurde festgestellt, dass die Arbeiter ½–1 Stunde nach dem Abendessen allgemeine Schwäche, Schwindel,

Kopfschmerzen, Schmerzen im Magen und Trockenheit im Mund und Hals fühlten, wobei sich bei einigen Erbrechen einstellte.« Die Ursache dieser Vergiftungen wurde entdeckt, als man den Hirsebrei näher untersuchte, den die Vergifteten zum Abendbrot gegessen hatten. Er enthielt so viel Bilsenkrautsamen, dass jeder Arbeiter davon etwa 3,5 g aufgenommen hatte, eine Menge, die die medizinische Maximaldosis (0,2 g) beinahe 20-mal übertrifft. »Der glückliche Ausgang der Massenvergiftung bestätigt die Erfahrung, dass die Alkaloide, die das Bilsenkraut enthält, bei hoher Temperatur (beim Kochen des Breis) zum Teil zersetzt werden.« (»Vergiftungsfälle«)

So wie sich bei uns die Kinder heute noch darüber amüsieren, wenn Betrunkene schwankend und lärmend durch die Straßen ziehen, ergötzte man sich früher an der Ausgelassenheit der vom Bilsenkraut »Trunkenen«. Um diesen Zustand herbeizuführen, wurde das Bilsenkraut häufig zum Scherz bestimmten Personen verabreicht. Das geschah im Baltikum noch bis in unser Jahrhundert hinein. In Schweden war das vordem nicht anders: Im Jahr 1682 schenkte ein Handwerker seinem Freund ein Gericht aus Pastinakwurzeln, unter die er zum Scherz einige ebenso aussehende Wurzeln des Bilsenkrauts gemengt hatte. Es wurde daraus ein Mahl bereitet, nach dessen Genuss bald alle begannen zu rasen und »teils lächerliche, teils furchtbare Gebärden zu machen«, bis schließlich alle in tiefen Schlaf fielen.

In diesem Zusammenhang sollte noch erwähnt werden, dass viele Jahrhunderte hindurch dem Bier genau dosierte Auszüge aus dem Bilsenkraut beigemischt wurden, um dessen berauschende Wirkung zu steigern. Das wurde jedoch von der Obrigkeit nicht gern gesehen. Nach der Bayerischen Land- und Polizeiordnung von 1649 war es zwar erlaubt, »ein wenig Salz, Krammetsbeer (Wacholderbeeren) und Kümmel ins Bier zu nehmen. Aber wer andere Kräuter und Samen, fürnehmlich Bilsen ins Bier tut, der soll, wie der Verkäufer solcher Kräuter, nach Ungnaden bestraft werden.«

Aufklärung und gesetzliche Maßnahmen konnten jedoch nicht verhindern, dass noch bis ins 19. Jahrhundert das Bilsenkraut und andere »tollmachende« Pflanzen dem Bier zugesetzt wurden. Manche Autoren gehen sogar so weit zu behaupten, die Bierstadt Pilsen in Böhmen habe ihren Namen vom »Bilsen«, der dort in großem Umfang angebaut worden sein soll.

Auf die meisten Nutztiere scheint das Bilsenkraut kaum eine giftige Wirkung zu haben. Gmelin meint dazu: »Obgleich diese Pflanze weder Pferden noch Hammeln, noch Kühen, noch Schweinen schadet, so lässt sie doch Schafe sterben; Mäusen, Fliegen und anderen Arten von Ungeziefer ist ihr Genuss tödlich.« Berichtet wird auch, dass man früher mit Bilsensamen auf Fischfang ging. Man streute die Samen ins Gewässer, und die Fische »benehmen sich wie wild, springen in die Höhe und schwimmen bauchaufwärts«.

In der Medizin wurde das Bilsenkraut vornehmlich als Schlaf- oder Schmerzmittel verwendet: »Der Saft von diesem Kraut und der Samen macht schlafen und leget Schmerzen. Mit Mehl über das Podagra gelegt, stillet das Weh.« (Brunnfelß) Die bekannte Medizinschule von Salerno (13. Jh.) empfahl die Anwendung des Rauchs von Bilsenkraut gegen Zahnschmerzen; diese Anwendung führte des Öfteren zu Medizinalvergiftungen. Um die Wirkungen dieses Rauchs wussten auch die »Schlachtenbummler, die das Land durchstreiften, nur allzu gut. Wenn sie auf leichte Art und Weise einem Bauern ein Huhn stehlen wollten, dann mischten sie Bilsenkraut in einem Topf mit brennender Kohle und schmuggelten ihn ins Hühnerhaus. Die auf ihren Stangen sitzenden Hühner fallen dann, wenn sie der Rauch erreicht, scheintot herunter. Auf diese Weise wird der Bauer irregeführt.« (Brunnfelß)

Wurzeln und Samen des Bilsenkrauts werden heute zur Gewinnung von Alkaloiden genutzt. Extrakte aus den Blättern werden bei Augenentzündungen und -verletzungen eingesetzt. Auch als krampflösendes Mittel bei Asthma, Darmkoliken, Parkinson'scher Krankheit und anderen Zitterzuständen kommt es zum Einsatz. Eine Verschreibung in Teeform ist wegen der starken Giftwirkung nicht zu empfehlen, man nimmt stattdessen standardisierte Präparate oder noch lieber das Reinalkaloid Scopolamin, wenn man motorische Unruhe, Schlaflosigkeit und Zitterzustände bekämpfen will.

Obwohl tödliche Vergiftungsfälle durch Bilsenkraut wegen seines geringen Alkaloidgehalts kaum vorkommen dürften, werden sie durch die Jahrhunderte immer wieder beschrieben. Das Bilsenkraut taugt nicht als Handwerkszeug der Giftmischer, auch wenn es so schaurige Geschichten darüber gibt wie diese: Die Marquise de Brinvilliers stellte gegen Ende des 17. Jahrhunderts in Paris mithilfe ihres Geliebten, eines Apothekers, eine Giftmischung aus Bilsenkraut und Arsen zusammen. Bevor sie ihre eigene Familie – natürlich wegen einer Erbschaft – mit dieser Mischung ausrottete, hatte sie die Giftwirkung zunächst an den Ärmsten der Armen in Paris ausprobiert. Im Nachhinein muss jedoch klargestellt werden, dass der wesentliche Bestandteil der Brinvillier'schen Giftmischung nicht das Bilsenkraut sein konnte, denn über die typischen Begleiterscheinungen der Bilsenkrautvergiftung wäre man der Marquise eher auf die Spur gekommen. Dennoch hielt sich die Mär vom Vergiftungstod durch Bilsen hartnäckig. So erzählt man sich in Litauen, dass man dort früher die Bauern und Bäuerinnen, die auf dem Altenteil saßen und von der nachfolgenden Generation versorgt werden mussten, mit Bilsenkraut umbrachte; deshalb bekam diese Pflanze dort den Namen »Altsitzerkraut«. Davon handelt die folgende Geschichte: Eine alte Bäuerin, die ein kleines Grundstück besaß, traf ein Abkommen mit einem Ehepaar, dem sie ihr Vermögen gegen die Verpflichtung übertrug, sie bis an ihr Lebensende ordentlich zu erhalten. Nachdem das Ehepaar das Vermögen in Händen hatte, behandelte es die Alte in der denkbar schlechtesten Weise, und als sie trotzdem nicht sterben wollte, gab das Ehepaar der Unglücklichen Bilsensamen, »weil dieser langsam tötet und jede Spur davon verloren geht«. Noch elf Wochen quälte sich die Alte und starb dann. Selbst von den Ärzten wurde die wahre Todesursache nicht erkannt, und die Mörder kamen unbestraft davon. Aber nach zwei Jahren wurde der Fall wieder aufgerollt und die Eheleute aufgrund von Zeugenaussagen überführt (nach Lewin).

Selbst Shakespeare bemühte dieses Kraut, um einen Giftmord in epischer Breite zu schildern. Hamlet erfährt von seinem Vater, der ihm als Geist erscheint:

»Da ich im Garten schlief,
Wie immer meine Sitte nachmittags,
Beschlich dein Oheim meine sichre Stunde
Mit Saft verfluchten Bilsenkrauts im Fläschchen,
Und träufelt in den Eingang meines Ohrs
Das schwärende Getränk; wovon die Wirkung
So mit des Mannes Blut in Feindschaft steht,
Dass es durch die natürlichen Kanäle
Des Körpers hurtig, wie Quecksilber, läuft;
Und wie ein saures Lab, in Milch getropft,
Mit plötzlicher Gewalt gerinnen macht
Das leichte, reine Blut …

So ward ich schlafend und durch Bruderhand
Um Leben, Krone, Weib mit eins gebracht …«

Auch magische Wirkungen werden dem Bilsenkraut zugeschrieben: In einem pommerschen Hexenprozess des Jahres 1538 bekannte eine Hexe, sie habe einen Mann in einen Liebeszauber verstrickt. Für diesen Zauber hatte sie sich Erde vom Grab eines Scharfrichters, Knochen von einem Totenschädel und Bilsensamen besorgt. Dazu tat sie ihre eigenen Schamhaare und legte alles heimlich in die Schuhe eines Mannes. Der so Bezauberte habe ihr dann immer nachlaufen müssen. Auch einige Dichter nahmen sich des Bilsenkrauts als Liebeszauberin an. Julius Wolf widmet ihm in »Rattenfänger von Hameln« (1876) diese Zeilen, die er Hunold (der Rattenfänger) sprechen lässt:

»Schritt ins Dickicht, sucht' und suchte,
Bis er fand, was er gebrauchte.
Bilsenkraut war's, das er aushob
Aus der Erde; mit dem Messer
Schnitzt' er aus der starken Wurzel
Einen Menschenleib und ritzte
Auf die Brust verschlungne Zeichen,
Murmelte geheimen Segen
Aufs Gebild und steckt' es zu sich.
So, schön Jüngferlein, nun wahr dich,
Wenn du kannst, vor Zaubers Walten!

Wird sich bald ein süßes Gift dir
In die blauen Adern schleichen,
Wirst dein Herzchen pochen hören,
Wirst dich heimlich nach mir sehnen,
Und ein wonnig heiß Verlangen
Wird dir wie ein lüstern Schlänglein
Schmeichelnd um den Busen spielen,
›Hihihi! so lacht er teuflisch …«

Bekannt ist überdies, dass Hexen das Bilsenkraut für die Zubereitung der Salben benutzten, mit denen sie sich einrieben, um zu den geheimen Orten fliegen zu können, an denen sie die erstaunlichsten Dinge erlebten – das jedenfalls behaupteten die Inquisitoren, die mit der Folter die Hexen zu diesen Aussagen erpressten.

In Luzern wurden Stadtrechnungen aus dem 16. Jahrhundert gefunden, aus denen hervorging, dass man den Scharfrichtern Ausgaben für »Hexentränke aus Bilsensamen« in Rechnung stellte. Diese Tränke dienten dazu, »die von den Scharfrichtern hinzurichtenden Hexen aus einem Rest von Mitleid heraus vorher in eine Art halbempfindlichen Dämmerschlaf zu versetzen. Nach der dem Zweck entsprechenden, gewiss nicht zaghaften Dosierung eines so stark wirkenden narkotischen Giftes wie des Bilsenkrauts wird nicht mehr viel Bewusstsein bei den maßlos misshandelten Hexen vorhanden gewesen sein.« (Lewin)

Bilsenkraut kann nicht nur Schlaf bringen und Schmerzen erträglich machen, es kann auch Vergessen bringen oder zumindest bewirken, dass man dem augenblicklichen Geschehen gegenüber gleichgültig wird. Einige Historiker sind aufgrund dieser Erkenntnis der Meinung, dass Krimhild von Brunhild einen Trank bekommen hat, in dem Bilsenkraut der wirksame Bestandteil war. Krimhild sollte mithilfe dieses Tranks nicht nur den Mord an ihrem Siegfried vergessen, sondern auch aufhören, diejenigen zu hassen, die diesen Mord zu verantworten hatten. Der gleiche Trank soll sie auch gefügig gemacht haben, die Gemahlin des Hunnenkönigs Attila zu werden.

Buchsbaum *Buxus sempervirens*

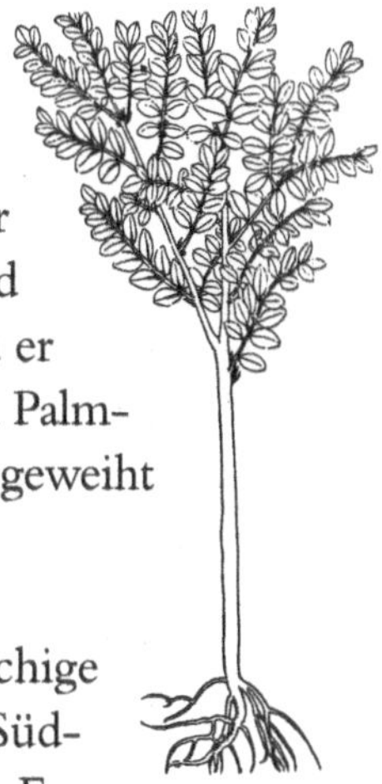

Name: Das Wort »Buchs« leitet sich vom lateinischen *buxus* her, was »Büchse« bedeutet. In Büchsen aus Buchsbaumholz bewahrte man früher Arzneimittel auf. In Deutschland wird dieser Strauch auch Palm genannt, da er Bestandteil der Palmwedel ist, die am Palmsonntag in den katholischen Kirchen geweiht werden.

Vorkommen und Standort: Dieser buschige Strauch stammt aus dem westlichen Südeuropa und Nordafrika, er ist in ganz Europa verbreitet und kommt vornehmlich auf trockenen, felsigen Standorten vor.

Beschreibung: Der Buchsbaum erfreut sich als Zierpflanze deshalb so großer Beliebtheit, weil er, als Hecke genutzt, gut beschnitten oder gestutzt und in jede beliebige Form gebracht werden kann. Die Pflanze erreicht dabei Höhen von über vier Metern. Die Triebe sind vierkantig, sie tragen lederartige, glänzende Blätter von elliptischer Form. Die gelb-weißen Blüten sitzen in Knäueln in den Blattachseln (Blütezeit März bis Mai). Die blaugrünen, bereiften Früchte enthalten schwarze, glän- zende Samen (Fruchtreife September bis Oktober).

Beschreibung: Blätter und Früchte werden nach ihrem Gefährlichkeitsgrad als »giftig« eingestuft.

Wirkstoffe: Die toxischen Pflanzenteile des Buchsbaums enthalten sieben nahe verwandte Steroid-Alkoloide, von denen das Cyclobuxin besondere Bedeutung hat. Die früher übliche Benennung der Alkaloide mit Buxin, Parabuxin, Buxinidin usw. ist heute nicht mehr gängig, man benennt heute die Alkaloide mit den Buchstaben A, B, C, D, L, M, N.

Wirkungen: Diese Alkaloide wirken nach Aufnahme über den Mund zunächst erregend, dann lähmend auf das zentrale Nervensystem; zugleich senken sie den Blutdruck, verursachen Übelkeit und Durchfall, Schwindel, Krämpfe. Die zentrale Lähmung kann zur Atemlähmung und damit zum Tod führen.

Erste Hilfe: Möglichst schnelle Magen- und Darmentleerung, die aber erst nach Beseitigung der Krämpfe möglich sein dürfte.

Hintergründe und Geschichten

Vergiftungen beim Menschen werden in der Literatur kaum beschrieben. Eine Giftberatungsstelle berichtet den Fall eines einjährigen Jungen, der unbekannte Blätter aß; er war kurze Zeit apathisch, dann übererregt, er musste einmal erbrechen.

Es fand sich auch der Hinweis darauf, dass der Holzstaub aus Buchsbaum, den man zum Putzen von Edelmetall verwendete, des Öfteren asthmatische Beschwerden verursacht habe.

Häufiger wird von Vergiftungen der Haustiere berichtet, die Buchsbaumblätter aufgenommen hatten. Ein solcher Fall ereignete sich im Kreis Steinburg (Schleswig-Holstein). Dort hatte eine Frau ihre fast vier Meter hohe Buchsbaumhecke herausgerissen und auf die benachbarte Schweineweide geworfen. Die Tiere hatten sich anscheinend mit Begeisterung auf die Pflanze gestürzt, obwohl sie Buchsbaumhecken ansonsten meiden. Schon kurz nach dem Verzehr der Pflanzen litten die Schweine unter Atemnot und schmerzhaften Krämpfen. Drei von ihnen verendeten, und weitere drei mussten notgeschlachtet werden.

In der Heilkunde sollten Holz, Rinde und Blätter des Buchs schon seit langer Zeit – vorsichtig dosiert – als Blutreinigungsmittel, zur Anregung der Schweißdrüsen und zur Fiebersenkung verwendet worden sein. Der Heilkräuter-Experte Lonicerus hielt allerdings mehr vom Holz dieser Pflanze; er lobte es als hart und schwer, »und wird nicht von Würmern zerstochen«, aber es taugt nach seiner Meinung weder zu Feuer noch zu Kohle. »Die Bilderschnitzer wissen sein am meisten zu gebrauchen. Es werden auch Büchsen daraus gemacht. Gedörrte und gepulverte Blätter machen der Unsinnigkeit oder Hirnwüten ein Ende.« Er meinte aber auch, dass das Ausruhen unter einem Buchsbaum die Vernunft mindere, »denn der Geruch davon widersteht der Natur«. Tröstend ist da sein Tipp: »Buchsbaum, in Laugen gesotten und damit gewaschen, macht gelbe Haare.«

Nach einem anderen Kräuterbuch soll man Buchsbaum bei sich tragen, »auf dass man nicht die Brunst unziemlicher Unkeuschheit empfände«. Besser erscheint hier jedoch der Rat Ovids:

»Vermeidest du die Müßigkeit,
Vergeht die Brunst der Unkeuschheit.«

Der Buchsbaum konnte aber nicht nur die Geilheit, sondern auch den Teufel vertreiben. Ein niederdeutscher »Garten der Gesundheit« (1504) sagt, wie das funktioniert: »Bußboom verdreyft den duvel, dat er neene (keine) stede macht in dem huse. Und darumme leth man an velen enden gemynliken bußboomweyhen (Weihen) up den Palmdag (Palmsonntag) mehr denn ander Krut.«

Die geweihten Zweige schützten auch noch vor Blitzschlag und bewahrten das Vieh vor Krankheiten. Er brachte auch den jungen Männern Glück, wenn sie ihn bei der Aushebung bei sich trugen, er half ihnen, vom Militärdienst freizukommen.

Buschwindröschen *Anemone nemorosa*

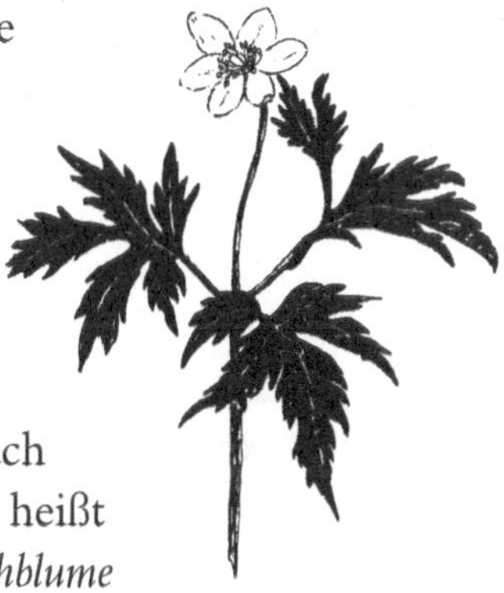

Name: Als häufig vorkommende Frühlingspflanze erhielt das Buschwindröschen viele Namen. Wegen der weißen Blüten nennt man es *Mehlblümli, Hemadlenz* (Person, die im bloßen Hemd dasteht), *Schneerose, Nacktes Weibchen.* Nach den vogelfußähnliehen Blättern heißt es *Kreienfoot, Kreihenblume. Buschblume* und *Waldröschen* weisen auf seinen Standort hin. Die Namen *Giftblume, Hexenblume, Kopfschmerzrose* und *Augenblume* (da sie den Augen besonders schädlich ist) beziehen sich auf die Giftwirkungen der Pflanze. Das Buschwindröschen heißt auch *Bettseicher* oder *Bettbrunzer,* weil es harntreibend ist. Der Gattungsname wird vom griechischen Wort *anemos* = »Wind« abgeleitet, ein Hinweis auf die bald abfallenden Blütenblätter, die leicht vom Wind entführt werden; *nemomsa* bedeutet »hainbewohnend«.

Vorkommen und Standort: Dieses Hahnenfußgewächs ist über ganz Europa verbreitet, es bevorzugt als Standort Laubwälder, Gebüsch und moorige Wiesen.

Beschreibung: Das Buschwindröschen ist eine mehrjährige, zehn bis 25 Zentimeter hohe Pflanze. Es treibt einen im Boden waagerecht verlaufenden Wurzelstock aus, an dessen Spitzen die jungen Triebe entspringen; auch an den Seitenwurzeln bilden sich Blätter und Blüten aus, sodass die Pflanze oft große Flächen bedeckt. Die unter der Blüte sitzenden geteilten Blätter sind nicht die eigentlichen Laubblätter, sondern Hochblätter. Die Laubblätter wachsen direkt aus dem Wurzelstock hervor, sie sind fingerförmig geteilt. Die weißen oder rosa schattierten Blüten sitzen meist an den Spitzen der Stängel. Die sechs Blütenblätter neigen sich bei schlechtem Wetter und des Nachts nach unten, um Staubgefäße und Fruchtblätter vor Nässe zu schützen (Blütezeit März bis Mai). Die Vermehrung der Anemonen erfolgt hauptsächlich mithilfe des Wurzelstocks, dessen Seitenzweige sich nach und nach vom Hauptstock abtrennen und selbstständig machen.

Toxizität: Alle Teile des Buschwindröschens werden als »giftig« eingestuft.

Wirkstoffe: Hauptwirkstoff ist das Alkaloid Protoanemonin, das nach Trocknen der Pflanze unwirksam wird; daneben finden sich noch Anemol und andere Giftstoffe.

Wirkungen: Kommen die Inhaltsstoffe des Buschwindröschens mit der Haut oder den Schleimhäuten in Berührung, so erzeugen sie dort Rötungen und Schwellungen mit Blasenbildung. Die innere Aufnahme über den Mund bewirkt kolikartige Leibschmerzen und blutigen Durchfall; 10 bis 30 Gramm der frischen Pflanze sollen für den Menschen tödlich sein.

Erste Hilfe: Magen- und Darmentleerung, Kohlegaben, bei Verätzungen im Mund Verabreichung von Wasserschleimsuppe, den Arzt aufsuchen.

Hintergründe und Geschichten

Aus neuerer Zeit werden keine Vergiftungsfälle mit dem Buschwindröschen gemeldet, und es taucht auch in den Statistiken der Giftberatungsstellen nicht auf. Dennoch stellen diese zarten Frühlingsblumen für Kinder eine Gefahr dar, die man nicht unterschätzen darf. Gmelin schreibt über die Giftwirkungen dieser Anemone: »… dass ihr innerlicher Gebrauch noch schlimmere Folgen haben muss, und nach einigen Nachrichten erregt sie die entsetzlichsten Bangigkeiten, und in größeren Mengen genommen den Tod. Wenn sie das Vieh aus Hunger frisst, so bekommt es davon Blutharnen, Rote Ruhr und Entzündungen der Gedärme.«

Das Gelbe Buschwindröschen
Anemone ranunculoides,

ist dem weiß blühenden Buschwindröschen bis auf die Blütenfarbe sehr ähnlich, es hat die gleichen Wirkstoffe und Giftwirkungen.

An dieser Stelle ist noch auf eine nahe Verwandte des Buschwindröschens hinzuweisen, nämlich auf die

Küchenschelle, Gemeine *Pulsatilla vulgaris* oder *Anemone pulsatilla*

Diese Anemonenart kommt in ganz Europa vor, sie gedeiht am besten an sonnigen Hügeln auf kalkhaltigen Böden.

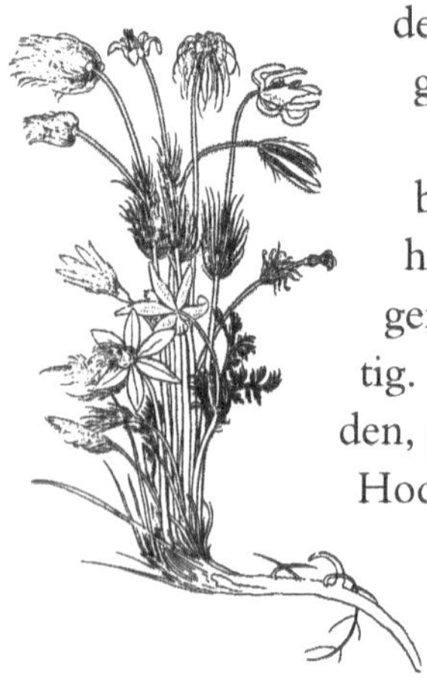

Die *Küchen-* oder *Kuhschelle* bildet eine 10 bis 40 Zentimeter hohe Staude aus; die grundständigen Blätter sind doppelt fiederspaltig. Die violetten, aufrecht stehenden, glockenförmigen Blüten sind von Hochblättern umgeben, die – wie die ganze Pflanze – zottig behaart sind (Blütezeit März bis Mai).

Alle Pflanzenteile werden als »giftig« eingestuft. Wie das Buschwindröschen enthält die Küchenschelle als toxische Substanz das Protoanemonin; somit sind auch die gleichen Vergiftungserscheinungen zu erwarten wie beim Buschwindröschen.

Schon Lonicerus weist auf die antibakterielle Wirkung der Küchenschelle hin: »Sie reinigt das faule, stinkende Geschwür und heilet das faule Fleisch.« In neuerer Zeit ließ sich diese Wirkung im Experiment gegen Tuberkelbazillen, Streptokokken und Diphtheriebazillen nachweisen. Diese Eigenschaften werden jedoch in der modernen Medizin nicht genutzt. Lediglich in der Homöopathie steht die Küchenschelle noch in hohem Ansehen, wenn es darum geht, Störungen der weiblichen Geschlechtsorgane zu beheben.

Christrose *Helleborus niger*

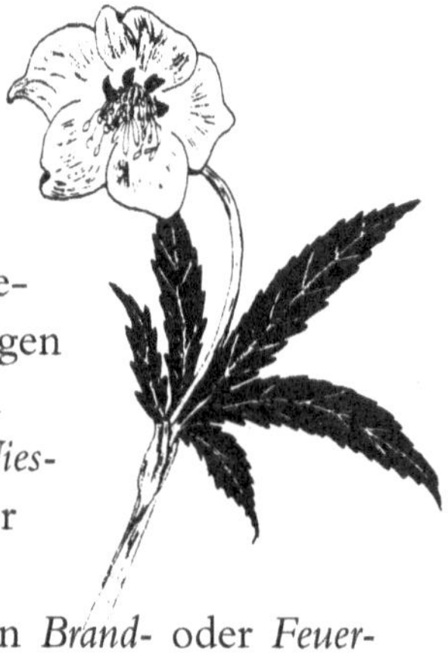

Name: Der Name *Christrose* ist darauf zurückzuführen, dass diese Pflanze zu einer ungewöhnlichen Zeit, nämlich um Weihnachten herum, blüht. Auch die Bezeichnungen *Winterblume* und *Schneerose* deuten darauf hin. Der Name *Schwarze Nieswurz* rührt von der Eigenschaft der Christrose her, die Nasenschleimhäute stark zu reizen. Die Namen *Brand-* oder *Feuerwurz* beziehen sich auf die brennend scharfen Inhaltsstoffe dieser Pflanze. Der Gattungsname Helleborus ist vom griechischen Wort *heleborio* = »verrückt sein« abgeleitet.

Vorkommen und Standort: Die Christrose ist als Wildpflanze noch in den östlichen Kalkalpen Bayerns zu finden; da sie sehr selten geworden ist, zählt sie zu den geschützten Pflanzen. Als Gartenpflanze ist sie jedoch weit verbreitet und sehr beliebt, weil sie eines der wenigen Gewächse ist, die während der Winterzeit blühen.

Beschreibung: Dieses Hahnenfußgewächs ist eine ausdauernde Pflanze mit kräftigem Wurzelstock, aus dem ein oder mehrere Stängel wachsen, die bis zu 25 Zentimeter lang werden. Die überwinternden Blätter sind lang gestreckt und handförmig geteilt. Die rötlichen oder weißen Blüten stehen am Ende dicker Blütenstiele. Die Kelchblätter sind weit geöffnet, Kronblätter sind nicht vorhanden (Blütezeit Dezember bis März). Nach der Befruchtung wachsen die Kelchblätter weiter. Die Früchte setzen sich aus kleinen Einzelfrüchten zusammen, die sich wie Schoten öffnen und die Samen freigeben.

Toxizität: Alle Pflanzenteile – vor allem aber die Wurzel – werden als »stark giftig« eingestuft.

Wirkstoffe: Unter den toxischen Inhaltsstoffen der Christrose fällt vor allem das Steroid-Glykosid Hellebrin auf, es findet sich vornehmlich in der Wurzel. In den oberirdischen Teilen der Pflanze wurden Protoanemonin und Ranunculin nachgewiesen.

Wirkungen: Nach dem Verzehr der Wurzeln tritt ein Kratzen im Mund- und Rachenraum auf, verbunden mit starkem Speichelfluss. Pupillenerweiterung, Übelkeit, Durchfall, brennender Durst und Erbrechen folgen. In früheren Berichten über Nieswurzvergiftungen wurde betont, dass die Helleborus-Wirkstoffe ähnliche Symptome hervorrufen sollen wie die herzwirksamen Glykoside des Fingerhuts. Heute zweifelt man an, dass die Gifte der Christrose das Herz angreifen.

In einer älteren Darstellung werden die Vergiftungserscheinungen durch die Christrose ausführlich beschrieben: »... so sähe man doch auf den Gebrauch der fein zerstoßenen Wurzel die grausamsten Bauchflüsse, auch anhaltendes Erbrechen, Entzündungen der Gedärme, Zuckungen und den Tod selbst erfolgen. Die Alten glaubten sogar beobachtet zu haben, dass der Genuss von Wachteln, welche diese schwarze Nieswurz gefressenen batten, eine allgemeine Starrsucht nach sich zieht. – Auch äußerlich ist sie nicht unwirksam, auf der Haut zieht sie Blasen; in die Nase getan, erregt sie ein gewaltsames, sehr gefährliches Niesen. Mit ihrem Saft kann man Pfeile vergiften - die mit solchen Pfeilen gemachten Wunden verursachen Steifigkeit, Schlummer, Blindheit, Erbrechen, Schaum vor dem Mund, eine ungemeine Ermattung und den Tod.« (Baudlin)

Erste Hilfe: Bindung der Giftstoffe durch Kohlegaben, Abführmittel, sofortige ärztliche Hilfe.

Hintergründe und Geschichten

Vergiftungen durch die Christrose kommen ziemlich häufig vor, sie werden vielfach dadurch verursacht, dass man sie mit anderen Pflanzen verwechselt. Brugsch berichtet über einige Vergiftungsfälle bei Kindern:

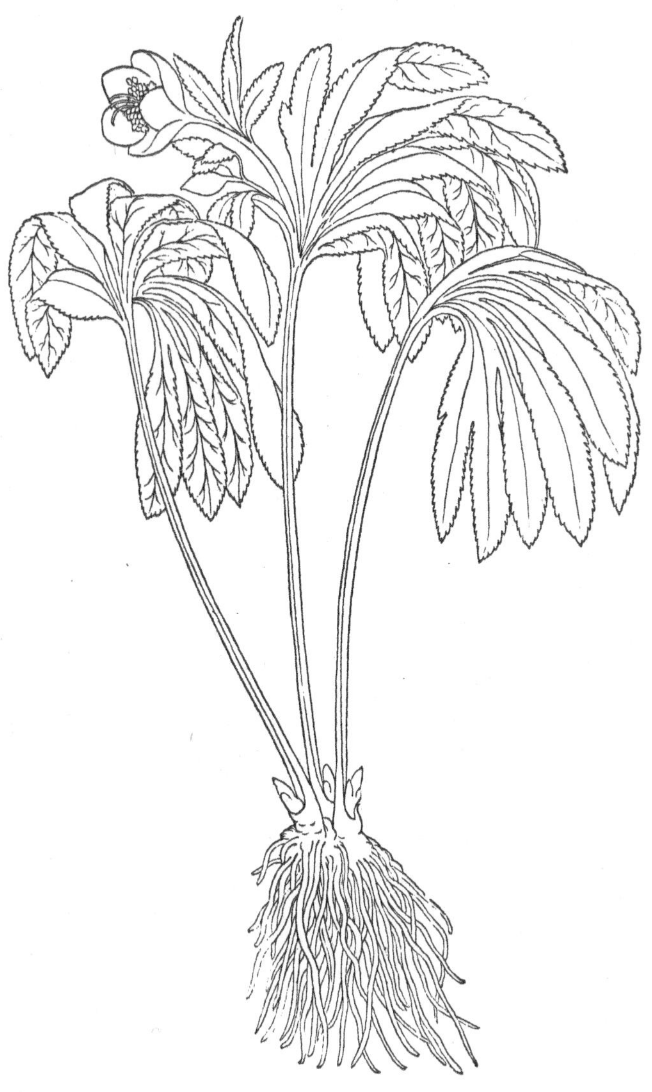

- Mehrere Kinder erkrankten schwer nach dem Verzehr von Christrosensamen.
- Mehrere Kinder starben, nachdem man ihnen einen Christrosen-Aufguss gegen Würmer verabreicht hatte.
- Ein 15-jähriger Knabe erkrankte an einer schweren Vergiftung, nachdem er aus Mutwillen die Samen aus drei Kapseln gegessen hatte.
- Ein siebenjähriges Arztkind, das mit Helleborus-Samen spielte, wies an Haut und Mundschleimhaut große, mit gelbem Serum angefüllte Bläschen auf.
- Ein Kind bekam nach der Aufnahme unreifer Samen heftige Reizerscheinungen im Mund.

Aus älterer Zeit liegen mehrere Berichte über Christrosenvergiftungen vor:

- Eine Person nahm ½ Drachme Christrosenwurzel zu sich, sie starb acht Stunden später unter großen Schmerzen und Erbrechen; der ganze Darmtrakt war entzündet.
- Ein Bedienter der Meierei bei Saint Brieux fühlte sich seit langem unwohl. Er suchte einen Quacksalber auf und bekam von ihm in Cidre eingebrockte Christwurz. Heftige Schmerzen setzten ein, die der Bediente aber für ein Zeichen einer heilsamen Krise hielt. Er nahm noch einen kräftigen Schluck von der Arznei. Die Beschwerden wurden noch stärker,

auf heftiges Erbrechen folgten Delirien und schließlich der Tod. (Orfila)

- Die älteste Nachricht über eine Helleborus-Vergiftung stammt aus der Zeit Solons (um 600 v. Chr.), es handelt sich um eine Brunnenvergiftung: »In dem gegen Kirrha ausgebrochenen Krieg ließ Solon das Flüsschen Pleisthenes, das in einem Kanal durch die Stadt ging, davon ableiten. Die Belagerten halfen sich mit Brunnen- und Regenwasser. Nun ließ er viele Wurzeln von Helleborus, der reichlich und in bester Beschaffenheit in Antikyra wuchs, in den Pleisthenes werfen, und als er glaubte, das Wasser habe genug Gift daraus extrahiert, ließ er es wieder in den Stadtkanal laufen. Nachdem die Kirrhaier, erfreut über den Wasserzufluss, reichlich davon getrunken hatten, bekamen sie so heftige, unaufhörliche Durchfälle, dass sie die Bewachung der Mauern unterlassen mussten. So unterlagen sie.« (L. Lewin)

Die Gallier bestrichen ihre Pfeile und Speere mit dem Saft der Christrose; sie nahmen an, dass dadurch das Fleisch des Wildbrets bedeutend zarter werde, sie waren dabei jedoch so umsichtig, die Wunden ringsherum auszuschneiden.

Die Christrose soll ihre Berühmtheit, die sie schon im Altertum besaß, dem Umstand verdanken, dass der Ziegenhirt Melampos die Tochter des Königs Proitos damit vom Wahnsinn geheilt haben soll. Hippokrates setzte die Christwurz als Mittel ein, Erbrechen herbeizuführen; er nutzte bei seinen Verschreibungen auch ihre abführende und harntreibende Wirkung. Das ist verwunderlich, wenn man die Toxizität dieser Pflanze in Rechnung stellt. Auch Lonicerus geht recht unbekümmert vor, wenn er die schwarze Nieswurz gegen Fisteln, als Wurm- und Abführmittel empfiehlt. Er meint auch noch: »… benimmt Ohrensausen und stärkt das Gehör und ist den Menschen, so böse Gedanken haben, innerlich gebraucht, sehr bequem.« L. Fuchs ist da etwas vorsichtiger, er wendet das Kraut nur gegen schädliche Tiere an: »Tötet Läuse, daher auch Läusekraut genannt. Und nit allein die Läuse, sondern auch alle anderen Tiere, so es von ihnen gefressen wird. Darum mag dieses Kraut zu den Fuchs- und Wolfskugeln genommen werden.«

Das Glykosid Hellebrin hat digitalisähnliche Wirkung, es wird aber in der Medizin wegen seiner inkonstanten Wirkung nicht mehr verwendet.Vielleicht sollte man das mal versuchen: »Man pflanze die Christwurz neben den Wurzeln der Weinrebe, damit gewinnt der Wein, der aus solchen Reben wird gemacht, eine purgierende Kraft.« (Dioscorides)

Efeu *Hedera helix*

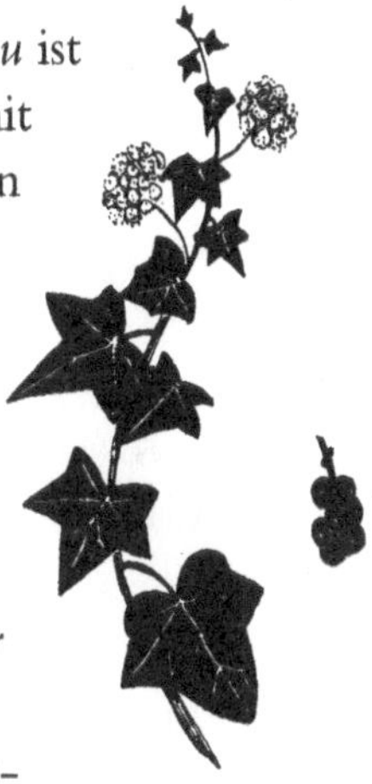

Name: Die Herkunft des Namens *Efeu* ist ungewiss; es wird vermutet, dass es mit »Heu« im Zusammenhang steht, daran erinnert noch der im Oberdeutschen gebräuchliche Namen *Ehheu* für Efeu. Seine Wuchsform trug ihm den Namen *Steinläufer*, *Klimmup*, *Baumläufer* ein und seine immergrünen Blätter die Benennung *Wintergrün*. Er wurde auch als *Baumwürger* bezeichnet, obwohl er kein Parasit ist und die Bäume lediglich als Stütze gebraucht, sie aber nicht aussaugt.

Vorkommen und Standort: Der Efeu bildet zusammen mit der Aralie die Familie der Efeugewächse. Er ist in ganz Europa, in Asien und in Nordamerika heimisch und gedeiht auf allen Böden. Als beliebte Schattenpflanze wird er gern angepflanzt.

Beschreibung: Efeu ist ein ausdauerndes, kletterndes Holzgewächs, das mithilfe von Haftwurzeln erstaunliche Kletterleistungen vollbringt. An Gebäuden oder Bäumen wächst es bis in eine Höhe von 20 Metern hinauf. Die lederartigen, gegenständigen Blätter sind wintergrün und haben unterschiedliche Formen: Die unteren sind gelappt, die oberen lanzettlich und ganzrandig. Die unscheinbaren grünlichen Blüten stehen in halbkugeligen Dolden (Blütezeit September bis November, die Blüte erscheint nicht in jedem Jahr, vor allen nicht an schattigen und kalten Standorten). Erst im folgenden Jahr reifen die kugeligen Früchte mit 3 bis 5 Samen heran und bekommen zur Reifezeit (Oktober bis Januar) eine blauschwarze Färbung.

Toxizität: Blätter und Früchte – vor allem das Fruchtfleisch – werden als »giftig« eingestuft.

Wirkstoffe: Die toxischen Inhaltsstoffe des Efeus sind noch nicht systematisch erforscht; es handelt sich um die Saponine α- und β-Hederin. Das Hederin soll gefäßverengende und hämolytische (die roten Blutkörperchen zerstörende) Wirkungen haben und zudem die Schleimhäute reizen.

Wirkungen: Nach der Aufnahme von Efeublättern und -früchten sind Magen- und Darmstörungen, Übelkeit und Erbrechen, schneller Puls und Benommenheit zu erwarten. Bei Kindern kann nach Verzehr dieser Pflanzenteile Atemstillstand eintreten.

Dabei ist kaum anzunehmen, dass Kinder größere Mengen an Efeufrüchten zu sich nehmen, da diese nämlich in reifem Zustand recht trockenhäutig sind und dazu noch bitter schmecken. Bei empfindlichen Menschen wurde schon nach Berührung der Blätter, Stängel oder Wurzeln eine Kontaktdermatitis beobachtet.

Erste Hilfe: Da die Aufnahme größerer Mengen an Früchten oder gar Blättern unwahrscheinlich ist, erübrigt sich im Allgemeinen eine Behandlung. Sollte sie dennoch nötig werden, ist eine Entgiftung durch Magen- und Darmentleerung (Erbrechen, Abführmittel) einzuleiten.

Hintergründe und Geschichten

Brugsch behauptet, dass bei Kindern schon tödliche Brechdurchfälle und Krämpfe nach dem Verzehr von Teilen der Efeupflanze vorgekommen sind. In einem anderen Fall aß ein dreijähriges Kind große Mengen an Efeubeeren und bekam davon Halluzinationen, Hautausschlag, Mydriatis (Pupillenerweiterung) und erhöhte Temperatur.

Der Toxikologe F. Kanngießer dagegen steht den Berichten über schwere Vergiftungen mit Efeubeeren skeptisch gegenüber: »Ich aß im Mai eine dicke grünschwärzliche Efeubeere, schluckte sie fein zerkaut herunter und trank etwas Wasser nach. Der Geschmack ist grasähnlich und etwas widerlich. Etwa 10 Minuten nach Genuss trat leichtes Brennen im Rachen ein, das ungefähr eine Viertelstunde anhielt. Sonst habe ich keine weiteren Symptome beobachtet.« (Zitiert nach Frohne)

Schon die alten Kräuterheiler wussten, dass der Efeu Giftwirkungen haben kann: »Efeu ist schädlich den Nerven, des schwarzen Efeus Saft von den Blättern oder den Trauben kränket den Leib, trübt die Sinne, so man's zu viel nimmt.« (Brunnfelß) Es bestanden aber keine Bedenken, den Efeu in wohldosierter Menge gegen Kopfschmerzen, Steinleiden, Milzschmerzen, Ohrensausen u. a. zu empfehlen. Efeuzubereitungen sollen aber den Frauen nicht gereicht werden, denn sie machen unfruchtbar. »Alle frummen Weiber sollen sich vor dem Saft hüten, in den Leib zu nehmen. Den Schleppsäcken und Schappeljungfrauen soll man solches Geheimnis nit offenbaren!«

Heute werden ausschließlich Efeublätter zu Heilzwecken empfohlen. Wegen ihres Saponingehalts werden sie als Expektorans und als krampflösendes Mittel eingesetzt. Die Saponine erhöhen die Oberflächenaktivität der Schleimhäute, der zähe Schleim wird so verflüssigt und das Abhusten erleichtert. In der Volksmedizin wird Efeu wegen seiner antiödematösen (schwellungshemmenden) Wirkung als Mittel gegen die Cellulitis verwendet.

Seit der Zeit der Römer kursieren viele fantastische Geschichten um den Efeu. Der römische Staatsmann und Schriftsteller Cato (234–149 v. Chr.) behauptete, eine Methode zu kennen, nach der man herausfinden könne, ob ein Wein gepanscht ist. Man brauche den Wein nur in ein Gefäß aus Efeuholz zu gießen, der Wein fließe dann heraus, und das Wasser bleibe im Gefäß. Andere glaubten, dass der Efeu verhindere, dass jemand einen Vollrausch bekomme, vielleicht war er deshalb dem Gott des Weines geweiht. Efeu kann auch herangezogen werden, wenn es gilt herauszufinden, ob ein Mädchen noch Jungfrau ist. Man lässt dazu den Rauch von verbrennendem Efeu an die Nase des Mädchens streichen, und sie kann dann, wenn sie keine Jungfrau mehr ist, den Harn nicht halten.

Bereits im klassischen Altertum waren Efeukränze im Dionysos- und Bacchuskult von großer Bedeutung; in Ägypten war der Efeu dem Gott Osiris geweiht, der ebenfalls mit dem Wein in Verbindung gebracht wird. Der Efeu stand für bacchische Ausgelassenheit, so wie sie Sophokles zum Ausdruck bringt: »O sehet, er erregt mir den Geist, der Efeu, der zum bacchischen Lusttaumel mich entrückt.«

Die ersten Christen ehrten den Efeu in ganz anderer Weise. Sie betteten ihre Leichen auf immergrüne Efeublätter, denn sie nahmen sie als Zeichen der Unsterblichkeit. Zum Zeichen des ewigen Lebens streuten sie diese Blätter auch über die Gräber.

Der Staatsmann und Schriftsteller Plinius (23–79 n. Chr.) wunderte sich darüber, dass man dem Efeu als Heilkraut, Zaubermittel und als Pflanze der Unsterblichkeit so viel Ehre erwies – er war der Meinung, der

Efeu schade den Bäumen, sprenge Grabmähler und Mauern und biete den Schlangen einen kühlen Zufluchtsort. Nach Albertus Magnus, Bischof von Regensburg im 13. Jahrhundert, trägt der Efeu weder Blüte noch Früchte, auch sauge er die Bäume aus. Etwa 100 Jahre später kommt der Prediger Konrad von Megenberg der Wahrheit schon näher, wenn er behauptet, »der Epaum trage nur selten Blüten und Früchte«. Er ist aber auch davon überzeugt: »Der paum verderbt alle anderen paum, denen er sich zugesellt, wan (denn) er seuget alle Feuchtigkeit daraus und dörret sie.« Diese Ansicht Megenbergs hat sich unverständlicherweise bis heute gehalten.

Eibe *Taxus baccata*

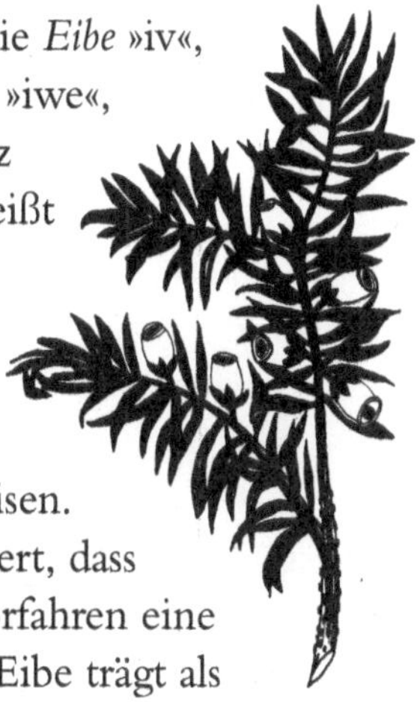

Name: Bei den Germanen hieß die *Eibe* »iv«, im Mittelhochdeutschen hieß sie »iwe«, was auch Armbrust aus Eibenholz bedeutet. Im Niederdeutschen heißt die Eibe, abgeleitet vom lateinischen Gattungsnamen, *Taxe(nboom)*. Es gibt keine volkstümlichen Bezeichnungen, die auf die Giftigkeit der Eibe hinweisen. Der Name *Totenbaum* dokumentiert, dass die Eibe im Totenkult unserer Vorfahren eine besondere Bedeutung hatte. Die Eibe trägt als einziger Nadelbaum keine Zapfen, sondern Beeren; darum gab Linné ihr den Artnamen *baccata*, was »beerentragend« bedeutet.

Vorkommen und Standort: Dieser Nadelbaum ist in ganz Europa verbreitet, er kommt jedoch nur noch eingestreut in Laub- und Nadelwäldern vor. Die Eibe wächst den Förstern zu langsam, um als waldbildender Baum infrage zu kommen. Dafür findet man sie häufig als Zierpflanze in Gärten, Parks und auf Friedhöfen. Eiben können sehr alt werden, in Flintbek bei Kiel und in Xanten stehen Eiben, die ein Alter von über 1000 Jahren aufweisen; die Eibe in Balderschwang bei Hindelang soll sogar 2000 Jahre alt sein.

Beschreibung: Dieser Baum oder Strauch wird 15 bis 20 Meter hoch, er bildet eine pyramidenförmige oder unregelmäßig geformte Krone aus. Auffällig ist die rötlich geflammte, später braun gefärbte, längsrissige Borke, die abblättert. Die Nadeln sind oberseits glänzend und dunkelgrün, unterseits hellgrün. Die Eibe ist zweihäusig, d. h., die Bäume tragen entweder nur männliche oder nur weibliche Blüten. Die 6 bis 15 Staubblätter werden von mehreren Schuppen umhüllt, die weiblichen Blüten haben – wie alle anderen Nadelhölzer auch – keinen sie umschließenden Fruchtknoten, sie stehen »nackt« in den Blattachseln (Nacktsamer, Blütezeit März bis April). Nach der Befruchtung entwickeln sich die äußeren Schichten der Blüte zu einem scharlachroten Samenmantel, der die schwarzen Beeren umschließt. Die Samen werden durch Vögel verbreitet, die den Samenmantel verdauen und die Samen unbeschädigt ausscheiden (Fruchtreife August bis September).

Toxizität: Giftig sind die Nadeln und die Samen, nicht aber der Samenmantel; Nadeln und Samen werden als »stark giftig« eingestuft.

Wirkstoffe: Für die Giftwirkung der Eibe ist das toxische Alkaloidgemisch Taxin verantwortlich. Im Zusammenwirken mit weiteren Giftstoffen wie Milossin und Taxatin wirkt es lähmend auf das Herz und das zentrale Nervensystem. Für den Menschen soll eine Abkochung aus 50 bis 100 Nadeln tödlich sein.

Wirkungen: Das Eibengift beginnt etwa eine Stunde nach Aufnahme zu wirken: heftige Leibschmerzen, Koliken und Durchfall stellen sich ein, es folgen Schwindelgefühl, Betäubungszustände und Kreislaufstörungen. Bei höheren Dosen erfolgt nach einem Kreislaufkollaps der Tod im Koma. Als Spätfolgen einer leichteren Vergiftung können sich Leberschäden und Störungen der Blutgerinnung einstellen.

Erste Hilfe: Magenentleerung durch Erbrechen, Trinken warmen Salzwassers, Darmentleerung durch Abführmittel.

Hintergründe und Geschichten

Die toxikologischen Informations- und Beratungsstellen halten weniger die Nadeln als vielmehr die Samen der Eibe für gefährlich. Vor allem Kinder werden durch den scharlachroten Samenmantel in Versuchung geführt, die Früchte in den Mund zu nehmen und zu zerkauen. Der Mantel ist völlig harmlos, gefährlich wird es erst, wenn beim Kauen die Samenschale zerstört wird und das Gift der Samen austreten kann. Wie die Beratungsfälle der letzten Jahre ausweisen, kommt es aber nur selten zu ernsthaften Intoxikationen beim Menschen. In einem Bericht wurden 346 Vergiftungsfälle mit Eibenfrüchten erfasst, von denen allerdings nur zwei behandelt werden mussten.

In der älteren Literatur wird häufiger über Vergiftungen mit Teilen der Eibe berichtet:

- Drei Kinder starben, nachdem ihnen ihre Mutter Eibennadeln als Mittel gegen Würmer verabreicht hatte.
- Ein dreijähriger Knabe, der 50 Beeren gegessen und dabei auch wohl die Samen zerkaut hatte, starb einen qualvollen Tod.
- An anderer Stelle wird die Geschichte einer »starken Magd« zum Besten gegeben, die nachts unter einem Eibenbaum geschlafen hatte. Am anderen Morgen wachte sie mit einem hässlichen Fieselausschlag auf. Nach zwei Wochen verstarb sie an einem hitzigen Fieber.
- »Auch sind Fälle bekannt, wo anstatt Abtreibung, oder nach dieser, der Tod erfolgte. Dies ist besonders in England der Fall gewesen, wo ein starker Auszug der Blätter unter dem Volksnamen Jew-bea benutzt wird« (Baudlin).

Medizinische Vergiftungen waren früher häufiger, da manche Ärzte die Giftwirkungen der Eibe ignorierten und sie »gegen Flüsse, Fallsucht und beim Ausbleiben des Monatsflusses der Weiber« verordneten. Missbräuchlich wurde diese Droge in der Volksmedizin zu Abtreibungszwecken eingesetzt, da die Engelmacher und Scharlatane um die uteruserregende Wirkung der Taxusgifte wussten; bei diesen Anwendungen waren Todesfälle nicht selten. So soll ein kräuterkundiger Hirte einem Mädchen in seiner Not geraten haben, die Leibesfrucht mit einem Auszug aus Eibennadeln abzutreiben. Schon nach einer relativ geringen Dosis dieses Extraktes verstarb das Mädchen. – Eine andere junge Frau wollte sich mithilfe der Samenschalen »rote Wangen verschaffen«, sie büßte ihre Eitelkeit mit dem Leben.

Auch Rinder und Pferde sind durch die Eibengifte stark gefährdet, da sie die Zweige der Eibe gern fressen. Kühe nehmen Eibenzweige auch gern auf und zeigen danach schwere Vergiftungserscheinungen; außerdem gelangt das Eibengift in die Milch und kann so auch Menschen schädigen. Als man einmal die Wurzeln eines alten Eibenbaums in einen fischreichen Wassergraben geworfen hatte, wurde nicht nur eine große Menge Fische getötet, auch Menschen, die von diesen Fischen gegessen hatten, litten einige Tage an heftigen Leibschmerzen und Durchfall.

Ein Fall aus dem Jahr 1990: Ein Mann wurde zu einer Geldstrafe in Höhe von 30 000 Mark verurteilt; er hatte seine Eibenbäume geschnitten und die Zweige auf der benachbarten Wiese liegen lassen. Pferde, die davon fraßen, zeigten schwere Vergiftungserscheinungen, einige starben (Zeitungsmeldung vom 24. 10. 1990).

Noch eine Zeitungsmeldung zu Nutztiervergiftung durch die Eibe (vom 1.6. 1975): »Die Kühe des Landwirts Fritz W. schienen von einer geheimnisvollen Seuche befallen zu sein. Vier der am Tage zuvor noch kerngesunden Tiere lagen plötzlich tot auf der Weide. Der Tierarzt fand die Todesursache schnell heraus: Die Rindviecher hatten an der Eibenhecke des Nachbargrundstücks geknabbert und waren an den hochgiftigen roten Beeren zugrunde gegangen.« Bauer W. wollte den Nachbarn haftbar machen. Gefährliche Giftpflanzen dürften doch neben einer Viehweide nicht angebaut werden, meinte er.

Das Oberlandesgericht in Düsseldorf hat dieser Auffassung in einem ähnlichen Fall jedoch widersprochen. Der Anbau giftiger Pflanzen sei grundsätzlich nicht verboten. Der Bauer hätte also seine Tiere durch geeignete Maßnahmen von den gefährlichen Pflanzen fernhalten müssen.«

In der griechischen und römischen Mythologie ist die Eibe den Göttern des Todes geweiht, sie stehen als unheimliche Alleebäume am Wege zur Unterwelt, jeder Sterbliche muss die Allee durchschreiten, bevor er sein letztes Ziel erreicht. Auch bei Kelten und Germanen war sie der Totenbaum, und auf den britischen Inseln ist sie noch heute das beliebteste Friedhofsgewächs. Sicherlich trug das düstere, immergrüne Nadelkleid und auch ihre Giftigkeit dazu bei, die Eibe als Totenbaum zu verehren. – Sie konnte aber auch Dämonen vertreiben und vor Verzauberung schützen, wenn man immer ein Stückchen Eibenholz auf der nackten Brust bei sich trug. Im Mittelalter glaubte man fest daran, dass ein von Hexen und bösen Geistern verzauberter Mensch in einen Eibenwald gehen müsse, um vom Fluch, der auf ihm lastet, befreit zu werden. Daran erinnert auch ein altes Lied:

»Vor Eiben
kein Zauber mag bleiben.«

Die alten Römer glaubten allerdings, dass das Schlafen unter der Eibe schädlich sei; Plinius behauptet gar fälschlicherweise, dass die Ausdünstungen der Eibe zur Zeit der Blüte so intensiv seien, dass sie ringsum Tod verbreiteten. Da trifft schon eher zu, was Nikander (200 v. Chr.) schreibt: »Pflücke nicht die giftige Eibe, die der Tanne ähnelt, denn sie bringt dir einen tränenreichen Tod. Das Gift derselben schnürt den Schlund und den engen Weg durch die Kehle zu.«

Die alten Kräuterkundigen wussten aber auch diesem unheimlichen Giftbaum noch Positives abzugewinnen. Man musste zerstoßene Eibennadeln zusammen mit Bier trinken, um Hundswut, Schlangenbiss oder Insektenstich zu kurieren. Andere Ärzte glaubten mit Plinius, »dass diejenigen, so darunter schlafen oder essen, um ihr Leben kommen, welches in Sonderheit geschieht, wenn er blühet. Wenn man das Holz verbrennt, tötet der Rauch die Mäuse.« Lonicerus fügt dem noch hinzu: »Die Beerlein gegessen, machen den Bauch flüssig und mästen die Hühner wohl.« Er stellt aber auch klar: »Eibenbaum hat sonderlich keinen Gebrauch in der Artzeney, wird unter die Gifte gezählt.«

Sogar in der Kriegsgeschichte spielte die Eibe ihre Rolle. Caesar berichtet im »Gallischen Krieg«, dass Ambiorix, König der Belger, im Jahr 52 v. Chr. von den Römern in eine bedrohliche Lage gebracht worden war. Um sich den Feinden nicht ergeben zu müssen, nahm er sich mit Eibennadeln das Leben. Einige Jahre später soll ein ganzer spanischer Stamm, der von den Soldaten des römischen Kaisers Augustus umzingelt wurde, Selbstmord begangen haben, um den Römern nicht in die Hände zu fallen. Die Spanier hatten ihre letzte Mahlzeit mit Eibenbeeren versetzt, die ihnen einen schnellen Tod brachten.

In dem Gedicht »Der Eibenbaum im Parkgarten des Herrenhauses« fängt Theodor Fontane den Mythos der Eibe ein:

»Die Eibe
Schlägt an die Scheibe.
Ein Funkeln
Im Dunkeln
Wie Götzenzeit, wie Heidentraum
Blickt ins Fenster der Eibenbaum.«

Eisenhut, Blauer *Aconitum napellus*

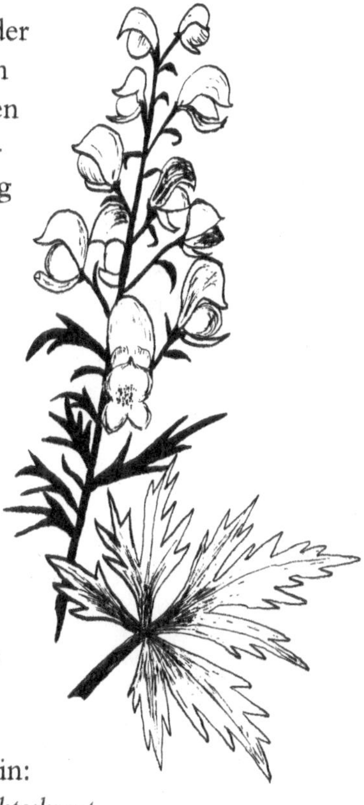

Name: Die Namen *Eisenhut* oder *Sturmhut* werden von der Form der Blüten hergeleitet. Daneben gibt es eine Unzahl von Volksnamen, die auf die Blüte Bezug nehmen. Der Botaniker H. Bock nannte diese Pflanze schon im Jahr 1939 *Ysenhütlin*, andere Namen sind *Helm*, *Mönchskappe*, *Soldatenkappe*, *Nonnenhaube*, *Teufelskappe*. Die Blüten werden auch mit Schuhen verglichen: *Blaue Schuhe*, *Jungfernschuh*, *Holtschoh*, *Pantoffel*. Der Vergleich der Blüte mit dem Maul von Tieren brachte diese Namen zuwege: *Löwenmaul*, *Wolfsmaul*, *Hasenmaul*. Auf die Giftigkeit der Pflanze weisen hin: *Giftkraut*, *Teufelswurz*, *Verwünschteskraut*, *Bösekraut*. Da man früher den Eisenhut dazu benutzte, Wölfe und Füchse zu vertreiben oder zu vergiften, nannte man es *Wolfskraut* oder *Fuchswurz*. *Apollonia-Wurzel* wurde er genannt, da er als (sehr gefährliches) schmerzstillendes Mittel bei Zahnweh gebraucht wurde. Der Gattungsname *Aconitum* kommt aus dem Griechischen und bedeutet »ohne Staub«, weil die Pflanze auf nacktem Fels wächst; der Artname *napellus* stellt die Verkleinerungsform von *napus* = »Rübe« da; er bezieht sich auf die Wurzelform des Eisenhuts.

Vorkommen und Standort: Dieses ausdauernde krautige Hahnenfußgewächs ist in den Alpen auf steinigen Almen zu Hause, auch in den Mittelgebirgen kann man es finden. Die schöne Pflanze wird gern in Hausgärten angebaut, dort bevorzugt sie gut mit Nährstoffen versorgte Böden.

Beschreibung: Aus einer rübenförmigen Wurzel wachsen jedes Jahr von neuem bis zu 1,5 Meter hohe Stängel hervor. Sie tragen dunkelgrüne, handförmig geteilte Blätter, die nach oben hin kleiner werden. Die blauvioletten (auch weißen) Blüten stehen in dichten Trauben. Die Blütenhülle besteht aus fünf Kronblättern, deren oberstes helmartig gewölbt ist (Blütezeit Juni bis August). Die Früchte sind Balgkapseln, in denen sich glänzend schwarze, dreikantige, mit Flügeln versehene Samen befinden.

Toxizität: Alle Teile des Eisenhuts – vor allem aber die Wurzel – werden als »sehr stark giftig« eingestuft. 2 bis 4 Gramm der Wurzel sind für den Menschen tödlich.

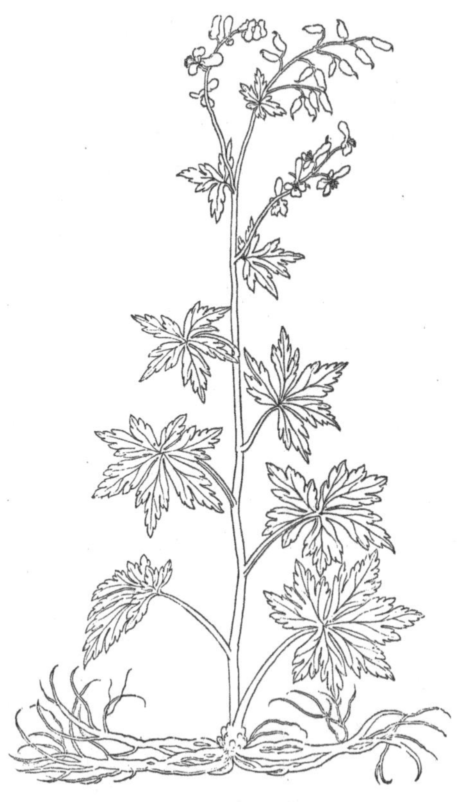

Wirkstoffe: Hauptwirkstoff ist das Alkaloid Aconitin, eine Diterpenverbindung, sie gilt als eines der stärksten Gifte unseres Pflanzenreiches. »Eisenhut, die blaue Blume, heimtückisch, als ob sie das Gift mit der willentlichen Absicht hervorbringe, den Menschen zu töten.« (Carducci) Der Aconitingehalt schwankt in der Knolle zwischen 0,3 und 3 Prozent, im Blatt zwischen 0,2 und

1,25 Prozent. 5 bis 6 Milligramm Aconitin gelten als letale Dosis; es wurden aber auch Todesfälle nach Aufnahme von 1 Milligramm Aconitin, das entspricht etwa 1 Gramm der Wurzel, beobachtet.

Wirkungen: Durch Aconitin werden die sensiblen Nervenendigungen und die motorischen Endplatten zunächst angeregt, dann gelähmt. Im Zentralnervensystem zeigt sich diese Wirkung an den motorischen Zentren im Gehirn und im Rückenmark, vor allem an Atem-, Brech- und Temperaturzentren. Der Tod erfolgt durch zentrale Atemlähmung. Wenige Minuten nach der Aufnahme des Giftes machen sich Brennen und Kribbeln auf der Mundschleimhaut, dann von den Extremitäten ausgehend über den ganzen Körper sich ausbreitend bemerkbar (»Ameisenlaufen«). Damit einher gehen Senkung der Körpertemperatur (»Eiswasser in den Adern«) und Schweißausbrüche sowie Gefühllosigkeit der Extremitäten. Der Betroffene muss erbrechen, die Atmung wird erschwert. Nach lebensbedrohenden Atem- und Herzstörungen kommt es zur Bewusstlosigkeit und schließlich zum Tod.

Erste Hilfe: Sofortige Giftentfernung (Erbrechen mithilfe von Kochsalzlösung, Kohlegaben, Abführmittel). Sofort ins Krankenhaus.

Hintergründe und Geschichten

Obwohl der Eisenhut als Giftpflanze den meisten Menschen bekannt sein dürfte, kommen immer wieder tödliche Vergiftungen mit Aconitin vor. Brugsch berichtet von einer Vielzahl teils tödlicher Vergiftungen mit Eisenhut bei Kindern. Einige Kinder starben, weil sie Eisenhutblüten oder -blätter gegessen hatten. Andere starben an Medizinalvergiftungen nach Aufnahme von Aconit, das ohne ärztliche Verordnung aus der Apotheke bezogen wurde. Ein fünfjähriger Junge, der Aconit-Tinktur geschluckt hatte, zeigte als Vergiftungserscheinungen Muskelerschlaffung, Atem- und Kreislaufstörungen. Er konnte durch Verabreichung eines schnell wirkenden Brechmittels gerettet werden. Diese Unfälle konnten geschehen, weil früher Aconit-Präparate häufig gegen Nervenschmerzen verordnet wurden. Mit diesen Vergiftungen ist heute nicht mehr zu rechnen, da das Aconitin aus unseren Arzneimitteln verschwunden ist.

Es soll vorgekommen sein, dass Kinder lediglich nach Berührung mit dieser Giftpflanze zu Schaden kamen. Ein Junge, der sich Eisenhutblätter als Sonnenschutz auf den Kopf gelegt hatte, fiel in ein Koma mit Krämpfen. Es kam auch vor, dass die Blätter des Eisenhuts mit Petersilie oder seine Wurzeln mit Meerrettich verwechselt wurden, mit der Folge, dass Kinder und auch Erwachsene nach Genuss dieser Pflanzenteile starben. Einen solchen Fall, der sich 1940 in Dresden ereignete, schildert der Toxikologe Kalbfleisch: Eines Sonntags bat Frau Linda G. ihre 20-jährige Tochter, das Mittagessen zu bereiten. Gegen Mittag wurde die Frau nach Hause gerufen, da es ihrem Mann schlecht gehe und auch die Tochter und deren kleines Kind krank seien. Als die Mutter nach Hause kam, war der Mann bereits tot. Die Tochter zeigte der Mutter ein als »Meerrettich« verwendetes Stück Gemüse. Dazu sagte die Mutter später: »Ich sah sofort, dass das, was sie mir zeigte, kein Meerrettich war, sondern die Wurzel von einer blau blühenden Pflanze, die wir mit ›Pantoffel‹ bezeichnen. Ich kostete einmal davon und schmeckte eine beißende und ätzende Eigenschaft, die sich erst nach längerer Zeit verlor.« Nun erkannte man, dass die Tochter wirklich Eisenhut zur Bereitung einer Soße verwendet hatte; die Eisenhutstaude wuchs unmittelbar neben dem Meerrettich im Garten der Mutter. (»Vergiftungsfälle«)

Eine ähnliche Vergiftung ereignete sich im Jahr 1969, als französische Soldaten ins Manöver zogen, um das Überleben als Guerillakämpfer zu üben; sie mussten sich von dem ernähren, was die Natur ihnen bot. Dabei gerieten einige von ihnen an den Eisenhut, den sie für Petersilie hielten. Diese Verwechslung kostete sie das Leben.

In der Heilkunde früherer Jahrzehnte spielte diese Pflanze kaum eine Rolle. L. Fuchs begründete das so: »Und wiewohl Dioscorides schreibt, man möge die Wolfsbeer zu den Wehtagen der Augen von außwendig gebrauchen, ist's doch besser, man gehe solch giftiger Kräuter müßig. Ihr Gebrauch mag aber sein zur Tötung der Läuse und Nissen. Es soll sich aber jeder mit Fleiß hüten, dass er dieses Kraut innerlich gebrauch und in den Leib nehme, denn sie tödlich seind.« Dennoch wurden Aconit-Auszüge als schmerzstillendes Mittel bei Nervenschmerzen, chronischen Gelenkentzündungen, Herzbeutelentzündungen u. a. Leiden angewandt. Aconit-Präparate werden noch heute bei Neuralgien und grippösen fieberhaften Erkrankungen verschrieben. Die Homöopathen halten Aconit für nützlich in den frühen Stadien von Entzündungen oder Fieber, besonders wenn man trockenem, kaltem Wind ausgesetzt war. Der Patient, der Aconitum benötigt, »ist angsterfüllt, ruhelos und hat Durst auf kalte Getränke« (B. Panos).

In älteren Kräuterbüchern wird vielfach über medizinische Vergiftungen berichtet, da man früher wohl unbekümmerter mit diesem Giftstoff umging. So gab man zwölf Skorbutkranken in Brescia statt Löffelkraut Auszüge aus dem Eisenhut, drei dieser Unglücklichen mussten sterben. Frohne zitiert den Fall einer tödlichen Aconitinvergiftung, bei der die 100-fache Dosis versehentlich verabreicht wurde: »Wenige Minuten nach Einnahme des Pulvers wird dem Patienten schlecht; es beginnt ein quälendes Erbrechen, bald danach Durchfälle. … 10 Minuten nach der Einnahme klagt der Patient über heftige Schmerzen im Kopf, Hals und Rücken, vor allem ›tue ihm das Herz weh‹, auch das

Augenlicht sei geschwunden. Die Schmerzen werden so heftig, dass die Schreie des Kranken durch das ganze Haus zu hören sind. Zwei Stunden nach Einnahme des Pulvers stirbt der Patient im Krankenhaus.«

In den vergangenen Jahrhunderten war Aconit nicht nur Pfeilgift, sondern auch Mord-, Selbstmord- und Hinrichtungsmittel. Im Altertum und noch im Mittelalter war der Eisenhut in dieser Beziehung von größter Bedeutung. Als Giftlieferant wurde er bereits in den berühmten Gärten des Attalus, des letzten Königs von Pergamon (gest. 132 v. Chr.), angepflanzt. Der syrische König Antiochus soll um 246 v. Chr. mit Aconit vergiftet worden sein. Auch Fredegundis, der Gemahlin des Merowingerkönigs Chilperich (ermordet 584), werden zahlreiche Morde mit Aconit nachgesagt. Sie ließ nach dem Tod ihres Gatten spezielle Messer anfertigen, die eine tiefe Kerbe zur Aufnahme des Giftes hatten. Durch gedungene Mörder, unter denen auch zwei Kleriker waren, ließ sie Verwandte ihres Mannes und andere dem Hof nahestehende Männer umbringen.

Der römische Feldherr Caesar bediente sich des Eisenhut-Giftes, um sich seiner Feinde zu entledigen. Während des Bürgerkrieges mit Pompejus überwand er den Legaten Africanus, indem er dessen letzten Wassertümpel mit Eisenhutwurzeln und Tierkadavern vergiftete.

Aconit war bei den Römern eine beliebte Mordwaffe: Politische und Verwandtenmorde wurden in der Regel mit Aconit ausgeführt. Ovid nannte den Eisenhut Schwiegermuttergift; Juvenal behauptete allerdings, dass sich die Anwendung dieses Giftes ausschließlich auf die besseren Kreise beschränkte:

> »... Aconita trinkt man nicht
> aus irdenen Krügen. Der nur fürchtet sie,
> wer einen edelsteinbesetzten Becher
> zum Munde führt.«

Der römische Schriftsteller Sueton (geb. um 70 n. Chr.) behauptete, dass Kaiser Claudius (41–44 n. Chr.) durch seine Frau Agrippina vergiftet worden sei. Sie soll sich dabei der Hilfe der Giftmischerin Locusta bedient haben, die dem Kaiser vergiftete Pilze servierte. »Er wurde darauf, wie wenn er betrunken wäre – was übrigens oft der Fall war –, in der Nacht verlor er Sprache und Gehör und schließlich das Leben.« Diese und andere Symptome legen die Annahme nahe, dass Locusta die Pilze mit Eisenhut-Auszügen vergiftete.

Der König Ladislaus von Neapel (1386–1414) behauptete allen Ernstes, er sei von seinem Glied aus dadurch vergiftet worden, dass absichtlich Gift in die Scheide seiner Geliebten eingebracht worden sei. Diese Geliebte war die Tochter eines Arztes, der von den Feinden Ladislaus' bestochen wurde, seiner Tochter eine Salbe als Liebesmittel an besagter Stelle beizubringen. Diese Salbe bestand aber vorwiegend aus dem Saft des Eisenhuts. Der Arzt war der Meinung, dass dieses

Gift nur den Mann beim Geschlechtsakt vergifte, während die Frau keinen Schaden nehme. Das war eine absurde Annahme, wie der Ausgang des »Experiments« bewies: Beide – König und Geliebte – gingen an Aconit zugrunde.

Auf den Propheten Mohammed wurde wenige Jahre vor seinem Tod ein Attentat verübt. Die Jüdin Zainab, deren Vater und Brüder von Mohammed umgebracht worden waren, wollte sich an dem Propheten rächen. Sie konnte sich eine Stellung im Schloss Al-Kamu verschaffen, in dem Mohammed sich aufhielt. Sie schaffte es auch, eine Hammelkeule mit Aconit zu vergiften, die auf Mohammeds Tisch kommen sollte. Der kostete ein Stück des Bratens, er schmeckte ihm aber nicht, und er spuckte ihn aus. An seiner Tafel saß sein Gast Baschar, der dem Braten kräftig zusprach. Sein Gesicht wurde bald aschfahl, er wand sich in Krämpfen, dann wurde sein ganzer Körper steif und er verstarb. Zainab wurde von der Familie Baschar getötet.

Kein Geringerer als der griechische Naturphilosoph Theophrastus (371–287 v. Chr.) behauptete, Aconitin sei als »Termingift« zu gebrauchen: »Man kann Aconit so zubereiten, dass es den Tod in ganz bestimmter Zeit hervorbringt: in zwei, drei oder sechs Monaten, in einem, ja sogar in zwei Jahren.« Er räumt allerdings ein: »Am schwersten tötet es nach langer Zeit, wo der Körper sich abzehrt, am leichtesten, wenn es auf der Stelle wirkt.« Die Frage, ob Aconit wirklich als Termingift wirken kann, wurde von Ärzten und anderen Fachleuten bis ins hohe Mittelalter heftig diskutiert. Matthiolus, einer der fähigsten Ärzte seiner Zeit, stritt das rundweg ab, weil die Vernunft und die Tatsachen dagegensprechen. Dafür kann er mit einem Bericht aufwarten, der Menschenversuche an Strafgefangenen zum Inhalt hat: »Ich gab einem Missetäter, der zum Tode verdammt war, im Jahr 1561 ein Quäntchen von der Wurzel des Eisenhütchens mit Rosenzucker ein, in Gegenwart einiger kaiserlicher Leibärzte, welche sehen wollten, ob ein Gegengift, das sich zuvor bei diesem Menschen, der ein halbes Lot Arsenik zu sich genommen hatte, sehr kräftig erzeigte. Er nahm es sehr gern; zumal weil er lieber im Kerker an Gift sterben wollte, als öffentlich gehangen zu werden; und dann, weil er immer noch Hoffnung auf Rettung hatte.

Nach eineinhalb Stunden zeigte sich noch nichts, und wir befürchteten alle, es möge entweder die kalte Luft in Böhmen schuld sein, dass das Eisenhütchen hier nicht giftig wäre, oder es möge sich deswegen nicht äußern, weil die Wurzel, nachdem sie schon Stängel, Kraut und Blumen getrieben hatte, keinen Saft mehr hatte. Wir gaben ihm also noch einmal ein solches Pulver, aber auch darauf erfolgte nach zwei Stunden nichts. Man führte darauf den Gefangenen in den Kerker zurück und befahl mir, auf seine Umstände zu achten.

Nach einer Stunde zeigte mir der Wärter an, jetzt wäre er krank. Ich hörte ihn über Mattigkeit in dem ganzen Leib, über große Schwachheit und Bangigkeit klagen, er redete zwar schon ziemlich frech, doch er war sich bewusst und sah mich lebhaft an. Als ich seine Stirn betrachtete, sah ich, dass kalter Schweiß darauf stand, und da ich bemerkte, dass der Aderschlag immer matter wurde, ließ ich ihm das Gegengift reichen. Sobald er dieses ausgetrunken hatte, verdrehte er sogleich die Augen, verzog den Mund, zog den Kopf in die Schulter zurück, und er fiel in eine starke Ohnmacht. Ich ließ ihm Wein in das Gesicht sprengen und ihn an den vorderen Haaren schütteln. Auf diese Weise kam er sogleich wieder zu sich selbst und hatte einen Stuhlgang. Ich ließ ihn nachher auf Stroh bringen, das für ihn zubereitet war, um zu sehen, was weiter mit ihm vorgehen würde. Er beklagte sich über Frost und erbrach kurz darauf zu seiner Erleichterung faulen, gallichten und schwarzen Unrat heraus. Indessen wandte er sich auf die linke Seite, als wenn er schlafen wollte. Indem ich damit umging, ihn vom Schlafen abzuhalten, verstummte er auf einmal ohne alle anderen Zufälle und verschied. Sein Gesicht wurde nach seinem Tod schwarzblau, als wenn er gehangen worden wäre.« Matthiolus befasst sich ausführlich mit dem Eisenhut, behandelt aber ausschließlich seine Giftwirkungen. Dann gibt er noch einen nützlichen Rat: Hat jemand sich mit dem Eisenhut vergiftet, so soll er eine Feldmaus schlucken, die an einer Aconitwurzel gefressen oder an ihr genagt hat. Hier handelt es sich vielleicht um einen frühen Hinweis auf die Wirkung von Antikörpern.

Faulbaum *Rhamnus frangula*

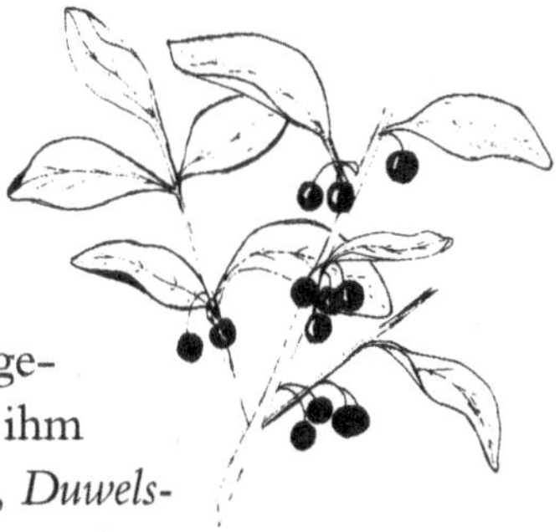

Name: Der Name *Faulbaum* erinnert an den fauligen Geruch der Rinde dieses Baums; davon abgeleitet sind die Namen *Faulkirsche*, *Stinkbaum*, *Faulholz*. Die ungenießbaren Früchte brachten ihm die Bezeichnung *Hundsbeere*, *Duwelsbeere* oder *Wolfsbeere* ein. Wegen der Verwendung seines Holzes zur Herstellung des Schießpulvers nannte man den Faulbaum auch *Pulverholz*. Andere Namen sind *Zapfenholz*, *Gichtholz*, *Scheißbeerholz*.

Vorkommen und Standort: Der Faulbaum aus der Familie der Kreuzdorngewächse ist in Europa und Asien allgemein verbreitet. Er wächst an Waldrändern, auf Kahlschlägen, in Hecken und Gebüsch, meist auf feuchten, sandigen oder moorigen Böden.

Beschreibung: Der Strauch wird 1 bis 4 Meter hoch, die dunkelgraue Rinde weist zahlreiche quergestellte helle Lentizellen auf. Die wechselständigen, elliptischen Blätter laufen spitz zu, sind ganzrandig und haben 6 bis 11 Nervenpaare. Die grün-weißen zwittrigen Blüten haben einen glockigen Kelch, fünf Kronblätter, ebenso viele Staubgefäße und einen dreifächrigen Fruchtknoten; sie stehen als Trugdolde in den Blattachseln (Blütezeit Mai bis Juli). Die kugeligen Steinfrüchte erreichen etwa die Größe von Johannisbeeren, sie werden beim Heranreifen zunächst gelb rot, dann schwarz (Fruchtreife August bis September).

Toxizität: Beeren und Rinde des Faulbaums werden als »giftig« eingestuft.

Wirkstoffe: Diese Pflanzenteile enthalten als Hauptwirkstoffe die Isomeren Glucofragulin A und B. Diese Anthraglykoside wirken stark abführend auf den Dickdarm. Wirkungen: Vergiftungen treten vor allem auf, wenn größere Mengen an Früchten oder frischer Rinde aufgenommen werden. Es kommt zu Übelkeit, Erbrechen, kolikartigen Leibschmerzen und wässrigen, blutigen Durchfällen, die im Tierversuch sogar zum Tod führten. Erste Hilfe: Magenentleerung, Kohlegaben, Aufnahme von viel Flüssigkeit (warmer Tee, Himbeersaft).

Hintergründe und Geschichten

Wird die Faulbaumrinde über längere Zeit (1 bis 2 Jahre) gelagert, erfolgt ein Abbau der Brechen erregenden Anthraglykoside und die abführende Wirkung wird gemildert. Die Faulbaumrinde wirkt dann als dickdarmreizendes Abführmittel milder als Sennesblätter und Aloe, die häufig Bestandteile von Abführmitteln sind und sehr unangenehme Nebenwirkungen haben können. Auch der Gebrauch von Faulbaumrinde als Abführmittel über einen längeren Zeitraum kann zu Entzündungen im Darmkanal und zu Leber und Nierenschädigungen führen. Vergiftungen durch die nicht sonderlich gut schmeckenden Früchte sind selten. Brugsch berichtet über einen Vergiftungsfall bei einem Jungen, der einige Früchte gegessen hatte. Nach 4 bis 6 Stunden bekam er Kopfschmerzen, ihm wurde schwindelig, und bald darauf wurde er ohnmächtig; es kam zu klonischen Zuckungen mit Atem- und Kreislaufstörungen bei erweiterten Pupillen. Nach der Aufnahme größerer Mengen an Faulbaumrinde ist es auch schon zu Aborten gekommen, da diese Rinde abtreibend wirkt.

Heute wird die Faulbaumrinde in vielen Abführpräparaten angeboten; auch in früherer Zeit wurde die gut abgelagerte Rinde zu diesem Zweck verwendet, ansonsten hielt man nicht viel von den heilenden Kräften des Faulbaums, er wird in den alten Kräuterbüchern nicht erwähnt. Lediglich die Zaubermedizin bediente sich der Fähigkeiten dieses Baums. Wenn man seine Rinde nach oben hin abschabte, rief sie Erbrechen hervor; schabte man sie nach unten ab, bewirkte sie Durchfall. Auf keinen Fall darf man mit Faulbaumzweigen das Vieh berühren, es wird dann unter Blutharnen zu leiden haben. In Skandinavien galt der Faulbaum als »böser« Baum, der teuflische Kräfte in sich birgt.

Vor Erfindung des rauchlosen Schießpulvers war die Faulbaumkohle wichtiger Bestandteil des Schießpulvers (»Pulverbaum«). Man mischte die aschenarme Kohle des Faulbaums mit Salpeter und Schwefel und lud seine Flinte mit diesem Gemisch. Beim Schuss entwich dem Gewehrlauf eine kleine weiße Rauchwolke. Heute hat man raffiniertere Methoden der Pulverherstellung, und die eigens zu diesem Zweck angelegten Faulbaumwäldchen sind verschwunden.

Ähnliche Wirkungen wie der Faulbaum hat der

Kreuzdorn *Rhamnus catharticus*

Seine Zweige laufen häufig in einen geraden Dorn aus, ansonsten weist der Kreuzdorn große Ähnlichkeiten mit dem Faulbaum auf. Der Artname Catharticus (reinigend) weist auf seine abführende Wirkung hin. Richtig dosiert sind die Früchte, die ebenfalls Glucofranguline enthalten, ein gutes Abführmittel. Essen jedoch Kinder nur einige Beeren, treten die gleichen Vergiftungserscheinungen auf wie beim Faulbaum.

Fingerhut, Roter *Digitalis purpurea*

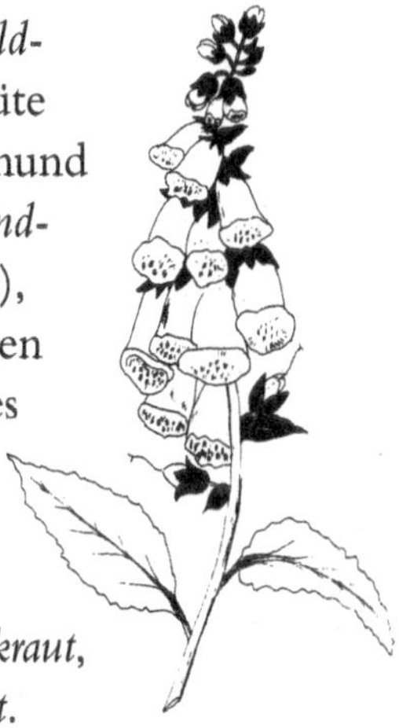

Name: Die Namen *Fingerhut* oder *Waldglöcklein* leiten sich von der Rachenblüte ab. Diese Form inspirierte den Volksmund auch zu folgenden Benennungen: *Handschuhblume*, *Tutenblume* (Tute = »Tüte«), *Judasbeutel*, *Pisspott*. Die Kinder schlagen auf diese Blüte, wobei ein klatschendes Geräusch entsteht, daher rührt der Name *Patschenblume* oder *Knallblume*. Auf die Giftigkeit des Fingerhuts beziehen sich die Namen *Giftblume*, *Giftkraut*, *Giftige Tulpe*, *Schlangenblume*, *Teufelshut*.

Vorkommen und Standort: Dieser Rachenblütler kommt in Mittel- und Westeuropa vor allem in Gebirgsgegenden recht häufig vor; als Zierpflanze wird er gern in Hausgärten angepflanzt. Wild wachsend bevorzugt der Fingerhut als Standort lichte Wälder und Kahlschläge auf leichteren, kalkarmen Böden.

Beschreibung: Die zweijährige, krautige Pflanze bildet im ersten Jahr nur eine große Blattrosette und erst im zweiten Jahr einen graufilzigen Stängel von etwa 1,5 Meter Höhe; nach oben hin werden die Blätter schmaler, sie sind gekerbt und auf der Unterseite filzig behaart. In den Blattachseln sitzen die 4 bis 5 Zentimeter langen Rachenblüten mit fünfteiligem Kelch und glockiger, purpurroter Krone, die innen hell umrandete dunkle Punkte aufweisen, die den Blüten suchenden Insekten (Hummeln) den Weg zum Nektar zeigen (Blütezeit Juli bis August). Die Früchte sind eiförmige grüne Kapseln mit vielen kleinen Samen.

Toxizität: Alle Pflanzenteile werden als »sehr stark giftig« eingestuft. Schon 0,3 Gramm getrocknete Fingerhutblätter wirken toxisch.

Wirkstoffe: Hauptwirkstoffe sind die herzwirksamen Glykoside Digitoxin und Gitoxin sowie andere. Daneben finden sich Saponinglykoside mit örtlich reizender Wirkung, die auch eine schnellere Resorption der Herzglykoside im Darm bewirken.

Wirkungen: Vergiftungserscheinungen äußern sich zunächst als Übelkeit und Erbrechen. Es folgen Herzrhythmusstörungen (typisch: Doppelschlag – Pause – Doppelschlag), Steigerung des Blutdrucks, Schwindelgefühl und Sehstörungen. Schließlich wird die Herztätigkeit herabgesetzt, nach Krämpfen und Bewusstlosigkeit erfolgt der Tod.

Erste Hilfe: Falls das Erbrechen nicht spontan erfolgt, mit Brechmitteln nachhelfen, und sofort den Arzt aufsuchen.

Hintergründe und Geschichten

Im Jahr 1775 hörte der englische Arzt William Withering von einer heilkundigen Frau, die mit einer Kräutermischung herzkranken Patienten half. Er fand bald heraus, dass die Blätter des Fingerhuts für die festgestellten Heilwirkungen verantwortlich waren. Withering behandelte zunächst die Herzwassersucht mit Fingerhut Auszügen, die bei einer Leistungsminderung der linken Herzhälfte als Folge einer mangelhaften Versorgung des Herzens mit sauerstoffreichem Blut entsteht. Aber erst in den 1930er-Jahren wurden experimentell die wirklichen Kräfte des Fingerhuts nachgewiesen. Man fand heraus, dass genau dosierte Digitaliswirkstoffe die Kontraktion der Herzventrikel verstärken; damit steigt der arterielle Blutdruck, die Herzschlagfrequenz wird normalisiert und seine Eigenversorgung verbessert. Der venöse Blutdruck sinkt, und das in den Ödemen gespeicherte Wasser kann abfließen.

Nach Witherings Entdeckung wurde Digitalis weltweit in immer stärkerem Maße verordnet; das ist bis heute so geblieben. Allein in Deutschland schlucken fast vier Millionen Patienten Digitalis-Präparate, viele sogar prophylaktisch. Nun wird Kritik laut an dieser Verschreibungspraxis, denn die Empfindlichkeit des Herzens gegen Digitalis ist im Wesentlichen abhängig von der Schädigung des Herzens. Hinzu kommt noch die geringe therapeutische Breite dieses Mittels – Umstände, die eine exakte Dosierung erschweren. So zählt auch die Überdosierung zu den wichtigsten Risikofaktoren der Digitalis Anwendung. Amerikanische Forscher behaupten gar, dass eine Digitalis Dauertherapie den Tod der Herzkranken noch beschleunige; es kommt dadurch zu Rhythmusstörungen und Kammerflimmern. Dieses Risiko scheint deutsche Ärzte nicht zu belasten, sie verschreiben Digitalis oft lebenslang an Patienten, die einmal eine Herzschwäche hatten; und viele Patienten bekommen vorbeugend ein Digitalis-Dauerrezept, nur weil sie älter sind und von Herzschwäche bedroht sein könnten. Jedenfalls werden in Deutschland zehnmal mehr Digitalis Präparate verschrieben als in England oder den USA.

Medikamentöse Vergiftungen mit Digitalis Präparaten stellen eine ernst zu nehmende Gefahr dar. Vergiftungen durch die Pflanze selbst kommen dagegen seltener vor, da alle Pflanzenteile extrem bitter schmecken und nach deren Verzehr meist spontanes Erbrechen einsetzt, sodass kaum größere Mengen resorbiert werden können. Zudem ist die Pflanze allgemein bekannt, und Verwechslungen mit anderen Nahrungspflanzen kommen kaum vor. Wurde die letale Dosis dennoch aufgenommen, ist jede Behandlung zwecklos, da bereits resorbierte Digitalisglykoside weder ausgeschieden werden noch in ihrer Wirkung aufzuheben sind. Und dennoch gibt es einige schwere Vergiftungsfälle, von denen hier zwei zitiert werden sollen (Frohne): Beide Male hatten ältere Menschen aus dem Fingerhut einen Tee bereitet. Ein Ehepaar starb daran, ein 85-jähriger Mann überlebte, obwohl er größere Mengen der Herzglykoside zu sich genommen hatte. »Der Mann hatte zeit seines Lebens auf die Inanspruchnahme ärztlicher Hilfe verzichtet und sich auf die Wirkung von Tees verlassen, die seine Frau von den Pflanzen des Gartens bereitete. Am fraglichen Tag hatte er, da seine Frau krank war, selbst im Garten einige Blätter einer Pflanze gepflückt, die ihm unbekannt war (und sich später als Digitalis purpurea identifizieren ließ), sich einen Teeaufguss zubereitet und eine Tasse davon getrunken, obwohl dieser einen ungewöhnlich bitteren Geschmack hatte.«

Brugsch berichtet über Digitalis Vergiftungen bei Kindern, die ausnahmslos auf den Verzehr von Digitalis Präparaten zurückzuführen sind:

- Ein 15 Monate altes Kind schluckte 12 Digitalis Tabletten; es konnte mit Atropingaben gerettet werden.
- Ein etwa zweijähriges Mädchen, das Digitalis Pillen verschluckte, zeigte am nächsten Tag Erbrechen, Schweißausbrüche und Unruhe, darauf fiel das Kind in einen komaähnlichen Zustand; es konnte gerettet werden.
- Ein gleichaltriges Mädchen hatte 1,65 Milligramm Digitalis in Tablettenform geschluckt, es bekam vier Stunden später eine Magenspülung, die jedoch kei-

nen Erfolg brachte. Nach sieben Stunden setzte Erbrechen ein, Herzrhythmsstörungen und Herzblockade folgten; die Genesung erfolgte erst nach vier Wochen.

- Ein viereinhalbjähriger Junge, der in Abwesenheit der Eltern Digitalis-Tabletten als Bonbons schluckte, verlor für 24 Stunden das Bewusstsein. Tiefe Somnolenz folgt; die Pupillen verengten sich, Haut und Schleimhautblutungen und Ausschlag stellten sich ein; Herzflimmern, Herzjagen, Fieber und Blutdruckerhöhungen folgten. Das Kind konnte nach längerer Behandlungszeit geheilt werden.
- Ein zweijähriges Mädchen, das 20 Pillen (mit 2,0 Milligramm Digitalis und 4 Milligramm Theobrominnatriumsalicylium) geschluckt hatte, zeigte schwere Intoxikationen mit anfänglichem Erbrechen. Dieser Umstand und die Wirkung des Theobromins beeinflussten den Heilungsprozess günstig.

Im Jahr 1979 kam es zu einer spektakulären Digitalis Vergiftung durch Überdosierung eines Digitalis Medikaments. Es waren 179 Patienten betroffen, die eine 2,2 bis 4,2-fach überhöhte Dosis über 10 Tage bekamen. 47 Patienten mussten klinisch behandelt werden, sechs davon konnten nicht gerettet werden.

Tiere meiden im Allgemeinen dieses Kraut wegen seines unangenehmen Geschmacks. Man weiß aber, dass 100 bis 200 frische Blätter ein Pferd töten können, Rinder vertragen etwas mehr; für Hunde sind 5 Gramm trockene Blätter tödlich. Ein älteres Kräuterbuch schreibt dazu noch: »... nicht nur Samen, sondern auch das Kraut tötet Truthühner, welche davon gleichsam berauscht werden, alle Fresslust verlieren und in Zuckungen fallen. Hühner verlieren, wenn sie anhaltend von dem Kraut fressen, die Federn.«

Über Kriminal- und Mordfälle, bei denen Digitalis eine Rolle spielte, wird des Öfteren berichtet. Seit 1863 geistert ein Giftmord mit Digitalis durch die Literatur. Damals hatte Dr. Conty de la Pommerai, ein Homöopath, seine schwangere Geliebte mit fortlaufenden kleinen Gaben von Digitalis vergiftet. Die Suche nach den Alkaloiden mit den damals bekannten Methoden brachte den Toxikologen keinen Hinweis. Doch dann gelang es ihnen, mit einer völlig neuen Untersuchungsmethode dem Doktor auf die Schliche zu kommen. Mit einer Froschherzpräparation konnte Herzglykosid im Erbrochenen der Ermordeten nachgewiesen werden. Der Mörder wurde 1864 hingerichtet.

Im Jahr 1876 wurden zwei Rekruten von einem sogenannten Freimacher mit Digitalis versorgt; dieses Gift sollte ihnen helfen, vom verhassten Militärdienst freizukommen. Einer der Rekruten starb, nachdem er innerhalb eines Zeitraums von fünf Wochen 13,7 Gramm Digitalis in Form von 137 Pillen geschluckt hatte.

Aus dem Jahr 1964 wird ein weiterer Mordfall gemeldet. Ein Arzt wurde verdächtigt, den Ehemann seiner Geliebten mit digitalisverseuchten Austern umgebracht zu haben. Er erschwerte die Arbeit der Toxikologen dadurch, dass er dem Opfer später noch eine Digitalis-Injektion beibrachte. Ein eindeutiger Nachweis, dass er den Giftmord verübt hatte, konnte nicht mehr erbracht werden.

Der Fingerhut war als Heilkraut schon im Mittelalter bekannt, er wurde aber nicht gegen Herzbeschwerden, sondern gegen Kopfschmerzen, Geschwüre und nässende Wunden genutzt. Brunnfelß empfiehlt einen Aufguss aus Fingerhutblättern gegen »Verstopfung der Leber und der anderen inwendigen Glieder«. Er erwähnt mit keinem Wort die Gefahren dieser Behandlung. Lonicerus ergänzt noch: »… hat gleiche Tugend wie der Enzian. Er macht dünn, säubert, reiniget, purgiert, löset auf und zerteilt.« Auch er scheint die Giftwirkung dieses Krauts nicht gekannt zu haben.

Nach Witherings Entdeckung wurde der Fingerhut nicht nur gegen Herzschwäche, sondern auch gegen eine besondere Spielart der Epilepsie eingesetzt, unter der – nach neueren Erkenntnissen – auch Vincent van Gogh gelitten hat. Sein Arzt, Dr. Gachet, soll ihn mit Digitalis behandelt haben. Da zu jener Zeit eine exakte Dosierung des Medikaments noch schwierig war, kam es bei dieser Behandlung auch wohl zu Überdosierungen. Zu den typischen Symptomen einer solchen Überdosierung gehören das »Gelbsehen« und bestimmte Wahrnehmungsstörungen; sie äußern sich als Lichtringe, die sich um die Gegenstände legen. Wenn man auf diesem Hintergrund die Spätwerke van Goghs betrachtet, fällt auf, dass sie vornehmlich in Gelbtönen gehalten sind. Auch Lichtringe um die Sonne oder andere helle Gegenstände sind für sein Spätwerk charakteristisch.

Zu nennen ist auch der

Gelbe Fingerhut *Digitalis lutea*

Er erreicht eine Wuchshöhe von etwa einem Meter, die Blätter sind schmaler als beim Roten Fingerhut, die nur 2,5 Zentimeter langen, weißlich bis gelben Blüten haben keine Punkte. Wirkungen und Therapie wie Roter Fingerhut. Auch der *Wollige Fingerhut, Digitalis lanata,* und der *Großblütige Fingerhut, Digitalis grandifolia,* enthalten herzwirksame Glykoside.

Gartenbohne *Phaseolus vulgaris*

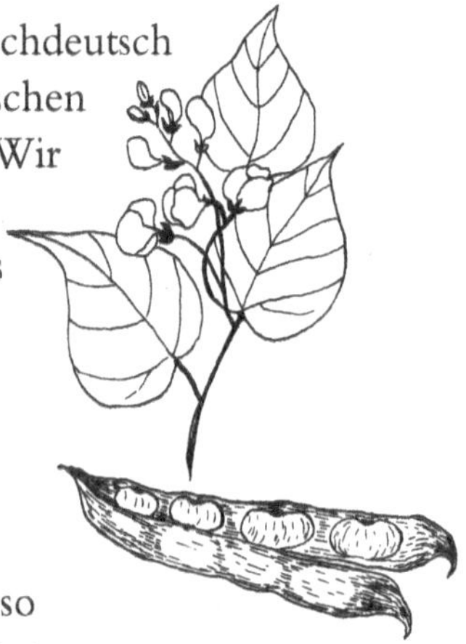

Name: Der Name *Bohne* (althochdeutsch bona) ist vielleicht vom lateinischen Wort faba (Bohne) abgeleitet. Wir unterscheiden heute *Buschbohnen*, so genannt wegen ihres niedrigen Wuchses, und *Stangenbohnen*, die sich an Stangen hochranken. Sie werden auch *Weiße Bohnen* oder *Vizebohnen* genannt; Vize wird mit fese in Zusammenhang gebracht, was so viel wie »Schale, Hülse« bedeutet.

Vorkommen und Standort: Die Heimat der Gartenbohne ist Südamerika, seit dem 16. Jahrhundert wird sie auch in Europa angebaut; heute ist sie über die ganze Erde verbreitet. Hauptsächlich wegen ihrer eiweißreichen Samen erfreut sie sich als Nahrungsmittel großer Beliebtheit. In unseren Breiten legt man allerdings größeren Wert auf die grünen, unreifen Hülsen, die im gemäßigten Klima längere Zeit weich bleiben. Als Stangenbohne (var. vulgaris) und als Buschbohne (var. nana) ist sie eine beliebte Gartenpflanze.

Beschreibung: Dieser Schmetterlingsblütler ist eine einjährige windende oder aufrechte Pflanze. Die Blätter sind dreizählig, das Teilblatt ist breit eiförmig und zugespitzt. Am Tage sind die Blätter waagerecht ausgebreitet, des Nachts hängen sie schlaff herab, um eine zu starke Auskühlung zu verhindern. Die weißen, gelblich weißen oder rosafarbenen Blüten stehen in langen Blütenständen. Die glatten Hülsenfrüchte hängen herab und sind vorn zugespitzt. Die Samen sind in Farbe, Form und Größe je nach Sorte recht unterschiedlich.

Toxizität: Die rohen Früchte werden als »stark giftig« eingestuft.

Wirkstoffe: Die Bohnen enthalten als toxisches Prinzip Eiweißstoffe (Toxalbumine), die unter dem alten Sammelbegriff Phasin zusammengefasst werden; sie wirken agglutinierend (zusammenballend) auf die roten Blutkörperchen. Diese Toxalbumine werden durch längeres Erhitzen denaturiert und verlieren dadurch ihre Wirksamkeit.

Wirkungen: Werden die Bohnen roh gegessen, muss mit Durchfall und heftigen Leibschmerzen gerechnet werden, die Pupillen verengen sich, starke Krämpfe, Schwindelgefühl und Kreislaufkollaps stellen sich ein; es kann auch zu tödlich verlaufenden Magen-Darm-Entzündungen kommen.

Erste Hilfe: Entgiften mit Kohlepulver, Magen- und Darmentleerung.

Hintergründe und Geschichten

Vergiftungen durch Bohnen kommen häufiger vor, auch wenn allgemein bekannt ist, dass rohe Bohnen nicht gegessen werden sollten. Bei Kindern und auch bei Rohköstlern ereignen sich immer wieder Vergiftungen. Ein neunjähriges Mädchen hatte rohe Bohnen gegessen, es musste heftig erbrechen. Der Vater des Kindes, ein Arzt, der nicht ahnte, dass seine Tochter Bohnen zu sich genommen hatte, untersuchte sie gründlich, er befürchtete eine Blinddarmentzündung »und schritt sofort zur Entfernung derselben«. (»Giftliste«)

Ein anderer Fall von Bohnenvergiftung ereignete sich in Österreich im Jahr 1929 mit der Feuerbohne, Phaseolus coccineus, die mit der Gartenbohne in Bezug auf ihre Inhaltsstoffe nahe verwandt ist. Ein 73-jähriger Mann nahm in der Absicht, sich Vitamine zuzuführen, dreieinhalb Stunden nach dem Frühstück zehn rote Feuerbohnen, die sechs Tage gekeimt hatten, zu sich. Es kam sehr bald zu Erbrechen, Stuhlgang und Durchfall. Nach vorübergehendem Wohlbefinden stellten sich nach drei Tagen anhaltende und drückende Schmerzen in der rechten Oberbauchgegend ein, die sich auf Druck steigerten und eine Seitenlage unmöglich machten. Zur gleichen Zeit aß die 38-jährige Tochter des Genannten drei Bohnen. Die Krankheitssymptome beschränkten sich hier auf ein zweistündiges Erbrechen. »(Vergiftungsfälle«)

Während des ersten Weltkriegs wurden ähnliche Vergiftungserscheinungen nach dem Verzehr von rohen Bohnen beobachtet. Von Gefangenen, die größere Mengen ungekochter Bohnen gegessen hatten, starben drei an einer Bohnenvergiftung, ein vierter überlebte. Bei Arbeitern in Konservenfabriken, die Bohnen verarbeiten, wird des Öfteren die »Bohnenkrätze« beobachtet, eine Dermatitis besonders empfindlicher Menschen.

Die Bohne ist aufgrund ihres hohen Nährwerts ein wichtiges Nahrungsmittel. Trotz dieses Vorzugs wurde sie als wenig feines, schwer verdauliches Produkt angesehen. Matthiolus klagte schon: »Die Bohnen erregen schreckliche Träume, lassen den Leib dick werden und führen zu Blähungen.« Der Volksmund umschreibt das so: »Jedes Böhnchen gibt ein Tönchen.« Der englische Botaniker Cohn Leaky aus Cambridge will das Image der Bohne aufpolieren; er behauptet, eine Bohnenart gezüchtet zu haben, »nach der man nicht mehr furzt«. Ausgangsform für seine Züchtung ist eine Bohnensorte aus Chile, die man dort »Bohnen für Reiche« nennt. Sie haben nicht die unangenehmen Begleiterscheinungen, mit denen sich ärmere Bohnenesser herumschlagen müssen. Umfangreiche Kreuzungsversuche mit chilenischen und einheimischen Bohnensorten brachten schließlich die »Sozialbohne« hervor, die nicht nur für Minderbemittelte erschwinglich ist, sondern auch für die Mitmenschen keine Belastung mehr darstellt. Ihre bessere Verdaulichkeit geht allerdings nicht auf einen niedrigeren Phasingehalt zurück, es gelang lediglich, den Gehalt an bestimmten Gerbstoffen zu verringern, die für die blähenden Wirkungen der Bohne verantwortlich sind. Man wird auch nach Einführung der neuen Sorte die Bohne abkochen müssen, will man nicht eine Vergiftung riskieren.

Germer, Weißer *Veratrum album*

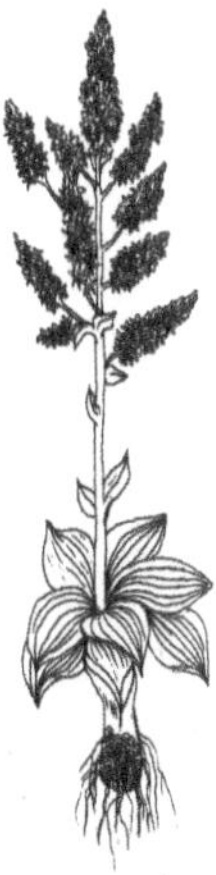

Name: Der Name *Germer* taucht bereits im Althochdeutschen als germarum oder germare auf. Im Süddeutschen und Schweizerischen stehen viele Namen für Germer mit dem Wort »Hemd« in Verbindung, vielleicht weil er als Ungeziefermittel Verwendung fand, als Beispiel sei hier nur *Hematwurzen* genannt. Auch die Bezeichnungen *Lauskraut* und *Lauswurz* leiten sich von dieser Einsatzmöglichkeit ab. Der lange Zeit auch offiziell benutzte Name *Weiße Nieswurz* bezieht sich auf die Eigenschaft des Germers, die Nasenschleimhaut zu reizen. In Anlehnung an die schwarze Nieswurz (Christrose) wird der Germer auch *Christwurz* genannt. Der Gattungsname Veratrum ist vom lateinischen verare = »die Wahrheit sagen« abgeleitet. Schon Xenophon behauptet 355 v. Chr., dass Niesen ein Zeichen dafür sei, dass jemand die Wahrheit spricht. Plinius leitet den Namen von vertere = »wenden« her, da die Pflanze den Geist wendet, d. h. wahnsinnig macht oder aber den Wahnsinn heilt.

Vorkommen und Standort: Der Germer ist eine Gebirgspflanze, die man in den Alpen, in den Pyrenäen und den Apenninen findet, auch in Mittelgebirgen kommt er gelegentlich vor. Als Standort bevorzugt er feuchte Bergwälder und -wiesen, meist in der Nähe von Sennhütten.

Beschreibung: Das der Herbstzeitlosen nahestehende Liliengewächs hat einen kegelförmigen Wurzelstock, aus dem sich zunächst ein bis zu einem Meter hoher Scheinstängel erhebt, der aus den Scheiden der großen, breit ovalen Laubblätter gebildet wird; später entwickelt sich ein echter Stängel, an dem die großen Blätter stehen, die sich nach oben hin verschmälern. Die zahlreichen grünlich gelben Blüten sind zu einer Rispe angeordnet, sie duften stark und sondern einen süßlichen Saft ab, der Insekten, vor allem Fliegen, anlockt (Blütezeit Juli bis August). Die Frucht ist eine vielsamige Kapsel mit bogiger Spitze. Nach der Aussaat der Samen dauert es etwa zehn Jahre, bis eine daraus hervorgegangene Pflanze zum ersten Mal blüht.

Toxizität: Die ganze Pflanze wird als »stark giftig« eingestuft; 1 bis 2 Gramm der Wurzel gelten als letale Dosis für den Menschen.

Wirkstoffe: Die Wirkstoffe sind die steroidähnlichen Alkaloide Protoveratrin und Germerin.

Wirkungen: Da sie die Durchlässigkeit der Zellmembranen für Natriumionen erhöhen, wirken diese Alkaloide dadurch toxisch, dass sie letztendlich die Herzfrequenz und den Blutdruck herabsetzen. Sie erregen zunächst die sensiblen Nervenenden und lähmen sie anschließend. Nach der Aufnahme von Germer machen sich zunächst Brennen und Kribbeln im Mund und Hals bemerkbar, es kommt zu heftigem Niesen. Oft erfolgt ein Gefühl der Taubheit, das sich bald auf den ganzen Körper erstreckt. Erbrechen und Durchfall schließen sich an. Nach Atemlähmung und Kollaps tritt der Tod meist schon nach drei Stunden bei vollem Bewusstsein ein.

Erste Hilfe: Giftentfernung am besten durch Magenspülung, deshalb sofort ein Krankenhaus aufsuchen.

Hintergründe und Geschichten

Germer kann zumindest in nicht blühendem Zustand mit dem Enzian verwechselt werden. Da der Enzian zur Herstellung des Enzianschnapses in großen Mengen gebraucht wird und er zudem die gleichen Standorte bevorzugt wie der Germer, kommt es des Öfteren zu gefährlichen Verwechslungen. Das Schweizer toxikologische Informationszentrum berichtete 1976: »Auf einer Alp wurden von drei Rekruten Enzianwurzeln ausgegraben und gegen den Durst gekaut. Einer der Rekruten wurde vier Stunden nach der Aufnahme der Wurzel im Koma mit starken Krämpfen sowie mäßigem Speichelfluss ins Spital eingeliefert. Die beiden anderen Rekruten, die offensichtlich nur etwas an der Wurzel gekaut hatten, blieben symptomfrei; der andere Rekrut wurde weiter mit Valium und Atropin behandelt, er erholte sich langsam.«

»Zwei junge Männer wurden 1985 mit erheblichen Vergiftungserscheinungen (Schock, Herzrhythmusstörungen) ins Krankenhaus eingeliefert. Die Ursache der Vergiftung blieb lange unklar. Einer der Vergifteten behauptete jedoch, Schnaps getrunken zu haben, den er mit Enzianwurzeln hergestellt habe. Als man den Schnaps untersuchte, fand man das Germergift darin.«

Vergiftungen ergaben sich auch dadurch, dass Wehrpflichtige vor der Musterung oder Rekruten nach der Einberufung Germer zu sich nahmen, um eine Herzkrankheit zu simulieren und so dem Wehrdienst zu entkommen.

In der älteren Literatur finden sich manche Hinweise auf Vergiftungen durch Germer: »… durch Genuss von Brot, in das aus Versehen anstatt Kümmel weiße Nieswurz beim Kneten eingemischt wurde«; »… durch Verabreichung zu hoher Gaben von Veratrin«, »… in Apotheken durch Verwechslung von Nieswurz mit Galgantwurz«; »… durch Verwechslung von Baldrianwurzel mit Germerwurzel« usw.

José Mathéo Bonaventure Orfila (1787–1853), der mit mehreren Werken die wesentlichen Grundlagen der experimentellen und forensischen Toxikologie schuf, erzählt folgende Geschichte:

»Ein Schneider setzte sich mit Frau, Kindern und Gesellen zu Tisch. Die Frau nimmt eine Tüte von Papier, worin sie Pfeffer zu finden glaubte, um ihn nach ihrer Gewohnheit auf die Suppe zu streuen. Allein, statt des Pfeffers war es fein gestoßene weiße Nieswurz, womit sich ihr Schwiegervater von Zeit zu Zeit den Kopf bestreute, um die Läuse zu verjagen. Jedermann beklagte sich, dass die Suppe einen unangenehmen Geschmack hätte; man speiste sie aber doch, und beinahe darauf waren alle diese Leute in einem sehr kümmerlichen Zustand. Sie wurden an dem ganzen Leib kalt und hatten einen eiskalten Schweiß. Sie waren dabei äußerst schwach, fast ohne Aderschlag und ohne Empfindung. Es waren beinahe zwei ganze Stunden vergangen, ehe sie Hülfe suchen konnten, bis endlich von ungefähr eine ihrer Nachbarinnen zu ihnen kam und nach dem Arzt ging.«

Der Germer ist auf Mähweiden ein Unkraut, das den Bauern viel Kummer bereiten kann. Er laugt den Boden aus und verdrängt die wertvollen Futterpflanzen. Das Vieh meidet im Allgemeinen dieses Giftkraut; Kälber, Schafe und Ziegen, die die Pflanze noch nicht kennen, bekommen nach Verzehr des Germers Verdauungsstörungen und gehen, wenn sie nicht erbrechen können, ein.

In der Heilkunde vergangener Jahrhunderte spielte der Germer nur eine untergeordnete Rolle, da man sich seiner Gefährlichkeit bewusst war. Dioscorides empfiehlt zwar diese Pflanze gegen Augenleiden und als Mittel zur Förderung der Menstruation, er warnt aber auch: »Man muss auch fleißig achthaben, vorsichtiglich und weislich umbgehen mit etlichen Artzeneyen, deren man sich die Gesundheit zu retten gebraucht, welche aber doch nicht weniger denn die anderen Gifte gefährlich sind und Schaden tun, als da sind die weiße Nieswurz und andere. … Ein Zäpfchen aus der weißen Nieswurz, in den Hinteren geschoben, macht und erregt Erbrechen. Frauen, so tote Kinder in ihnen haben, mögen von der weißen Nieswurz trinken oder sie gelegt an die heimliche Statt, treibet sie dieselbige kräftiglich aus.«

Auch der Gebrauch des Germers als Niespulver ist gefährlich: »Bringt man das Pulver in die Nase, ensteht heftiges und lang anhaltendes Niesen, das bis zu vier Stunden dauern und Brüche, Schlagfluss, Blutungen aus der Gebärmutter, ja Abtreibung der Frucht bewirken kann.«

Der Heilkundige H. Bock fasst seine Abneigung gegen die Nieswurz so zusammen: »Etliche Landstreicher geben Nieswurz den Leuten zu allerhand Gebrechen im Leib; wer nun nit will gewarnt sein, der fahr dahin, ess und trink immer Nieswurz!« Bock hält jedoch viel vom Germer, wenn er als Ungeziefermittel zum Einsatz kommt. Als Fraß- und Kontaktgift beseitigt er vor allem Fliegen: »… in Milch gesotten und den Fliegen vorgetragen, so sie viel davon essen, müssen alle geschwellen und zerbersten.« Noch heute wird in der Veterinärmedizin der Germer als stark wirksames Ungeziefermittel gebraucht. Aus der Wurzel werden auch Insektizide hergestellt, und sie diente als Zusatz zum Schneeberger Schnupftabak.

Goldregen *Laburnum anagyroides (Cytisus laburnum)*

Name: Der Name *Goldregen* ergibt sich aus der Fülle der herabhängenden goldgelben Blütentrauben. Wegen seiner Früchte wird er auch *Bohnenbaum* genannt, und die dreizähligen Blätter brachten ihm den Namen *Kleebaum* ein. Der Gattungsname Laburnum geht auf die lateinische Bezeichnung für Splintholz zurück, das bei diesem Strauch besonders hart ist.

Vorkommen und Standort: Der Goldregen kommt am Südhang der Alpen, in Südfrankreich und in Ungarn noch wild wachsend vor. Seit dem 16. Jahrhundert wird dieser anspruchslose Strauch als Zierpflanze in Parks und Gärten in vielen Kulturformen angebaut.

Beschreibung: Dieser Schmetterlingsblütler bildet zumeist einen bis zu 7 Meter hohen Strauch (seltener Baum) mit hellgrünen Ästen und herabhängenden Zweigen. Die Blätter sind dreizählig (»Kleebaum«), die Fiederblättchen sind elliptisch, unterseits erscheinen sie wegen ihrer dichten Behaarung hellgrau. Die goldgelben Schmetterlingsblüten hängen in langen, weithin sichtbaren Trauben herab (Blütezeit Mai bis Juni). Die seidig behaarten Hülsen bleiben lange am Strauch hängen, sie werden mit der Zeit braun. Sie umschließen dunkelbraune, flache Samen (Fruchtreife Juli bis September).

Toxizität: Alle Pflanzenteile, vor allem die bohnenähnlichen Schoten, werden als »sehr stark giftig« eingestuft. Die tödliche Dosis liegt für Kinder bei 15 bis 20 Samen oder 3 bis 4 Schoten.

Wirkstoffe: Hauptwirkstoff ist das toxische Alkaloid Cytisto; es wirkt als Ganglienblocker ähnlich wie Nicotin, Spartein oder Coniin.

Wirkungen: Vergiftungserscheinungen äußern sich als Speichelfluss, Schweißausbruch, Brennen im Mund, Durstgefühl, Übelkeit und lang anhaltendes Würgen oder Erbrechen. Cytisin kann auch das Zentralnervensystem beeinflussen, es bewirkt dann Aufgeregtheits- und Verwirrungszustände sowie Halluzinationen. Heftigen Krämpfen in den Extremitäten folgt eine allgemeine Lähmung, der Tod tritt durch Atemlähmung ein.

Erste Hilfe: Wichtig ist eine sofortige Giftentfernung durch Erbrechen und Kohlegaben, viel Flüssigkeit zuführen.

Hintergründe und Geschichten

Vor allem im Frühjahr, zur Blütezeit des Goldregens, sind Kinder sehr stark gefährdet; zu dieser Zeit kommt es häufiger zu Massenvergiftungen. Allein in Berlin werden jährlich bis zu 35 Intoxikationen registriert. Schon der Verzehr von 12 Blüten ist sehr gefährlich, sogar das Halten eines Zweiges zwischen den Lippen vermag eine Vergiftung herbeizuführen. Brugsch führt weitere Beispiele an:

- Die süß schmeckende Wurzel des Goldregens wurde mit Süßholz verwechselt, das führte bei 58 Jungen zu schweren Vergiftungen.
- Zehn Jungen aßen Goldregensamen in der Annahme, Wickensamen zu verzehren.
- Zehn Kinder, die Goldregensamen naschten, erkrankten an typischen Cytisinvergiftungen, alle genasen.
- Ein vierjähriges Kind, dem wegen Bauchwassersucht von Laienhand eine Abkochung von Goldregenblüten eingegeben wurde, blieb trotz schwerster Durchfälle am Leben.
- Von drei Kleinkindern, die Goldregenfrüchte aßen, starb ein vierjähriger Junge.
- Von zwei Kindern, die Dolden des Goldregens verzehrten, starb ein Kind.
- Ein Kind, das an der Rinde genagt hatte, starb nach acht Stunden.

Am 22. Juni 1990 ging diese Meldung durch die Medien: »Sechs Kinder haben in Kiel eine schwere Goldregenvergiftung überlebt. Die türkischen und deutschen Kinder im Alter zwischen 6 und 13 Jahren hatten nach den bisherigen Ermittlungen der Polizei beim Spielen auf einem Hinterhof in Gaarden von den Schoten gegessen. Nachdem die ersten Vergiftungssymptome festgestellt worden waren, wurden die Spielkameraden nach und nach ermittelt und ebenfalls in ärztliche Behandlung gebracht. Nach Abklingen der schweren Symptome befanden sich die Kinder nach entsprechender Behandlung in der Universitätsklinik einige Tage später außer Lebensgefahr.«

Aus dem Jahr 1934 stammt der Bericht eines Arztes über eine Goldregenvergiftung: »Abends um 8 Uhr wurde ich von dem Vater des achtjährigen Knaben gerufen; er gab an, dass sein Junge um 11 Uhr mittags etwa 10 getrocknete Goldregensamen teils zerkaut, teils im Ganzen hinuntergeschluckt habe. Der Junge hatte dann, ohne den Eltern etwas davon zu sagen, um 12 Uhr Mittag gegessen, bald danach klagte er über Übelkeit, er konnte aber nicht erbrechen. Als er sich ausziehen wollte, um ins Bett zu gehen, konnte er nicht stehen, er knickte in den Knien zusammen. Um 14 Uhr bekam er von den Eltern 1 Teelöffel Karlsbader Salz. Der Vater versuchte nunmehr durch künstlichen Rachenreiz Erbrechen zu erzeugen, was auch gelang. Um 15.30 Uhr starkes Erbrechen, das sich gegen 19 Uhr wiederholte. Der Junge gab an, dass er schlecht sehen könne. Es komme ihm vor, als wenn etwas vor ihm tanze. Von 20 bis 20.30 Uhr schlief das Kind. Als ich das Kind um 21 Uhr zum ersten Mal sah, fiel mir die starke Blässe des Gesichts auf; die Nase war spitz, es bestand kalter Schweiß. Weiterhin traten alle 1 bis 2 Minuten starke Kontraktionen der Wadenmuskulatur auf. Die Temperatur lag bei 38 Grad. Der Junge bekam eine Morphium-Atropin-Injektion und Rizinusöl, das aber bald wieder ausgebrochen wurde. Stuhlgang konnte auch mit einem Seifenklistier nicht erzielt werden. Der Junge klagte über Müdigkeit, Schwindel und starke Kopfschmerzen. Morgens bei der Visite war der Befund wenig verändert. Der Junge klagte über Krampf der Hände und Finger. Die Hände stehen in Geburtshelferstellung. Trotz reichlich Rizinusöl und Seifenklistier kein Stuhlgang. Erst nachdem Stuhlgang erfolgte, trat eine Besserung ein, nach einigen Tagen zeigten sich keine Beschwerden mehr.« (»Vergiftungsfälle«)

Früher wurden Goldregenextrakte in der Heilkunde gelegentlich als Brech- und Abführmittel verwendet. Später wurden sie als blutdrucksenkendes Mittel und bei Asthma und Nervenschmerzen eingesetzt. Heute bedient sich die Homöopathie dieser Pflanze immer noch bei Depressionen und Krämpfen.

Hahnenfuß, Scharfer *Ranunculus acer*

Name: Die Hahnenfußarten haben ihren Namen von den vogelfußähnlich geteilten Blättern; davon gibt es viele mundartliche Ableitungen: *Kreinfoot* (Krähenfuß), *Hahnenpot, Gickelhaxen, Hennapaten.* Wegen seiner gelben Blütenfarbe wird er *Butterblume, Goldschüssel, Goldblümli* genannt. Seine brennenden, giftigen Inhaltsstoffe brachten ihm die Namen *Brennkraut, Giftblume, Teufelskraut* ein. Der Gattungsname Ranunculus ist vom lateinischen Wort rana = »Frosch« abgeleitet; Linné gab der Gattung diesen Namen, da sie auf feuchten Standorten zusammen mit Fröschen häufig vorkommt.

Vorkommen und Standort: Der Scharfe Hahnenfuß ist eine in der gemäßigten Zone der nördlichen Halbkugel weitverbreitete Pflanze der Wiesen- und Weidenflora. Der Scharfe Hahnenfuß gehört zur Familie der Hahnenfußgewächse (Ranunculaceae). Verschafft man sich einen Überblick über die zahlreichen Gattungen dieser Familie, so ist man erstaunt, dass Pflanzen, die sich so wenig ähneln, zu einer Familie gehören sollen. Dazu genügt vielleicht schon ein Blick auf die in diesem Buch behandelten Giftpflanzen: Buschwindröschen, Küchenschelle, Christrose, Eisenhut; weiterhin gehören hierher: Sanddorngewächse, Seerosengewächse, Waldrebe, Sumpfdotterblume, Trollblume, Akelei, Rittersporn und Pfingstrose, um nur die bekanntesten zu nennen.

Beschreibung: Der Scharfe Hahnenfuß ist eine Dauerpflanze mit kurzem Wurzelstock, aus dem zahlreiche Faserwurzeln hervorgehen. Der bis zu 80 Zentimeter hohe Stängel trägt am Grund lang gestielte, handförmige oder vogelfußähnliche Blätter, deren Zipfel stark eingeschnitten sind. Die goldgelben Blüten stehen in lockeren Rispen auf weich behaarten Stielen. Sie bestehen aus 5 Kelch- und ebenso vielen Kronblättern (Blütezeit Mai bis September). Die Schließfrucht ist mit einem kurzen, schwach gekrümmten Schnabel versehen.

Toxizität: Vor allem die Wurzel, aber auch die anderen Pflanzenteile werden als »giftig« eingestuft.

Wirkstoff: Wie viele andere Hahnenfußarten enthält der Scharfe Hahnenfuß als scharfen, hautreizenden Wirkstoff das Protoanemonin; der Scharfstoff entsteht aus einer glykosidischen Vorstufe, dem Ranunculin. Beim Trocknen wandelt sich das Protoanemonin in das unwirksame Anemonin um.

Wirkungen: Das Protoanemonin des Scharfen Hahnenfußes reizt Haut und Schleimhäute. Gelangen Pflanzenteile über den Mund ins Körperinnere, kann es zu schwerer akuter Gastroenteritis mit blutigen Durchfällen, Nephritis, Schwindelanfällen und Krämpfen kommen. Bei sehr hohen Dosen ist der Tod durch Kreislaufkollaps und Atemlähmung zu erwarten.

Erste Hilfe: Bei Hautrötungen nach Berührung mit dem Saft der Pflanze die Hautstellen steril abdecken, nach innerer Aufnahme erbrechen lassen, viel Flüssigkeit trinken.

Hintergründe und Geschichten

Hahnenfußvergiftungen sind heutzutage recht selten geworden, die ältere Literatur verzeichnet jedoch einige Fälle:

- Eine Frau, die sich wegen Gliederschmerzen die Unterschenkel mit einer Abkochung von Ranunculus acer abends gewaschen und diese dann als Umschlag darauf hatte liegen lassen, bekam in der Nacht Schmerzen. Obwohl der Umschlag entfernt und das Bein abgewaschen wurde, sahen am nächsten Morgen die Füße bis zu den Knien wie verbrannt aus, waren heiß, rot und stellenweise mit Blasen bedeckt. Am dritten Tag wurden mehrere Stellen brandig.
- Von einem sechsjährigen Kind wird berichtet, dass dies sterben musste, weil es auf dem Feld Scharfen Hahnenfuß in größeren Mengen gegessen hatte.

- In einem anderen Fall hatte eine Haushaltung die Wurzeln des Scharfen Hahnenfußes gegessen; einige davon starben.
- In einem anderen Fall hatte ein Kind die Stängel gekaut, in einem weiteren Fall nahm ein Mann aus Verwechslung eine ganze Menge des gepressten Saftes zu sich – beide mussten sterben.

Die Dänen nennen diese Pflanze »Bettler-Hahnenfuß«, da sich die Bettler die sichtbaren Körperstellen mit Hahnenfußsaft einrieben, um mitleiderregende Wunden zu erzeugen, die ihrem Gewerbe förderlich waren. Das war auch schon zu Lonicerus' Zeiten üblich: »Hahnenfuß heißt auch Bubenkraut, weil die Landstreicher oder Buben die Haut an ihrem Leib damit auffetzen, als wann sie bresthaft wären.«

Mancherorts glaubte man, dass der Hahnenfuß – wohl wegen seiner gelben Blütenfarbe – fettere Milch, also mehr Butter ergäbe, wenn man ihn an die Kühe verfüttere (Butterblume!). Das Weidevieh meidet jedoch tunlichst den giftigen Hahnenfuß. Vergiftungen treten nur dann auf, wenn diese Pflanzen massenhaft auftreten und die Futterpflanzen verdrängen. Die im Heu getrocknet vorliegenden Pflanzen zeigen keine Giftwirkung, da das Protoanemonin durch den Trocknungsprozess umgebildet wird.

In den Kräuterbüchern wird vor der innerlichen Anwendung des Hahnenfußes gewarnt. Äußerlich gebraucht kann er jedoch bei einigen Beschwerden Heilung bringen: »Das Kraut zerstoßen und über die ungestalten, scheußlichen Nägel gelegt, zeucht sie ab und macht schöne, gesunde Nägel darunter wachsen.« (Lonicerus) Auch vertreibt der Saft die Warzen, und wenn man das Haupt mit ihm bestreicht, »erfüllt er die kahlen Plätze wiederum mit Haar, doch soll man's nicht zu lange darauf liegen lassen, damit es nicht Haut und Haar miteinander abätze.«

Ähnliche Wirkungen sind zu erwarten von:

Hahnenfuss, Brennender *Ranunculus flammula*

Der Brennende Hahnenfuß unterscheidet sich leicht von den anderen Hahnenfußarten durch seine lanzettlichen bis linealischen Blätter, die vorn zugespitzt sind; die Kelchblätter sind ebenfalls zurückgeschlagen.

Gifthahnenfuss *Ranunculus sceleratus*

Er wächst im gleichen Verbreitungsgebiet wie der Scharfe Hahnenfuß, allerdings bevorzugt er Standorte, die noch feuchter sind. Im Gegensatz zu ihm hat der Gifthahnenfuß einen reich verzweigten Stängel und fleischige, glänzende Blätter; der Blütenkelch ist zurückgeschlagen, die Blüten sind blassgelb und etwas kleiner als beim Scharfen Hahnenfuß; er kommt recht selten vor.

Hahnenfuss, Knolliger *Ranunculus bulbosus*

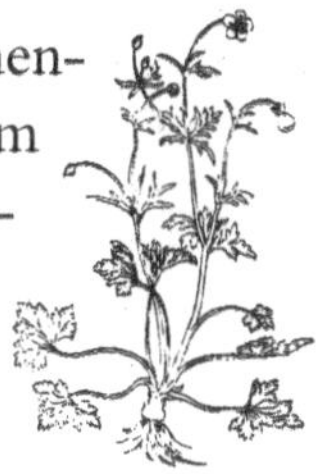

Das auffallendste Merkmal, das diese Hahnenfußart von anderen unterscheidet, ist der am Grund verdickte Stängel. Die Blüte hat zurückgeschlagene Kelchblätter, der untere Stängelteil eine abstehende Behaarung.

Heckenkirsche, Rote *Lonicera xylosteum*

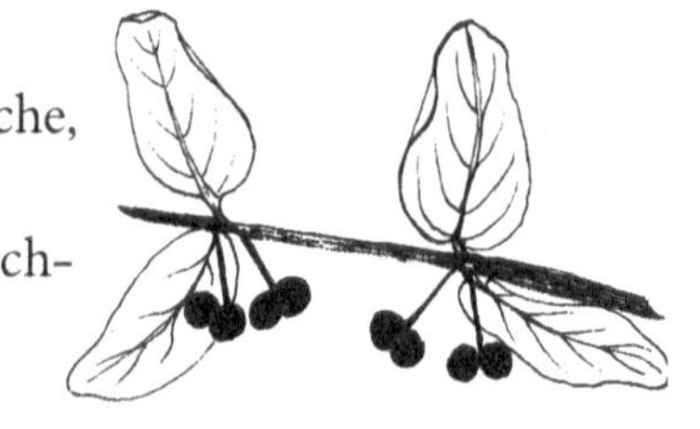

Name: Den Namen *Geißblatt* erhielt die Heckenkirsche, weil die oberen Blattpaare am Grund zusammengewachsen sind und sich spreizen wie die Zehen einer Ziege. Auf die Giftigkeit der Pflanze spielen die Benennungen *Hundsbeere*, *-kirsche*, *Giftbeere* und *Teufelskirsche* an. Der Gattungsname Lonicera wurde zu Ehren des Frankfurter Botanikers und Stadtphysikus Adam Lonicerus gewählt, der in diesem Buch häufiger zitiert wird. Der Artname xylosteum ist zusammengesetzt aus dem griechischen Wort xylon = »Holz« und osteon = »Knochen, Bein«; Beinholz ist auch eine Benennung, die man der Heckenkirsche gab, weil ihr Holz beinhart ist, und der Name Geißbrot ergab sich aus ihrer Verwendung als Futterpflanze.

Vorkommen und Standort: Die Rote Heckenkirsche gehört in die Familie der Geißblattgewächse, zu der u. a. auch der Schneeball und der Holunder zählen. Sie ist in ganz Europa häufig anzutreffen, vornehmlich in Hecken und an Waldrändern auf nährstoffreichen Böden.

Beschreibung: Die Heckenkirsche bildet einen Strauch von 1 bis 3 Meter Höhe, die breit verzweigten Äste tragen behaarte Zweige. Die gegenständigen Blätter sind breit elliptisch, oberseits dunkel- bis graugrün, unterseits etwas heller und manchmal behaart. Die oberen Blattpaare sind zusammengewachsen und abgespreizt. Die Blüten sitzen zu zweien in den Blattwinkeln auf flaumhaarigen Stielen; sie sind zunächst weiß, später elfenbeinfarbig; sie sind am Grund zu einer Kronröhre verwachsen und bilden eine zweilippige Blütenkrone (Blütezeit Mai bis Juni). Die Früchte sind rote, glasig glänzende, etwa erbsengroße Beeren mit vier Samen (Fruchtreife Juli bis August).

Toxizität: Die roten Beeren werden als »giftig« eingestuft.

Wirkstoff: Hauptwirkstoff ist das chemisch noch nicht erforschte cyanogene Glykosid Xylostein, ein Bitterstoff. Wirkung: Nach dem Verzehr der Beeren stellen sich Übelkeit, Erbrechen, Leibschmerzen und blutiger Durchfall ein. Schweißausbrüche, Kreislaufstörungen und Erregung begleiten diese Zustände; es kann auch zu Krämpfen, Atembeschwerden und Nierenschädigungen kommen, der Tod tritt im Koma ein.

Erste Hilfe: Magen- und Darmentleerung durch Herbeiführen von Erbrechen, Kohlegaben zur Giftbindung, Aufnahme von viel Flüssigkeit, keine Abführmittel.

Hintergründe und Geschichten

Über die Giftwirkung der Heckenkirsche liegen so widersprüchliche Angaben vor, dass von starken Schwankungen im Wirkstoffgehalt ausgegangen werden muss. Neuere Berichte über Intoxikationen sind selten, häufiger findet man solche in der älteren Literatur. Wegen ihrer leuchtend roten Farbe werden die Beeren gern von Kindern gegessen, obwohl sie bitter schmecken. Die umfangreichen Erfahrungen der toxikologischen Beratungsstellen weisen aus, dass erst nach dem Verzehr von etwa 30 Beeren Vergiftungserscheinungen auftreten können, ein erstaunlicher Umstand, wenn man bedenkt, dass die Beeren nicht gerade ein Leckerbissen sind. Dennoch wurden in der Beratungsstelle Berlin von 1967 bis 1978 244 Beratungsfälle und in Zürich von 1973 bis 1979 202 Beratungsfalle registriert, bei denen eine Vergiftung durch Beeren der Heckenkirsche vorlag.

Brugsch berichtet von einer Massenvergiftung von Schulkindern in München. Die Kinder hatten die Beeren von Geißblattsträuchem gegessen, die vor dem Schulhof angepflanzt waren. In einem anderen Fall vergiftete sich ein Kind mit diesen Beeren und bekam einen heftigen Durchfall. Ein anderes Kind aß von diesen Beeren und musste sich daraufhin erbrechen; trotzdem starb es nach Somnolenz und Krämpfen.

In der Heilkunde früherer Zeiten spielte die Rote

Heckenkirsche keine bedeutende Rolle. Lonicerus empfiehlt die Blätter und nicht die Beeren bei Gebrechen wie diesen: »Milzschmerzen, bösen Blattern und Gebrechen, als da sind Wolf und Krebs. … Ist gut für das Kluxen (Aufstoßen) und Keuchen, fördert die Geburt und der Frauen Zeit.« Heute wird die Rote Heckenkirsche in der Medizin nicht mehr verwendet.

Es sollen noch zwei weitere giftige Geißblattgewächse erwähnt werden, die gleiche Wirkungen zeigen wie die Rote Heckenkirsche:

Gartengeißblatt *Lonicera caprifolium*
(Jelängerjelieber, Geißblatt, Echtes)

Diese Geißblattart ist ein Schlingstrauch, der bis zu 8 Meter hoch wird. Der rechtswindende Stängel trägt gegenständige, elliptische Blätter. Die oberen sind ganz zusammengewachsen, sodass sie übereinanderliegende Teller bilden, in deren Mitte sich die Stängel befinden. Die wohlriechenden weißen oder hellroten Blüten sind unregelmäßig gebaut, langröhrig und zweilippig; sie stehen in den Blütentellern in Quirlen zu sechs zusammen (Blütezeit Mai bis Juni). Die Früchte sind leuchtend rote Beeren, die in Knäueln zusammenstehen.

Heckenkirsche, Schwarze *Lonicera nigra*

Die Schwarze Heckenkirsche bildet einen Strauch von 1,5 Meter Höhe. Die gegenständigen Blätter sind länglich eiförmig. Die rot-weißen Blüten stehen paarweise zusammen. Ihre Früchte sind schwarz, glänzend und kugelig, etwa erbsengroß (Fruchtreife August bis September).

Herbstzeitlose *Colchicum autumnale*

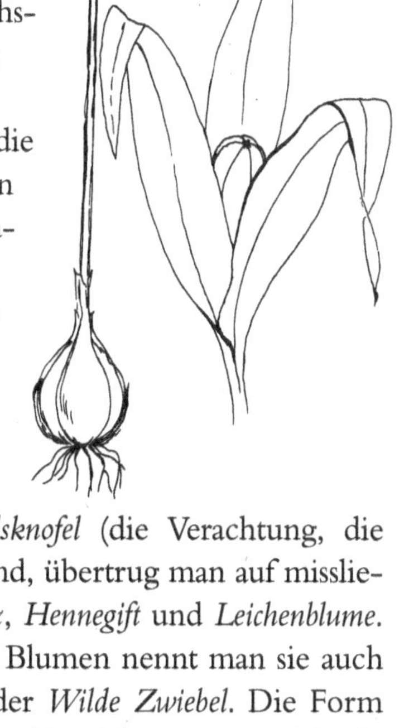

Name: Die *Herbstzeitlose* oder *Zeitlose* ist wirklich eine zeitlose Pflanze, sie blüht im Herbst, wenn alle anderen Pflanzen ihr Wachstum einstellen, und bildet erst im nächsten Frühjahr Laubblätter und zugleich die Früchte aus. Da die Blüten im Herbst ohne Blätter dastehen, wird die Pflanze *Nackte Jungfrau*, *Nacktarsch* oder *Nackte Hur* genannt. Auf die giftigen Eigenschaften der Zeitlosen weisen die Namen *Läuseblume*, *Hundsblume*, *Hundsknofel* (die Verachtung, die man für den Hund empfand, übertrug man auf missliebige Pflanzen), *Teufelswurz*, *Hennegift* und *Leichenblume*. Im Vergleich mit anderen Blumen nennt man sie auch *Wiesensafran*, *Wiesenlilie* oder *Wilde Zwiebel*. Die Form ihrer Früchte regte zu diesen Bezeichnungen an: *Hundshoden*, *Hahnenklöten* oder *Ochsenpinsel*. Auch der Vergleich mit dem Kuheuter wurde angestellt: *Kuheuter*, *Kuhditzen*. Der Gattungsname Colchicum ist von Colchis, der Heimat der Giftmischerin Medea, abgeleitet.

Vorkommen und Standort: Die Herbstzeitlose kommt in ganz Europa vor, sie fehlt jedoch in Skandinavien. Sie wächst bevorzugt auf nährstoffreichen Wiesen, dort und an Böschungen tritt sie oft massenhaft auf.

Beschreibung: Aus den mit bläulichen Schuppen besetzten Knollen dieses Liliengewächses sprießen im Herbst zartrosafarbene bis violette Blüten hervor, die eine gewisse Ähnlichkeit mit dem Krokus haben. Die sechszipflige Kronröhre umschließt Staubbeutel und Griffel. Der Fruchtknoten befindet sich zur Zeit der Blüte tief im Boden, um vor Frost geschützt zu sein. Die Blüten vergehen sehr schnell, die Zeit reicht gerade aus, Bienen, Hummeln und verschiedene Käfer das Bestäubungsgeschäft erledigen zu lassen (Blütezeit August bis November). Blätter und Früchte erscheinen erst im nächsten Frühsommer. Aus dem Spross wachsen dann länglich lanzettliche, bis zu 40 Zentimeter lange Blätter. In deren Schutz entwickelt sich aus dem Fruchtknoten die dreifächrige Frucht, die bald darauf viele kleine schwarzbraune Samen entlässt (Fruchtreife Mai bis Juni).

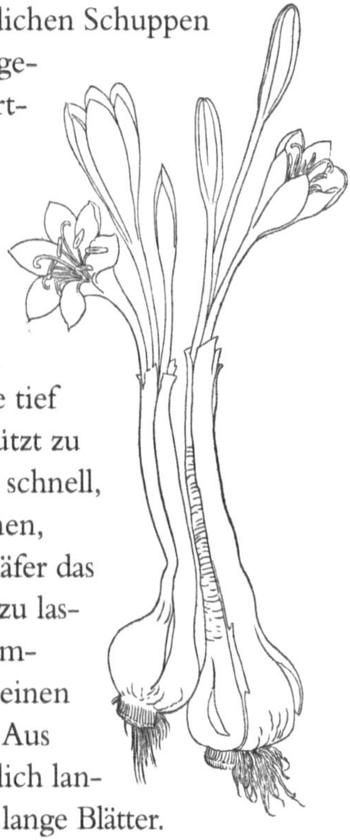

Toxizität: Alle Pflanzen, besonders die Knollen mit Wurzeln und die Samen, werden als »sehr stark giftig« eingestuft.

Wirkstoff: Hauptwirkstoff ist das Colchicin, ein stark wirkendes Alkaloid. Etwa 20 Milligramm Colchicin (ein Kapillar- und Zellgift) – das ist in 5 Samen enthalten – sind für den Menschen die tödliche Dosis.

Wirkungen: Die Giftwirkung des Colchicins ist mit der des Arseniks vergleichbar, es wurde früher auch als Arsenicum vegetabile bezeichnet. Bei innerer Aufnahme erstreckt sich die Kapillarwirkung vor allem auf den Magen-Darm-Kanal; die Folgen sind Brennen in Mund und Rachen, Übelkeit, choleraähnlicher Brechdurchfall. Nach Aufnahme größerer Mengen erfolgt nach Resorption des Giftes Temperaturabfall, Blutdrucksenkung, Krämpfe und aufsteigende Lähmung; schließlich tritt der Tod infolge Atemlähmung ein.

Erste Hilfe: Da die ersten Symptome der Colchicinvergiftung erst nach einigen Stunden auftreten, kommen Maßnahmen der Giftentfernung meist zu spät. Dennoch sollte man bei Verdacht auf eine solche Vergiftung die Magen- und Darmentleerung einleiten und eine sofortige Überweisung ins Krankenhaus veranlassen.

Hintergründe und Geschichten

Vergiftungen durch die Herbstzeitlose kommen vor allem bei Kindern vor, die zur Zeit der Heuernte mit den klappernden Fruchtkapseln spielen, die Samen herausnehmen, in den Mund stecken und verschlucken. Sie naschen auch schon mal von den schönen Blüten. Einige Beispiele:

- Ein Mädchen verlor durch den Verzehr von drei Blüten sein Leben.
- Ein fünfjähriges Mädchen, das auf einer Wiese die Knospen aß, zog sich schwere Vergiftungen zu.
- Bei einem dreijährigen Mädchen, das von den Samen der Herbstzeitlosen naschte, blieb fast völlige Erblindung zurück.
- Ein Knabe wurde durch unreife Samen vergiftet. (Nach Brugsch)

Es ist auch vorgekommen, dass Zeitlosenblätter als Salat zubereitet und verzehrt oder auch die Knollen mit essbaren Zwiebeln verwechselt wurden. Einem Kind wurde ein Absud aus Herbstzeitlosen-Blüten in Milch als Abführmittel gegeben, es starb daran. Colchicin-Präparate wurden (und werden) bei akuten Gichtanfällen verordnet. Werden diese Medikamente nicht sorgsam aufbewahrt, so kommt es schon mal zu Vergiftungen bei Kindern. Weidetiere fressen die Herbstzeitlose nur bei Massenauftreten dieser Pflanze. Kühe geben das Colchicin an die Milch weiter, sodass deren Genuss des Öfteren Vergiftungen beim Menschen bewirkt.

Selten wurden Colchicin-Extrakte zu Mord- oder Selbstmordzwecken genutzt, die meisten Intoxikationen sind zufällig, entweder durch Verzehr von Teilen der Herbstzeitlosen in Unkenntnis ihrer Giftigkeit oder durch Verwechslung von Zeitlosen-Tinkturen mit alkoholischen Getränken.

Dazu führt Baudlin einige Beispiele an: Es vergifteten sich drei amerikanische Soldaten, weil sie Zeitlosen-Wein statt Malaga-Wein tranken; in Berlin vergifteten sich vier Arbeiter auf die gleiche Weise, und in Kopenhagen verwechselten drei Jugendliche ebenfalls diese Getränke.

Orfila kann dazu eine Begebenheit aus dem Jahr 1818 beisteuern: »Ein sechsundfünfzig Jahre alter Mann von schwacher Konstitution, welcher an chronischen rheumatischen Schmerzen litt, trank aus Versehen anderthalb Unzen weinigte Zeitlosen-Tinktur, die anfangs keinen beunruhigenden Zufall herbeiführte. Nach einer halben Stunde bekam er heftige Schmerzen im Magen und Ekel mit darauf folgendem Erbrechen und oft unwillkürlichen Stuhlgängen. Diese Symptome dauerten eine Nacht hindurch und einen Teil des folgenden Tages fort. Am zweiten Tag nach dem Zufall wurde der Kranke von einem brennenden Durst gequält …, die Schmerzen im Magen waren äußerst heftig; er delirierte, und man fühlte kaum noch das Schlagen der Arterien. Indes erfolgte der Tod erst früh am dritten Tag.«

Die Herbstzeitlose wird in neuerer Zeit zur Streckung harter Drogen verwendet. Bei der Obduktion von Drogentoten wird des Öfteren Colchicin gefunden.

Den Ärzten der Antike waren die gefährlichen Giftwirkungen der Herbstzeitlosen geläufig. Dennoch empfahlen sie dieses Mittel bei schmerzhafter Podagra. Der römische Arzt Dioscorides warnt davor: »Die das Kraut und Wurzeln der Herbstblume im Leib haben, empfinden ein Jucken und Beißen über den ganzen Körper, nicht anders, als wären sie von Nesseln und Meerzwiebeln gebrennt, die Därme wären ihnen aufgebissen, der Magen brennt ihnen.« Lonicerus nennt diese Pflanzen Nackthure, »dieweil sie ohne Kleider erscheinen«. Auch er warnt davor, »sie in den Leib zu nehmen«; er verschreibt sie aber – äußerlich angewandt – gegen Läuse und starke Nervenschmerzen; er meint noch: »… ziehet alle Dorn, Bein und Pfeile heraus.«

Auch heute noch wird Colchicin aus der Knolle und den Samen der Herbstzeitlosen bei akuten Gichtanfällen verordnet. Wegen der hohen Toxizität sollte man aber besser darauf verzichten, denn eine Schmerzbeseitigung ist erst mit hohen Dosen zu erreichen, die auch toxisch wirken können. Das weniger toxische Desacetylcolchicin hat den gleichen analgetischen Effekt. Das Nebenalkaloid Demacolcin hat sich bei bösartigen

Hautgeschwüren und bei der Behandlung myeloischer (das Knochenmark betreffender) Leukämie bewährt. Die Homöopathie setzt die Herbstzeitlose gegen die Morgenübelkeit der Schwangeren ein: »Selbst wenn der Gedanke an Essen bei Ihnen Übelkeit hervorruft, an Colchicum denken. Es ist auch ein sehr bekanntes Heilmittel für Gicht, aber wenn es angezeigt ist, hilft es auch bei Verdauungsstörungen.« (B. Panos)

Als Zellgift hat das Colchicin für die Pflanzenzüchtung große Bedeutung. Seit 1937 weiß man, dass das Herbstzeitlosengift die Zellteilung beeinflussen kann. Es unterbindet in der Metaphase der Mitose die Trennung der Chromosomen, und so kommt es zu Pflanzengeweben mit erhöhtem Chromosomensatz. Das wird in der Pflanzenzucht zur Erstellung von Nutzpflanzen mit höherem Ertragsvermögen genutzt. Man hat auch versucht, die Zellwirkung des Colchicins zur Behandlung von Tumoren heranzuziehen. In Tierversuchen zeigte sich zwar eine Hemmung des Tumorwachstums; bei der Behandlung krebskranker Menschen konnte jedoch kein eindeutiger Erfolg nachgewiesen werden.

Als Giftpflanze wurde die Herbstzeitlose früher mit Hexen in Verbindung gebracht. Angeblich sammelten sie in der Walpurgisnacht die Blattspitzen dieser Pflanze und bereiteten sich einen Salat daraus, der ihnen magische Kräfte verlieh. – Die Herbstzeitlose wurde in der Zaubermedizin als Winterkünderin betrachtet und als Mittel gegen Leiden eingesetzt, die der Winter mit sich brachte. Aus den Staubgefäßen wurde zusammen mit Fett eine Salbe bereitet, die man auf aufgesprungene Hände und auf Frostbeulen auftrug. Wer die Zeitlose zum ersten Mal in blühendem Zustand fand und damit die gefährdeten Körperstellen einrieb, war den ganzen Winter über gegen Frostschäden gefeit. Frauen und Mädchen zerrieben die Zeitlosenblüten zwischen den Fingern, damit ihnen diese nicht beim winterlichen Spinnen wund würden. Wer die Zwiebel bei sich trug, blieb frei von Pest und anderen ansteckenden Krankheiten, und wer sie unters Kopfkissen legte, blieb verschont vor dem »Grimmen im Bauch«, und in den Socken getragen, verhinderte sie Hühneraugen.

Judenkirsche *Physalis alkekengi*

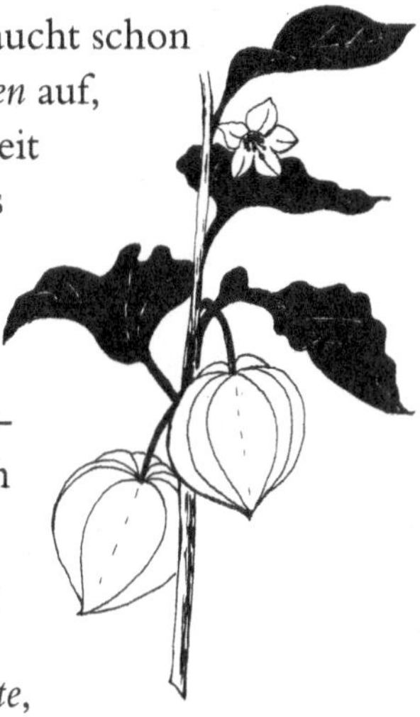

Name: Der Name *Judenkirsche* taucht schon im 15. Jahrhundert als *Judenkersen* auf, er bezieht sich auf die Ähnlichkeit des aufgeblasenen Fruchtkelches mit der Kopfbedeckung der Juden im Mittelalter. Die Bezeichnung *Schlutte* erinnert an das schweizerische Wort für Kittel, Nachtjacke. Der Blasenkelch brachte der Pflanze auch die Namen *Lampionblume* oder *Blasenkirsche* ein. In der Schweiz heißt die Judenkirsche auch *Tutte*, abgeleitet von Titte oder Brustwarze; dort nennt man sie noch *Judentittili*. Dem Gattungsnamen Physalis liegt das griechische Wort für »Blase« zugrunde; der Artname alkekengi ist das arabische Wort für »Judenkirsche«.

Vorkommen und Standort: Dieses ausdauernde Nachtschattengewächs stammt aus dem östlichen Mittelmeerraum; es ist heute in Eurasien und Nordamerika eingebürgert und wächst bevorzugt auf kalk- und nährstoffreichen Böden. Die Judenkirsche wird gern in Hausgärten angepflanzt«.

Beschreibung: Die krautige Pflanze wächst aus einer im Boden kriechenden Grundachse heraus, sie hat aufrechte, meist verästelte, kantige Stängel. Die gestielten Blätter sind spitz eiförmig und stehen zu zweien zusammen. Die grünlich weißen, fünfzipfeligen Blüten entspringen einzeln den Blattachsen (Blütezeit Juni bis August). Die auffallenden Früchte sind orangefarbene bis scharlachrote Beeren, und von einer kräftig rot gefärbten, papierartigen Hülle, dem stark vergrößerten Blütenkelch, umgeben.

Toxizität: Alle Teile der Pflanze werden als »giftig« eingestuft, auch die Früchte; zumindest dann, wenn sie die Innenwand des Kelches berühren.

Wirkstoffe: Toxische Wirkstoffe sind die Bitterstoffe Physalin A, B und C und weniger erforschte andere Inhaltsstoffe. Es handelt sich dabei wahrscheinlich um Alkaloide, die ja in fast allen Nachtschattengewächsen zu finden sind.

Wirkungen: Angaben über Vergiftungserscheinungen durch die Judenkirsche sind recht unsicher. Die »Giftliste« führt einen Fall an: »In einer Südfrüchtehandlung wurde ein Schälchen Physalisfrüchte (vermutlich ausländischer Herkunft) gekauft. Nach Genuss von 10 bis 15 Beeren traten Übelkeit und Herzbeschwerden sowie kalte Schweißausbrüche auf. Als hierüber in einem Symposium berichtet wurde, bestätigte eine anwesende Apothekerin, dass ihr ebenfalls nach Genuss einer etwas größeren Menge Früchte sehr übel geworden sei.«

Nach Ansicht vieler Autoren sind die angenehm säuerlich schmeckenden Früchte der Judenkirsche ohne Schaden zu genießen, solange sie nicht die Innenseite des Blasenkelches berühren; dann nämlich werden die Bitterstoffe der Früchthülle auf die Frucht übertragen. Unreife Früchte sollen beim Menschen lokale Reizwirkungen ausüben. Das schweizerische toxikologisehe Informationszentrum wurde in den Jahren 1973 bis 1977 in 118 Fällen zu Beratungen bei Physalis-Vergiftungen herangezogen, es konnten jedoch keine Symptome verzeichnet werden. Somit kann zumindest die reife Frucht der Judenkirsche vom Makel der Giftigkeit befreit werden. Auch über die Toxizität anderer bitterstoffreicher Pflanzenteile liegen keine gesicherten Erkenntnisse vor.

Bemerkenswert ist der hohe Vitamin-C-Gehalt der Judenkirschen-Beeren, der noch über dem der Zitrone liegt. Über die Verwendung der Pflanze als Heilmittel liegen zahlreiche Meldungen vor. Sie wurde bei Harnverhalten, Wassersucht, Gicht, Blasen- und Steinleiden, Leberleiden, Syphilis und vielen anderen Krankheiten eingesetzt. Lonicerus nennt die Judenkirschen Boberellen, Schutten oder Roter Nachtschatt, er verordnete sie bei folgenden Leiden: »Des Safts getrunken ist gut den innerlichen Geschwären und teilt das gerunnen Blut im Leib. Das Wasser davon gebrannt, ist gut, wenn man nicht harnen mag oder man nur tropfenweise harnt.«

Wie so häufig geschehen, hielten die früher mit pflanzlichen Heilmitteln gemachten Erfahrungen einer neueren strengeren Nachprüfung nur in wenigen Fällen stand; dies gilt sicherlich auch für die Judenkirsche, die allerdings in Frankreich noch bis 1930 offizinell war.

Erste Hilfe: Magenentleerung.

Kartoffel *Solanum tuberosum*

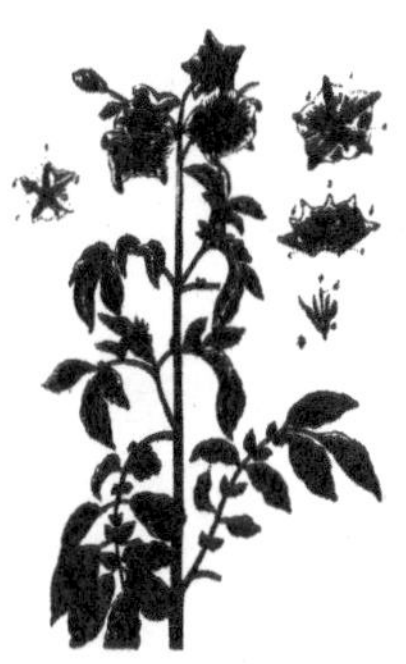

Name: Der Name *Kartoffel* wurde gebildet aus dem im 17. Jahrhundert gebräuchlichen Namen *Tartuffel*, der vom italienischen Namen *tattufolo* abgeleitet ist. In den Mundarten erfuhr der Name Kartoffel nur wenige Abwandlungen, wie *Kantüffel, Ketüffel* o. Ä. Da die wichtigsten Pflanzenteile der Kartoffel unter der Erde wachsen, nennt man sie *Erdapfel, Erdbirne, Grundbirne.*

Vorkommen und Standort: Das Nachtschattengewächs Kartoffel stammt aus Südamerika, es wurde dort lange vor der Unterwerfung der Indios durch die Spanier kultiviert. Zwischen 1560 und 1570 kam sie nach Spanien und Italien, von dort aus nach Frankreich und Deutschland. Sie wurde in Europa zunächst wegen ihrer hübschen Blüten als Zierpflanze gehalten und erst in den Hungerjahren 1771/72 in größerem Umfang angebaut. In Frankreich verhalf der Ökonom Antoine-Augustin Parmentier (1737–1813) der zunächst ungeliebten Kartoffel durch eine List zu größerem Ansehen. Er zäunte seine Kartoffeläcker ein und brachte Schilder an, auf denen zu lesen war, dass das Stehlen der Kartoffeln unter Strafe gestellt sei. Das reizte die Bauern erst recht, sich in den Besitz der Knollen zu bringen; das war ganz im

Sinne Parmentiers, der Kartoffelanbau nahm daraufhin in den nächsten Jahren einen ungeahnten Aufschwung. Diese Anekdote wird meist Friedrich dem Großen zugeschrieben, doch der hatte sicherlich andere Möglichkeiten, den Kartoffelanbau in Preußen durchzusetzen.

Beschreibung: Die unterirdische Knolle ist ein Stärkespeicher, aus ihren Trieben, den Augen, kommen die jungen Triebe hervor. Die Pflanze hat einen kantigen, 30 bis 100 Zentimeter langen Stängel. Die Blätter sind unterbrochen gefiedert, sie sind abwechselnd größer und kleiner. Die Blüten sitzen doldenähnlich gebündelt an der Spitze des Stängels. Die radförmige Krone hat fünf Zipfel, ihre Farbe kann weiß, rötlich oder violett sein. Die Frucht, die bei einigen der Kultursorten gar nicht zur Ausbildung kommt, ist eine grünliche, vielsamige Beere. Die Vermehrung der Kartoffel erfolgt über die Knolle.

Toxizität: Die Keimlinge der Knolle, grüne Knollen und alle oberirdischen Teile der Kartoffel werden als »stark giftig«, die Beeren als »sehr stark giftig« eingestuft.

Wirkstoffe: Hauptwirkstoff ist das toxische Steroid-Alkaloid Solanin. Dieses Gift findet sich auch in der Knolle, allerdings in sehr geringen Mengen: 1 Kilogramm Kartoffelknollen enthält 40 bis 200 Milligramm Solanin, wovon der größte Teil mit dem Kochwasser abgeschüttet wird. Diese Solaninmengen sind für den Menschen nicht schädlich. Wenn allerdings der Giftgehalt auf 400 oder gar 1700 Milligramm ansteigt, sind Giftwirkungen zu erwarten (bei neuen, nicht ausgereiften Knollen sind solche Werte durchaus zu erreichen). Die Samen weisen einen Solaningehalt von 0,25 Prozent auf; in den belichteten Keimen kann er bis zu 5 Prozent ansteigen. Gut geschälte Kartoffeln sind solaninärmer als ungeschälte, gebackene Kartoffeln. Die Alkaloide sind hitzebeständig und verlieren durch Kochen nicht an Wirksamkeit.

Wirkungen: Nach Genuss solaninhaltiger Pflanzenteile treten zunächst Übelkeit, heftiges Erbrechen und starker Durchfall auf, die Pupillen weiten sich, ein Gefühl der Benommenheit kommt auf, Schwindel und Krämpfe folgen, schließlich tritt der Tod durch Atemlähmung ein.

Erste Hilfe: Entgiftung mithilfe von Kohlepulver, erbrechen lassen, Abführmittel einsetzen.

Hintergründe und Geschichten

Über Vergiftungen durch das Solanin der Kartoffel – auch solche mit tödlichem Ausgang – wird vielfach berichtet. Bei einer Massenvergiftung von 673 Soldaten in

Straßburg im Jahr 1892 zeigten sich als Symptome Kopfweh, starke Leibschmerzen, Erbrechen, Durchfall, Benommenheit; bei einigen Soldaten färbten sich Lippen und Gesicht blau, der Puls war beschleunigt, die Pupillen weit; in einigen Fällen kam es zu Ohnmachten und Kollaps.

Die »Giftliste« beschreibt einen anderen Fall von Solaninvergiftungen nach Verzehr von ergrünten Kartoffeln. Sechs Personen wurden vergiftet, zwei davon starben bei vollem Bewusstsein sieben bzw. neun Tage nach Verzehr der Kartoffeln.

Einige Autoren streiten ab, dass Vergiftungen durch Kartoffeln vorkommen können. Sie führen die beobachteten Vergiftungserscheinungen auf bakteriell verdorbene Knollen zurück.

Gesichert sind die Meldungen über Vergiftungen mit Solanin nach dem Verzehr von Kartoffelfrüchten, von ihnen sind vor allem Kinder betroffen:

- Nach dem Verzehr von 10 Beeren stellte sich bei einem neunjährigen Jungen nach 30 Minuten Erbrechen ein.
- Ein anderer Junge (sechs Jahre) aß 15 Beeren und zeigte keine Symptome.
- Drei Erwachsene aßen grüne, gekochte Kartoffeln, sie litten anschließend unter Halsschmerzen, kolikartigen Magen-und-Darm-Beschwerden und optischen Täuschungen (nach »Giftliste«).

In einem Bericht des pathologischen Instituts in Greifswald heißt es: Anfang Oktober 1935 wird ein drei Jahre und drei Monate alter Knabe unter dem Verdacht einer Vergiftung in die hiesige Kinderklinik eingeliefert. Von den begleitenden Eltern wird angegeben, dass das Kind am Nachmittag vorher mit auf dem Feld gewesen sei und wahrscheinlich grüne Beeren von Kartoffelsträuchern gegessen hat. In der folgenden Nacht wurde das Kind weinerlich und unruhig. Gegen Mittag kam es kreidebleich und sehr matt mit Klagen über Bauch- und Kopfschmerzen nach Hause. Der Nachbar gab an, dass sich der Junge vorher bei ihm erbrochen habe. Bei der Klinikaufnahme ist das Kind schwer krank und benommen, auffällig schlaff, wälzt sich immer auf die linke Seite, streckt den Kopf zeitweise extrem in den Nacken und blickt ziellos umher. Auf Fragen erfolgt keine Antwort. – Der Zustand verschlimmert sich rapide, bald tritt der Tod ein.

Auch beim Nutzvieh kommen häufiger Vergiftungen durch Kartoffeln vor. Die meisten werden durch die Verfütterung gekeimter, alter Knollen oder durch die Verfütterung von Kartoffelkraut verursacht; nicht allein der Solaningehalt ist dafür verantwortlich, auch der relativ hohe Nitratgehalt des frischen Krauts kann zu den Vergiftungssymptomen beitragen. Kühe, die während der Trächtigkeit solaninreiche Kartoffeln aufgenommen hatten, brachten missgestaltete Kälber zur Welt.

Da in Deutschland die Kartoffel erst im 18. Jahrhundert allgemein bekannt wurde, gibt es nur wenige Hinweise auf ihren Gebrauch in der älteren Volksmedizin. In der Sympathischen Medizin wurde sie lediglich zur Vertreibung der Warzen herangezogen; man rieb dazu die Warzen mit der Schnittfläche der Knolle ein, warf sie dann an eine Stelle, an die kein Sonnen- und Mondstrahl dringen konnte. Die in der Hosentasche mit sich getragene Kartoffel schützt vor Rheuma. Man glaubte auch fest daran, dass übermäßiger Kartoffelgenuss dumm mache.

Kaum war die Kartoffel bei uns eingebürgert, wurde sie auch schon in abergläubische Vorstellungen mit einbezogen; es wurden bald Ratschläge feilgeboten, die dem »dümmsten Bauern die dicksten Kartoffeln« bescheren sollten. Man durfte die Knollen keinesfalls während des Neumonds oder bei abnehmendem Mond pflanzen, die wachsen dann ins Kraut und bringen keine Erträge. Auch im Zeichen des Steinbocks durfte man sie nicht stecken, dann werden die Kartoffeln klein und lassen sich schlecht kochen. Wenn man sie gar im Zeichen des Krebses setzte, gab's nur Wurzeln und überhaupt keine Knollen. Sie mussten im Zeichen der Waage gesetzt werden, dann wogen sie schwer, oder im Zeichen des Löwen und des Widders, dann bekam man »löwenmäßig« viel, so viel, dass sie einem beim Einsammeln zu»wider« werden.

Zur Ehrenrettung der Kartoffel, der hier so viel Giftiges angehängt wurde, soll das »Kartoffellied« des Matthias Claudius zitiert werden:

Pasteten hin, Pasteten her,
Was kümmern uns Pasteten?
Die Kumme hier ist auch nicht leer,
Und schmeckt so gut wie bonne chère
Von Fröschen und von Kröten.
Und viel Pastet und Leckerbrot
Verdirbt nur Blut und Magen,
Die Köche kochen lauter Not,
Sie kochen uns viel eher tot;
Ihr Herren, lasst euch sagen!
Schön rötlich die Kartoffeln sind
Und weiß wie Alabaster!
Verdau'n sich lieblich und geschwind
Und sind für Mann und Frau und Kind
Ein echtes Magenpflaster.

Kirschlorbeer *Prunus laurocerasus*

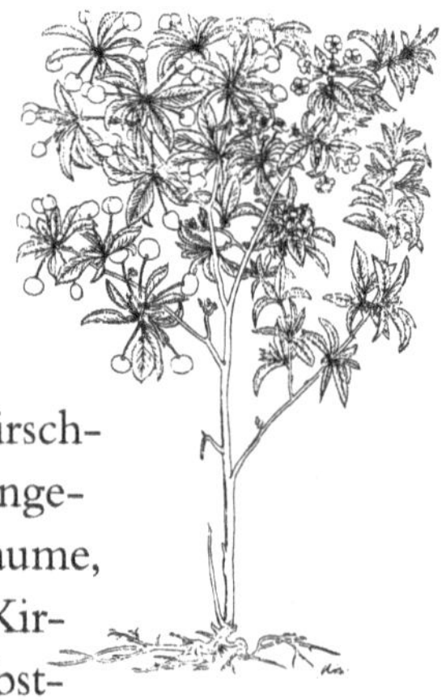

Name: Der lateinische und der deutsche Name umschreiben das Aussehen dieses Gewächses: eine lorbeerähnliche Pflanze, die Kirschen hervorbringt.

Vorkommen und Standort: Der Kirschlorbeer aus der Familie der Rosengewächse bildet zusammen mit Pflaume, Aprikose, Pfirsich, Mandel und Kirsche die Unterfamilie der Steinobstgewächse. Der Kirschlorbeer ist in Südosteuropa zu Hause. Über Italien und die Schweiz gelangte er zu uns und wird hier als Zierstrauch in Gärten, Parks und auf Friedhöfen angepflanzt; vereinzelt kommt er auch verwildert vor.

Beschreibung: Der Strauch wird 2 bis 3 Meter hoch; die immergrünen, glänzenden, lederartigen Blätter sind elliptisch geformt, sie werden etwa 15 Zentimeter lang, laufen in einer Spitze aus und sind am Rand etwas eingerollt. Sicheres Erkennungszeichen ist der Mandelölgeruch der zwischen den Fingern zerriebenen Blätter. Die weißen Blüten stehen in dichten, aufrechten Trauben zusammen (Blütezeit April bis Mai, manchmal blüht die Lorbeerkirsche im Herbst noch einmal). Die kugeligen Steinfrüchte sind zunächst rot, dann schwarz (Fruchtreife August bis September).

Toxizität: Nach ihrem Gefährlichkeitsgrad werden alle Pflanzenteile als »giftig« eingestuft. Die »Kirschen« sind essbar, der Stein jedoch enthält Giftstoffe.

Wirkstoffe: Hauptwirkstoff ist das cyanogene Glykosid Prunasin, ein Blausäure Glykosid, das bei Enzym oder Säureeinwirkung Cyanwasserstoff abspaltet. Frische Blätter enthalten 1 bis 1,5, der Same 0,16 Prozent Prunasin; das Fruchtfleisch ist fast blausäurefrei. Wenn die Samen unzerkaut in den Verdauungstrakt gelangen, richten sie keinen Schaden an.

Wirkungen: Nur nach Verzehr von Samen und Blättern des Kirschlorbeers ist mit Vergiftungssymptomen zu rechnen. Das Gift wirkt so, dass es die eisenhaltigen Fermente, vor allem das Atmungsferment, so beeinflusst, dass kein Sauerstoff mehr transportiert wird und die Sauerstoff verbrauchenden Prozesse in der Zelle schlagartig unterbrochen werden. Die Folgen davon sind Erregung, rote Gesichtsfarbe, heftige Atmung, Kratzen im Hals und Kopfschmerzen. Nach Aufnahme größerer Mengen kommt es zu Atem- und Herzstillstand.

Erste Hilfe: Erbrechen und viel trinken lassen, Kohlegaben zur Giftbindung.

Hintergründe und Geschichten

Berichte über Vergiftungen mit Kirschlorbeer stammen vor allem aus älterer Zeit. Orfila referiert diesen Fall (1830): »Eine Frau Boysen hatte sich einen Vorrat an Kirschlorbeerwasser verschafft, von dem eine Nachbarin zwei Unzen trank. Diese klagte bald über heftige Magenschmerzen, sie verlor die Sprache und starb nach 1½ Stunden. Frau Boysen wurde von diesem Unfall unterrichtet und wollte durchaus nicht daran glauben; und um zu beweisen, dass dieses Wasser eine herrliche Herzstärkung sei, goss sie drei Löffel davon in ein Glas, trank dieselben und verschluckte nach einigen Minuten noch zwei andere, so überzeugt war sie von der Güte desselben. Aber auch sie starb in sehr kurzer Zeit, ohne die geringsten Klagen geäußert zu haben.«

Man muss vor Zeiten dem Kirschlorbeer schreckliche Dinge zugetraut haben. So sollen schon seine Ausdünstungen den Leuten einen schweren Kopf gemacht haben. Johann Friedrich Gmelin (1748–1804), Professor in Tübingen und Göttingen, erwarb sich große Verdienste um den Fortschritt in der forensischen Toxikologie; er berichtet von »zwei Studierenden, welche zusammen eine Kanne Milch, worinnen drei solche Blätter eingeweicht waren, mit Tee getrunken hatten; der eine fiel in eine schleichende Krankheit mit Unmachten, der andere in heftigen Schwindel und große Bangigkeiten. Auch ein Jüngling, der etwas Kirschlorbeerwasser getrunken hatte, starb in wenigen Minuten. Ein Mädchen von 18 Jahren, das sehr wohl und gesund war, nahm nicht ganz zwei Löffel von diesem Wasser, in Zeit von ½ Stunde fiel sie nieder, bekam Zuckungen und Schaum vor dem Mund, und kurz darauf starb sie.«

Dieses Kirschlorbeerwasser erfreute sich früher großer Beliebtheit als krampfstillendes Mittel bei Keuchhusten und Asthma. Allerdings scheint die Dosierung sehr schwierig gewesen zu sein, wie die oben geschilderten »Zufälle« beweisen.

Für die heutige Zeit gibt es recht widersprüchliche Meldungen über die Giftwirkungen dieser Pflanze. Das Kirschlorbeerwasser ist nicht mehr in Gebrauch, und es wird kaum jemand auf den Gedanken verfallen, die lederartigen Blätter zu verzehren. Anders ist es bei den Früchten, die appetitlich aussehen und auch noch angenehm schmecken. Das Fruchtfleisch enthält kaum Blausäure, die Samen jedoch weisen einen hohen Gehalt auf. Wenn das Fruchtfleisch gegessen, der Same aber ausgespuckt wird, sind kaum Schädigungen zu erwarten. Die Giftberatungsstellen, die häufig bei Verdacht auf Kirschlorbeer-Vergiftungen um Rat gefragt werden, kommen zu dem gleichen Schluss.

Umso unverständlicher erscheinen vor diesem Hintergrund Meldungen aus der Sensationspresse (»Bild-Zeitung« vom 31. 8. 1976): »Kirschen von Strauch genascht: Kinder vergiftet! ... Elf Kinder schwebten in Lebensgefahr: Sie hatten von den hochgiftigen Beeren der orientalischen Lorbeerkirsche genascht. … Am Abend lagen 11 Kinder in den Kliniken. Allen wurde der Magen ausgepumpt, alle wurden gerettet. Ein Arzt: ›Nur zwei Stunden später hätte es Tote gegeben.‹«

Eine nahe Verwandte des Kirschlorbeers ist die *Traubenkirsche*, Prunus padua, die man früher als Giftpflanze ansah. Inzwischen weiß man jedoch, dass ihr Fruchtfleisch überhaupt keine cyanogenen Glykoside enthält, sie sind lediglich in der Rinde und in den Samen zu finden, und die wird man wohl nicht verzehren wollen.

Ganz anders ist das bei den anderen Angehörigen der Unterfamilie der Steinobstgewächse, deren Samen zum Teil beachtliche Blausäuregehalte aufweisen:

- Aprikose bis zu 8 Prozent Amygdalin (ein Blausäure-Glykosid)
- Pflaume bis zu 2,5 Prozent Ansygdalin (ein Blausäure-Glykosid)
- Pfirsich bis zu 6 Prozent Amygdalin (ein Blausäure-Glykosid)
- Bittermandel bis zu 6 Prozent Amygdalin (ein Blausäure-Glykosid)

Giftig sind lediglich die vom Kern umschlossenen Samen, das Fruchtfleisch ist blausäurefrei.

Das Blausäure-Glykosid Amygdalin ruft ähnliche Vergiftungserscheinungen hervor wie die Inhaltsstoffe des Kirschlorbeers. Früher war man der Meinung, das Fruchtfleisch des *Pfirsichs*, Prunus persica, enthalte Blausäure-Glykoside, das ist jedoch nicht der Fall. Umso gefährlicher sind die Samen dieser Frucht, von denen 20 genügen, um bei einem Erwachsenen schwere Vergiftungserscheinungen auszulösen. Es wird berichtet, dass die alten Ägypter zur Vollstreckung des Todesurteils dem Delinquenten so viele Pfirsichsamen verabreichten, bis er daran starb.

Frohne weist auf eine gefährliche Quelle für Blausäurevergiftungen hin: das zur Krebstherapie angepriesene, allerdings sehr umstrittene Präparat Laetrile, das aus Aprikosen- oder Pfirsichkernen hergestellt wird und hohe Konzentrationen an Blausäure enthält. Die Behandlung mit diesem Präparat hat in den USA bereits zu schweren Intoxikationen geführt. Irreführend ist dabei auch die harmlos klingende Bezeichnung »Vitamin B 17« für Amygdalin; sie wird auch bei einem hier erhältlichen Präparat verwendet.

Die meisten Vergiftungen durch Steinobstsamen kommen durch den Verzehr von *Bitteren Mandeln*, Prunis dulcis, var. amara, vor. Die Samen der *Süßen Mandel*, Prunus dulcis, var. dulcis, sind giftfrei. Die Gefährlichkeit der Bittermandel scheint nicht sehr bekannt zu sein. Im Jahr 1965 wurde bei einer Umfrage ermittelt, dass nur 16 von 100 Hausfrauen darum wussten. Dabei reichen 6 bis 10 Bittermandeln aus, ein Kind zu töten, bei Erwachsenen sind es etwa 60 Mandeln. Der bittere Geschmack dieser Mandeln wird jedoch auch den Unwissenden davon abhalten, größere Mengen zu verzehren.

Dennoch ist es zu tödlichen Vergiftungen gekommen. Ein solcher Fall (Selbstmord?) wird in »Vergiftungsfällen« aus dem Jahr 1933 mitgeteilt. Eine 26-jährige, gesunde, in glücklicher Ehe lebende Frau kommt um 12 Uhr mittags aus der Stadt nach Hause. Eine halbe Stunde später hörten Nachbarn aus der Wohnung Stöhnen. Der gleichzeitig heimkehrende Ehemann fand seine Frau neben dem Herd auf dem Fußboden liegend vor. Auf Fragen gab sie keine Antwort, schien also besinnungslos. Als der sofort hinzugezogene Arzt eintraf, hielt sie sich mit den Händen den Leib, stöhnte, machte auf Anruf die Augen auf, gab jedoch keine Antwort. Der gut fühlbare Puls zeigte eine Frequenz von 100 Schlägen pro Minute. Der Leib war überall weich und kaum druckempfindfich. Das äußere Aussehen war kaum verändert, die Gesichtsfarbe frisch. Der Arzt nahm Bauchkrämpfe infolge der bestehenden Verstopfung bzw. der am Tage vorher eingetretenen Menses an, und da der Zustand durchaus nicht bedrohlich schien, verordnete er Bettruhe und Wärmflasche auf den Leib. Nach einer halben Stunde berichtete der Mann, dass seine Frau schlecht atme, und kurz vor 3 Uhr trat der Tod unter Erscheinungen der Atemlähmung ein. Es wurde eine Sektion vorgenommen; die chemische Untersuchung des Mageninhalts brachte einen Mandelbrei zutage, in dem freie Blausäure nachgewiesen wurde.

Orfila berichtet über eine Vergiftung mit Bittermandelöl: »Ein hypochondrischer Mann von 48 Jahren nahm am 8. Februar 1819 zwei Drachmen Mandelöl; nach einigen Minuten verdrehten sich seine Gesichtszüge krampfhaft; die Augen standen nach oben, starr, und schienen aus ihren Höhlen herauszutreten, die Brust erhob sich krampfhaft, und ihre Bewegungen waren krampfhaft. Zwanzig Minuten etwa nach der Vergiftung war er ohne Bewusstsein, die Augen waren offen und starr, die Pupillen unbeweglich, der Atem röchelnd, langsam und immer seltener werdend. Der Vergiftete konnte nicht mehr schlucken. Zehn Minuten darauf folgte der Tod.«

Den höchsten Blausäuregehalt weisen die Samen der *Aprikose*, Prunus armenica, auf. Nach dem Verzehr von 20 bis 40 Samen hat man schwerste Vergiftungen festgestellt, die nur mit intensivsten therapeutischen Maßnahmen behoben werden konnten.

Anzumerken ist noch, dass auch Apfel- und Quittenkerne beachtliche Mengen an Amygdalin enthalten können, die ebenfalls Vergiftungen bewirkt haben. So hatte ein Mann eine Tasse voll Apfelkerne gesammelt und sie auf einmal verzehrt. Der Mann starb an Cyanidvergiftung. Manchmal genügt schon der Genuss unsachgemäß hergestellter Apfelschnäpse, denn diese enthalten nach der Grobdestillation immer Blausäure. Wird sie nicht durch geeignete Verfahren entfernt, muss mit Intoxikationen gerechnet werden. Auf jeden Fall sollte man bei »hausgemachten« Apfelschnäpsen Vorsicht walten lassen.

Lebensbaum, Abendländischer

Thuja occidentalis

Name: Der Name *Lebensbaum* bezieht sich auf das immergrüne Nadelkleid dieses Baums. Der Gattungsname ist vom griechischen Wort thuja abgeleitet, mit dem man ein Räucherwerk bezeichnete, das bei Opferfeuern kräftig duftete.

Vorkommen und Standort: Der Abendländische Lebensbaum ist im östlichen Nordamerika beheimatet, er wurde 1596 von dort nach Europa gebracht. In Amerika wächst er vornehmlich in feuchten Flussauen und bildet oft undurchdringliche Wälder. Bei uns wird er ausschließlich als Zierpflanze in Gärten, Parks und auf Friedhöfen angepflanzt.

Beschreibung: Es handelt sich um einen Baum aus der Familie der Zypressengewächse, der bis zu 20 Meter hoch werden kann. Die Zweige sind abgeplattet, sie bilden waagerechte Fächer; die kleinen, schuppenartigen Blätter sind in vier Reihen ziegelartig angeordnet. Die weiblichen Samenpflanzen sind zur Zeit der Samenreife hellbraun. Die männlichen Blüten stehen an den Zweigenden, sie haben schuppenförmige Staubblätter, auf deren Innenseite befinden sich die Pollensäcke.

Toxizität: Die Zweigspitzen, die Zapfen, aber auch das Holz werden als »sehr stark giftig« eingestuft.

Wirkstoffe: Hauptwirkstoff ist das ätherische Öl mit der toxischen Substanz Thujon. Daneben enthält das Öl noch Bitterstoffe und Gerbstoff. 15 bis 35 Gramm Thujon sind für den Menschen die letale Dosis.

Wirkungen: Das Thujon wirkt örtlich reizend. Nach innerer Aufnahme des Giftes zeigen sich Übelkeit, Schleimhautblutungen, Krämpfe, Durchfall mit starken Leibschmerzen und Kreislaufstörungen; auch das Zentralnervensystem wird geschädigt, der Tod erfolgt durch zentrale Lähmung.

Erste Hilfe: Magen- und Darmentleerung, Arzt aufsuchen.

Hintergründe und Geschichten

Vergiftungen kommen fast ausschließlich dann vor, wenn die Lebensbaumzweige zum Zweck der Fruchtabtreibung verwendet werden. Das Thujon ist auch deshalb so gefährlich, weil es schwere, meist tödliche Stoffwechselstörungen infolge degenerativer Veränderungen der Leber und der Nieren hervorruft. Meistens werden die Vergiftungen durch orale Gaben verursacht, es sind aber auch tödlich verlaufende Intoxikationen nach Vaginalspülungen vorgekommen.

Ein solcher Fall der Abtreibung mit Auszügen aus Lebensbaumzweigen wird in einem Bericht aus dem Institut für gerichtliche Medizin, Greifswald, beschrieben: »Im Oktober 1930 war bei der Dienstherrschaft der 24-jährigen N. N. der Verdacht aufgetaucht, dass diese schwanger wäre. Eine ärztliche Untersuchung habe angeblich keine Schwangerschaft festgestellt. Anfang Januar 1931 habe N. N. schlecht ausgesehen. Wegen einer angeblichen Erkältung habe sie in dieser Zeit häufig »Tee« getrunken. Auch habe sie in letzter Zeit einen sehr vergesslichen, abgespannten Eindruck gemacht. Am 14. 1. 1931 wurde sie bewusstlos mit Schaum vor dem Mund und röchelnd auf dem Boden liegend gefunden. Die Beine waren gespreizt, sie selbst befand sich in einem krampfhaften Zustand. Zwischen den Beinen lag ein Gummischlauch mit Ball und Ansatzstück. Es erfolgte sofortige Überführung in die medizinische Klinik Greifswald, wo eine zweitägige Beobachtung und Behandlung erfolgte. Unter weiterer Verschlechterung des Allgemeinbefindens mit Bewusstseinsverlust, Krämpfen usw. trat der Tod am 16. 1. ein. Ein noch hinzugezogener Gynäkologe hatte eine Schwangerschaft im 3. Monat festgestellt.

Bei den von der Kriminalpolizei angestellten Ermittlungen wurde beim Nachsuchen in dem Zimmer der Verstorbenen ein Paket im Gewicht von 145

Gramm mit verhältnismäßig trockenen, grüngrauen Zweigen von Thuja occidentalis gefunden. Aus hinterlassenen Briefen und einem Verhör des Liebhabers ergab sich, dass das Mädchen von Oktober an schwanger war. Auf ihre Veranlassung hin hatte der junge Mann im Dezember 1930 Thujazweige gepflückt und mitgebracht, über deren Wirkung er aber angeblich nicht informiert war. Die sich an die Obduktion anschließenden Untersuchungen ergaben einwandfrei, dass eine Thujavergiftung vorlag. Der beschriebene Fall bestätige aufs Neue, dass Thuja kein spezifisches Abtreibungsmittel sei, da trotz schwerer Vergiftung die Frucht in keiner Weise beschädigt wurde.« (»Vergiftungsfälle«)

Wichtig ist sicherlich der Hinweis, dass das giftige Thujon nicht nur im Lebensbaum vorkommt, sondern auch im *Rainfarn*, Chrysanthemum vulgare, im *Salbei*, Salvia officinalis, und im *Wermut*, Artemisia absinthium. Das Thujon ist in Alkohol gut löslich und kann somit seine toxischen Eigenschaften im Absinth, einem Wermutlikör, entfalten. In einem Kräuterbuch aus dem Jahr 1896 heißt es dazu: »Besonders in Frankreich wird das so beliebte Extrait d'absinthe daraus hergestellt, jener grünfarbige Liqueur, der, sehr mäßig und nicht als Gewohnheitsgetränk genossen, allerdings alle guten und heilsamen Eigenschaften besitzt, durch regelmäßigen und längeren oder auch unmäßigen Gebrauch jedoch nach und nach zu Stumpfheit, Unempfindlichkeit, Halluzinationen, Geistesschwäche, Irrsinn und oft zum frühen Tode führt. Frankreich verdankt diesem Getränk die meisten an Säuferwahn Leidenden.«

Auch den Kindern kann der Lebensbaum gefährlich werden. Sie kauen auf den Zapfen und Zweigen dieses Baums herum, der in ihrem Garten oder in der Nachbarschaft in Anlagen (oder Parks) wächst. Es kommt dann zu Erbrechen, Durchfall, Krämpfen und Lähmungen. Schon der Hautkontakt mit dieser Pflanze kann Entzündungen hervorrufen.

Die großen Gefahren, die vom Lebensbaum und anderen attraktiven giftigen Pflanzen wie Goldregen, Fingerhut, Tollkirsche oder Eisenhut für die Kinder ausgehen, könnten den Gedanken aufkommen lassen, all diese Gewächse auszurotten, um die Gefahren ein für alle Mal zu beseitigen. Dann dürfte man aber auch nicht vor der Kartoffel, der Gartenbohne, dem Rizinusstrauch, dem Weihnachtsstern und anderen nützlichen oder schönen Pflanzen haltmachen, die ebenfalls giftig sind. Es wäre sinnvoller, die Giftpflanzen zum Gegenstand der Umwelterziehung zu machen, um den Kindern beizubringen, dass alle Gewächse ihren festen Platz in unserer Natur haben.

Der Abendländische Lebensbaum hat in der Homöopathie eine bedeutende Anwendungsbreite. Man verwendet ihn in Auszügen bei Gicht, Rheumatismus, Neuralgien, Hautjucken, als Wurmmittel und gegen Warzen, und zwar gegen »die weiche fleischige Warze, die auf einem Stiel zu sitzen scheint« (B. Panos).

Liguster, Gemeiner *Ligustrum vulgare*

Name: Der Name *Liguster* ist vom lateinischen Gattungsnamen ligustrum (von ligare = »binden«) abgeleitet, aufgrund der biegsamen Triebe, die zur Korbflechterei verwendet wurden. Die Namen *Rainweide* und *Zaunweide* finden ihre Erklärung darin, dass die Ligusterblätter Ähnlichkeit mit den Blättern der Weiden haben. An ihre Giftwirkung erinnern die Bezeichnungen *Hundsbeere, Bocksbeere* und *Teufelsbeere.* Die Ligusterbeeren dienen den Vögeln als Nahrung, daher nannte man den Strauch *Vogelbeere.* Der schwarze Saft der Beeren brachte dem Liguster den Namen *Tintenbeere* ein, und sein hartes Holz wurde zur Herstellung von Nägeln und Rechenbögen gebraucht, daher der Name *Hartriegel, Beinholz.*

Vorkommen und Standort: Der Liguster steht neben den Gattungen Olivenbaum, Jasmin, Flieder, Forsythie und Esche in der Familie der Ölbaumgewächse. Er kommt in ganz Europa in Halbwäldern vor. Er ist zudem eine beliebte Garten- und Parkpflanze. Diese anspruchslose und abgasimmune Pflanze eignet sich vorzüglich für Schnitthecken und Einfriedungen.

Beschreibung: Der Ligusterstrauch wird bis zu 4 Meter hoch. Auf kurzen Stielen trägt er oval-lanzettliche, lederartige Blätter. Die süßlich duftenden weißen Blüten stehen in kleinen Trauben zusammen. Der kleine, bald abfallende Kelch hat einen vierzähnigen Saum. Die verwachsene Krone hat eine lange Röhre, die Krone ist sternförmig ausgebreitet (Blütezeit Mai bis August). Die kugeligen schwarzen Früchte sind erbsengroß; es sind Scheinbeeren mit je zwei Samen (Fruchtreife September bis Oktober), sie hängen bis in den Winter hinein am Strauch und dienen den Vögeln als Nahrung.

Toxizität: Blätter, Beeren und auch die Rinde des Ligusters werden in die Kategorie »giftig« eingestuft. Die heute angepflanzten Sorten gelten als »weniger giftig«.

Wirkstoffe: Die toxischen Wirkstoffe des Ligusters werden in der älteren Literatur als Ligustron und Syringin bezeichnet. Neuere Angaben über die chemische Natur dieser Inhaltsstoffe fehlen.

Wirkungen: Nach Verzehr größerer Mengen an Ligusterbeeren treten Übelkeit, Erbrechen, Durchfall, Gastroenteritis und Kreislaufstörungen auf; die Beeren haben auch hautreizende Wirkung.

Erste Hilfe: Giftentfernung durch Erbrechen, viel Flüssigkeit trinken (keine Milch, kein Salzwasser).

Die meisten Ligusterhecken werden regelmäßig geschnitten und können dann keine Blüten und Früchte ausbilden. Dennoch haben Kinder genügend Gelegenheit, die Früchte von verwilderten Büschen zu naschen. Die Giftberatungsstellen in Berlin und Zürich müssen jährlich 6 bis 7 Fälle von Ligustervergiftungen bearbeiten.

In der älteren Literatur wird des Öfteren von schweren, auch tödlich verlaufenden Vergiftungen gesprochen; Brugsch beschreibt solche Fälle:

- Ein fünfjähriges Kind, das die schwarzen Ligusterbeeren gegessen hatte, starb wenige Stunden später an Erbrechen, Koliken, Durchfall und Kollaps.
- Ein zweieinhalbjähriges Kind erlag einer Vergiftung durch Ligusterbeeren, die sich über 37 Tage hinzog.
- In zwei Vergiftungsfällen starben die Kinder unter Krämpfen.

Hintergründe und Geschichten

Der Toxikologe O. Geßner beschreibt einen Fall tödlicher Ligustervergiftung in »Vergiftungsfälle« (1943–44): »Nach einem mir zugegangenen Bericht des praktischen Arztes D. M. erkrankte das 5-jährige Kind des Arbeiters J. plötzlich an krampfartigen Leibschmerzen mit heftigem Erbrechen und wässrigem, gelblichem

Durchfall. Der Puls war beschleunigt. Die Temperatur nicht erhöht. Die vom Arzt dringend angeratene Aufnahme des Kindes in ein Krankenhaus wurde von den Eltern verweigert. Am Nachmittag desselben Tages wurde der Arzt erneut eilig gerufen, fand aber das Kind bereits tot vor.« Nach Angaben der Eltern sollte das Kind Beeren von Ziersträuchern gegessen haben, der Vater behauptete, es seien Beeren von angepflanzten Ligustersträuchern gewesen. »Was aber ganz besonders für eine Vergiftung durch Ligusterbeeren spricht, ist der Umstand, dass die beobachteten Vergiftungserscheinungen den Symptomen der Ligusterbeerenvergiftung entsprechen.« Diese Schlussfolgerungen Geßners stellt der Toxikologe Frohne infrage: Die Annahme, der Genuss von Ligusterbeeren habe den Tod des Kindes verursacht, gründet sich also im Wesentlichen auf eine doch recht unspezifische Symptomatik und auf die fragwürdige Aussage des Vaters, der sich einerseits weigerte, sein Kind in die Obhut eines Krankenhauses zu geben, andererseits aber offensichtlich Forderungen an eine Versicherungsgesellschaft stellt.

Die Erfahrungen der Giftberatungsstellen vermitteln einen ganz anderen Eindruck von der Giftwirkung der Ligusterbeeren. An 55 Fällen traten bei teils definierter Menge – 12 Beeren –, teils bei unbekannter Menge keine Symptome auf«. (Zitiert nach Frohne)

In den alten Kräuterbüchern wird auch nicht von der Giftigkeit der Ligusterbeeren gesprochen. Lonicerus empfiehlt »das im Mayen von den Blättern und Blumen gebrannte Wasser gegen Mundfäule«. Außerdem ist es »gut zu den hitzigen Gebresten, Carbunkeln und Brand. Die Blumen in Essig gebeizt und auf die Stirn gestrichen, stillen das große Hauptweh. Etliche tun die zeitigen (reifen) Beeren in roten Wein, dass er dicker und käuflicher werde. « Damals war es auch üblich, die Beeren zum Färben von Leder und Wolle zu nutzen, ebenso zur Herstellung von Tinten und Malfarben.

Maiglöckchen *Convallaria majalis*

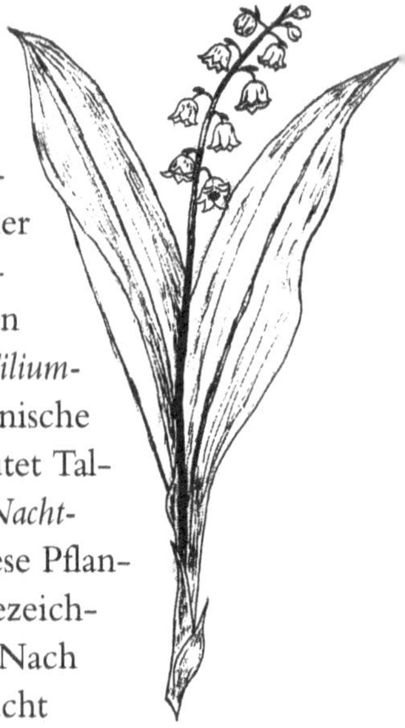

Name: Die meisten Namen des *Maiglöckchens* beziehen sich auf die Blütezeit: *Maiblume*, *Mairöschen*, *Maischellen* u. a. Aus der Bezeichnung Lilium convallum, einer älteren Bezeichnung für das Maiglöckchen (Lilie des Tals), wurden so drollige Bezeichnungen wie *Filiumfallum* oder *Liliumfallum* (der lateinische Gattungsname Convallaria bedeutet Tal-Lilie). Der Name *Nachtschatten/Nachtschaden* ist so zu erklären, dass diese Pflanze gegen die als Nachtschaden bezeichneten Krankheiten helfen sollte. Nach Brunnfelß wird das Kraut gebraucht »wider die Schäden, die die Hexen den Leuten zufügen und auf mancherlei Weise und gelegentlich des widerfahrenden Schadens nit ohn sonderliche Superstition (Aberglauben) und Magica. Wird deshalb in Sonderheit Nachtschatt genannt.«

Vorkommen und Standort: Dieses Liliengewächs ist in der gemäßigten Zone der nördlichen Halbkugel ziemlich häufig anzutreffen; es wächst am besten in schattigen Laubwäldern und unter Gebüsch, dort bilden die Pflanzen oft ausgedehnte Blumenteppiche. Das Maiglöckchen ist auch als Zier- und Schnittblume sehr beliebt.

Beschreibung: Die ausdauernde, krautige, 10 bis 20 Zentimeter hohe Pflanze hat einen kriechenden Wurzelstock, aus dem im Frühjahr ein mit zwei Laubblättern besetzter Trieb hervorwächst. Die »ausgewachsenen« Laubblätter sind lang gestreckt eiförmig; als Schattenpflanze ist das Maiglöckchen auf eine große Blattfläche angewiesen. Die kurz gestielten, weißen, sechszipfeligen Blüten sind kugelig glockenförmig und stehen in einer Traube; sie werden von einem Tragblatt geschützt und strömen einen angenehmen Duft aus, der Insekten – vor allem Bienen und Hummeln – anlockt (Blütezeit Mai bis Juni). Die Früchte sind zunächst grüne, später korallenrote, erbsengroße Beeren, die zwei bis sechs Samen enthalten (Fruchtreife August bis September). Das Maiglöckchen gehört zu den geschützten Pflanzen, das Ausgraben der Wurzelstöcke ist verboten.

Toxizität: Vor allem die Beeren, aber auch die Blüten und andere Pflanzenteile werden als »stark giftig« eingestuft.

Wirkstoffe: Hauptwirkstoffe sind die herzwirksamen Glykoside Convallatoxin, Convallosid und Convallatoxol. Der Gesamtglykosidgehalt schwankt sehr stark (0,12 bis 0,68 Prozent), er ist zur Zeit der Fruchtreife am größten. In allen Organen, aber nicht im Fruchtfleisch und den Samen, finden sich noch Steroidsaponine.

Wirkungen: Bei Berührung der Pflanze können Hautreizungen auftreten (Saponinwirkung). Die Hauptwirkstoffe haben die typische Digitaliswirkung. Werden Beeren oder andere Pflanzenteile über den Mund aufgenommen, so werden die Giftstoffe zwar nur zu 10 Prozent resorbiert, dennoch sind Übelkeit, Erbrechen, Durchfälle zu erwarten. Zudem stellen sich bald Herzrhythmusstörungen, Beklemmungen und Schwindelgefühl ein. Der Blutdruck steigt zunächst an, und der Puls beschleunigt sich. Später sinkt der Blutdruck ab, und bei verlangsamter Atmung kommt es schließlich zum Atemstillstand.

Erste Hilfe: Kohlegaben zur Giftbindung, erbrechen lassen, Verabreichung von Abführmitteln.

Hintergründe und Geschichten

In den Statistiken der Giftberatungsstellen taucht das Maiglöckchen ziemlich häufig auf. Allein im Jahr 1984 erfolgten in der Berliner Zentrale 56 Beratungen im Zusammenhang mit Convallaria-Vergiftungen, 45 davon wurden als schwere Intoxikationen klassifiziert. Brugsch berichtet über mehrere Todesfälle, hervorge-

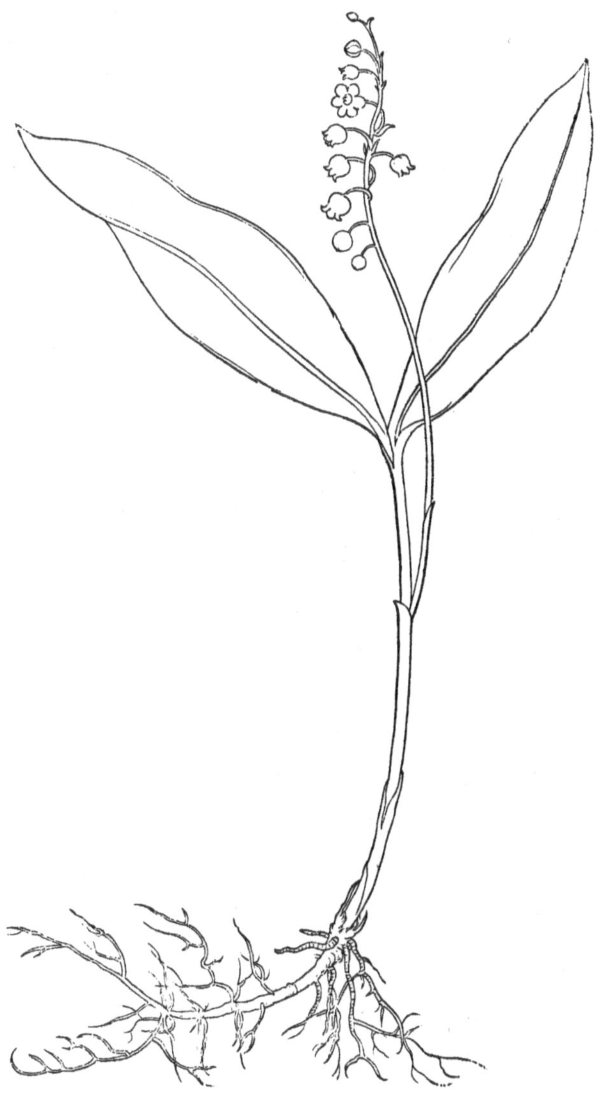

rufen durch Maiglöckchen-Extrakt; durch Kauen der Blätter und durch Trinken des Wassers, in dem Maiglöckchen eine Zeit lang gestanden hatten. Die letzte Meldung aus dem Jahr 1954 bezieht sich hierauf: »Auf tragische Weise kam in Osterburken ein dreijähriges Mädchen ums Leben. Das Kind hatte abgebrühte Stachelbeeren gegessen und anschließend aus einem Glas Wasser getrunken, in dem Maiglöckchen gestanden hatten; alle Bemühungen, das Kind zu retten, waren vergeblich.« Seit der Zeit geistert diese Meldung durch die Fachliteratur. Es ist zu vermuten, dass sie sich an die ältere Literatur anlehnt, nicht sorgfältig recherchiert wurde und deshalb auch nicht ganz ernst genommen werden kann; denn auch Tierversuche gaben keinerlei Hinweis; die diese Behauptung stützen konnten.

Das Maiglöckchen ist eine alte, auch heute noch gebräuchliche Heilpflanze. Der Gesamtextrakt wurde früher bei einer Reihe von Herzstörungen und bei allen Formen der Herzschwäche gebraucht. Wegen der starken Schwankungen des Glykosidgehalts wurden die Gesamtauszüge des Maiglöckchens in den letzten Jahrzehnten in der Medizin nicht mehr verwendet. Erst nach Erstellung standardisierter Convallaria-Präparate konnte das Maiglöckchen als Herzmittel wieder genutzt werden; die Glykoside wirken vornehmlich auf den Herzmuskel, die Präparate eignen sich besonders für Fälle nicht zu schwerer Herzschwäche. – Getrocknete Blüten sind Bestandteil des Schneeberger Schnupftabaks.

Die Herzwirkung des Maiglöckchens wurde schon früh erkannt; dazu schreibt L. Fuchs: »Der Saft aus den Blumen ist kraftig, zu stärken das Herz.« Lonicerus empfiehlt eine Weinzubereitung aus Maiblumen: »Dieser Wein macht gar gute Vernunft, hinten aufs Haupt gestrichen und vorn an die Stirn … vertreibt das Stechen ums Herz, vertreibt das Zittern der Hände und Arme, damit eingerieben. Wer sich mit dem Tau von diesen Blumen das Antlitz bestreicht, bewahrt sich eine fleckenlose Haut und gesunde Augen.« Matthiolus hielt das Maiglöckchen für ein stärkendes Mittel für »Herz und Hirn und alle edlen Teile des Körpers«.

Nachtschatten, Bittersüßer *Solarium dulcamara*

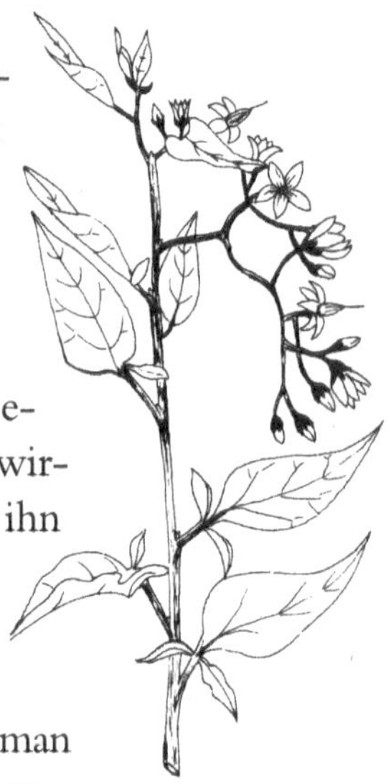

Name: Die Namen *Bittersüß* oder *Süßstoff* rühren daher, dass die Beeren dieses Nachtschattens zunächst bitter, dann süß schmecken (weil der Speichel als Enzym vom Solanin den Zuckeranteil abspaltet). Wegen der windenden Stängel heißt er – wie andere windende Gewächse – *Jelängerjelieber*. Seine Giftwirkung ist angesprochen, wenn man ihn *Wolfsbeere* oder *Hundbeere* nennt. *Mausholz* heißt diese Pflanze, weil der untere Stängelteil nach Mäusen riecht. In Friesland nennt man den Nachtschatten *Pissrauken*, da er gegen Nieren- und Blasenleiden eingesetzt wird. Die Abneigung gegen diese Pflanze kommt in den Benennungen *Stinkteufel* oder *Saurebe* zum Ausdruck. Der Gattungsname Solanum ist vom lateinischen Wort solamen = »Trost«, »Beruhigung« abgeleitet.

Vorkommen und Standort: Der Bittersüße Nachtschatten ist in Europa, Asien und Nordafrika anzutreffen. Er wächst auf feuchten, lehmigen Böden in Auewäldern, an Ufern und Wegrändern.

Beschreibung: Dieses Nachtschattengewächs bildet einen kriechenden oder auch aufrechten Strauch, der gern an anderen Pflanzen hochrankt. Er erreicht dabei eine Höhe von bis zu 2 Metern; als ausdauernde Pflanze ist er im unteren Teil verholzt. Die gestielten Blätter sind lang eiförmig, am Grund meist herzförmig, nach oben hin dreilappig. Die violette Blüte besteht aus fünf am Ende zurückgerollten Kronblättem, die am Grund zwei helle Punkte und einen gelben Staubblatt-Kegel haben. Die Blüten stehen in lang gestreckten, überhängenden Wickeln (Blütezeit Juni bis August). Aus den Blüten gehen zunächst grüne, später korallenrote, vielsamige Beeren hervor (Fruchtreife September bis Oktober); die Beeren hängen oft bis in den Winter am Strauch.

Toxizität: Alle Pflanzenteile, vor allem die unreifen Beeren, sind »stark giftig«; 30 bis 40 Beeren wirken bei Kindern tödlich.

Wirkstoffe: Hauptwirkstoffe sind die in allen Organen vorkommenden Solanin-Alkaloide (Steroide) Soladulcidin, Solasodin und Tomatidenol; dazu kommen verschiedene Saponine. Der Alkaloidgehalt ist in den reifen Früchten am geringsten, in den Blättern etwas höher und am höchsten in den grünen, unreifen Früchten. Je nach Rasse gibt es weitere Unterschiede im

Wirkstoffgehalt. Die Solanine, die sich neben dem Bittersüß auch in der Kartoffel befinden, sind, verglichen mit den Alkaloiden (Tropansäureester) der hochgiftigen Nachtschattengewächse Alraune, Bilsenkraut, Tollkirsche und Stechapfel, relativ »harmlos«; auch deshalb, weil sie nur schwer resorbiert werden und im Verdauungstrakt zu weniger giftigen Abbauprodukten umgebaut werden. Gelangen sie jedoch durch Injektion direkt ins Blut, bewirken sie eine Lähmung des Zentralnervensystems, die sofort zum Tod führt.

Wirkungen: Nach Aufnahme von Teilen des Bittersüßen Nachtschattens machen sich Trockenheit und Kratzen im Hals, Übelkeit, heftiges Erbrechen, erweiterte Pupillen, Zungenlähmung, Verlust der Sprache, schmerzhafte Durchfälle und Krämpfe bemerkbar.

Erste Hilfe: Magen- und Darmentleerung durch Erbrechen und Abführmittel, Kohlegaben.

Hintergründe und Geschichten

Während die ältere Literatur mehrere Todesfälle nach Einnahme von Bittersüß-Beeren vermeldet – bereits 10 Beeren töteten einen 11-jährigen Jungen, ein 4-jähriger Junge starb nach Genuss einer Handvoll roter Beeren des Nachtschattens –, berichtet z. B. die Berliner

Giftzentrale für die Jahre 1964–77 nur 16 Fälle von Dulcamara-Vergiftungen, bei denen nur einmal leichtere Vergiftungserscheinungen auftraten. Frohne rechnet vor, dass aufgrund tierexperimenteller Untersuchungen erst nach Verzehr von mindestens 10 unreifen Beeren einer alkaloidreichen Dulcamara-Rasse beim Menschen Vergiftungserscheinungen zu erwarten sind. Die tödliche Dosis läge dann bei 200 Beeren dieser Art. Die in den älteren Berichten genannten Vergiftungsumstände sind oft so vage, dass nicht immer mit Sicherheit eine Vergiftung mit Bittersüß angenommen werden darf. Eine Ausnahme bildet dieser Bericht aus England:

»Im August starb in England ein neunjähriges Kind nach eineinhalbtägigem Krankenhausaufenthalt trotz intensiver Bemühungen. Im Inhalt des Dickdarms wurden mikroskopisch Reste von Beeren entdeckt. Allein aus der Leber konnten 21 Milligramm Alkaloide isoliert und als Solanine identifiziert werden. Die Anamnese ergab, dass das Mädchen am Bahndamm einer stillgelegten Strecke zu spielen pflegte und während der vergangenen Woche dort mehrfach Beeren gesammelt und gegessen hatte. Neben Brombeeren wuchs dort massenhaft der bittersüße Nachtschatten.« (Zitiert nach Frohne)

In der Medizin wird Bittersüß heute als homöophatisches Mittel gegen chronische Hautleiden, Nervenschmerzen, Asthma u. a. Leiden eingesetzt. Das war früher anders; Lonicerus, der diese Pflanze Jelängerjelieber nennt, zählt eine lange Liste von Anwendungsmöglichkeiten auf: »… dient wohl den bösen Blattern und Geschwären, den zerschwollenen Brüsten; bringt sanften Stuhlgang, ist gut den Gelbsüchtigen, bringt Frauen ihre Zeit, heilet den Nieren- und Blasenstein, heilt Fisteln der Augen, hilft gegen Gicht, Husten, Wassersucht, hilft der todten Geburt heraus. Das Pulver, in einem Säckchen auf den Kopf gelegt, vertreibt den Schnupfen der Nase, item die Schuppen und den kleinen Grind auf Kopf und Bart.« Diese Pflanze war in der Zeit so begehrt, dass sie sogar in den Hausgärten angepflanzt wurde.

Nachtschatten, Schwarzer *Solanum nigrum*

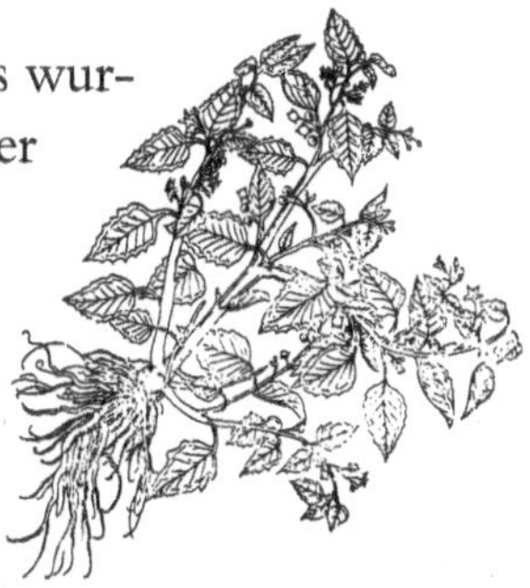

Name: Dies Nachtschattengewächs wurde ebenfalls gegen Beschwerden der Nacht (Albdrücken, Nachtmahre) als Volksmittel eingesetzt, daher nannte man es *Albkraut, Mondscheinkraut.* Als Giftpflanze erhielt sie die Bezeichnungen *Sautod, Scheißkraut, Dullbeere, Teufelskirsche.*

Vorkommen und Standort: Die Pflanze ist ursprünglich in Südeuropa und im Orient zu Hause, heute ist sie über die ganze Erde verbreitet. Sie zählt zur Unkrautflora in Hackkulturen (Rüben, Kartoffeln), kommt aber auch auf Ödland und an Wegrändern vor.

Beschreibung: Das bis zu 50 Zentimeter hohe einjährige Kraut trägt an verzweigten Stängeln ledrige, lanzettliche Blätter, entweder gegenständig oder in Quirlen. Die weiße Blüte hat Ähnlichkeit mit der Kartoffelblüte (Blütezeit Juni bis September). Die Frucht ist eine zunächst grüngelbe, später schwarze, vielsamige Beere (Fruchtreife August bis Oktober).

Toxizität: Die ganze Pflanze wird als »stark giftig« eingestuft.

Wirkstoffe: Hauptwirkstoff ist das Alkaloid Solanin; der Gehalt ist insgesamt ziemlich gering; relativ hoch ist er im Kraut. Die ausgereiften Beeren sollen giftfrei sein.

Wirkungen: Die Vergiftungserscheinungen sind dieselben wie beim Verzehr von Bittersüß. Erste Hilfe: Magen- und Darmentleerung durch Erbrechen und Abführmittel.

Hintergründe und Geschichten

Und auch hier gibt es recht widersprüchliche Angaben über Vergiftungen. In der älteren Literatur sind Todesfälle beschrieben. Dagegen ist bekannt, dass im 16. und 17. Jahrhundert der Schwarze Nachtschatten als Gemüse in den Hausgärten angebaut wurde. In Griechenland galt er noch bis in neuere Zeit als Leckerbissen. Gustav Hegi gibt die Angaben eines Inspektor Summer wieder, der beobachtet hatte, dass kriegsgefangene Russen die reifen Beeren kiloweise verzehrten, ohne Schaden zu nehmen. Ein Förster, der sich mit den Giftwirkungen der Nachtschattengewächse befasste, aß 25 Beeren dieser Pflanze ohne negative Folgen.

Andererseits wird aber durch die Jahrhunderte bis in die heutige Zeit von Vergiftungen bei Mensch und Tier berichtet. Hier ein Beispiel: »Ein zehnjähriges Mädchen wurde mit der Diagnose Bewusstlosigkeit unklarer Genese in unsere Station eingewiesen. Die begleitende Mutter verneinte auf Befragen jegliche Möglichkeit einer Vergiftung. Die ältere Schwester des Mädchens gestand nach ernstlichen Vorhaltungen der Mutter, unsere Patientin hätte am Tage vorher 15 bis 20 schwarze Beeren gegessen. Die überbrachte Pflanze erwies sich als Schwarzer Nachtschatten. Unerklärlich blieb der ständige Wechsel zwischen ausgesprochener Schlafsucht und starker Unruhe unserer Patientin. Des Rätsels Lösung erfolgte am nächsten Tag durch das Kind selbst. Es hatte nach Genuss der Beeren Übelkeit und starke Kopfschmerzen verspürt und deshalb 4 bis 6 Schlaftabletten genommen.« (Zitat nach Frohne)

Beschrieben wird auch der Tod eines Jungen, der die Beeren des Schwarzen Nachtschattens gegessen hatte und wenige Stunden später starb; ein anderes Kind erlag einer Nachtschattenvergiftung, die man zunächst nicht als solche einordnen konnte; ein fast dreijähriges Kind verschluckte 6 bis 8 Beeren des Schwarzen Nachtschattens und erkrankte an Brechdurchfall und Krämpfen; zwei dreieinhalbjährige Mädchen hatten Blätter dieser Pflanze gegessen, die Folgen waren erweiterte Pupillen und Halluzinationen. (Nach Brugsch)

Der Schwarze Nachtschatten ist ein häufig vorkommendes Unkraut, daher ist auch mit zahlreichen Tiervergiftungen zu rechnen. Betroffen sind vor allem Pferde, Rinder und Schweine, wenn deren Futter hohe Nachtschattenanteile enthält.

In der Medizin werden Auszüge aus dieser Pflanze lediglich in der Homöopathie verwendet bei Tobsuchtsanfällen, Krämpfen und Epilepsie. Früher setzte man sie bei Neuralgien und als Sedativum ein.

Die alten Kräuterheiler empfahlen den Schwarzen Nachtschatten vorwiegend zur äußeren Anwendung bei Geschwüren, Grind, Ohrensausen, Hauptweh und Podagra. Innerlich wurde er gegen Magengeschwüre, Leber- und Darmleiden eingesetzt; auf die Gefährlichkeit einer solchen Verwendung wurde nicht hingewiesen.

Oleander *Nerium oleander*

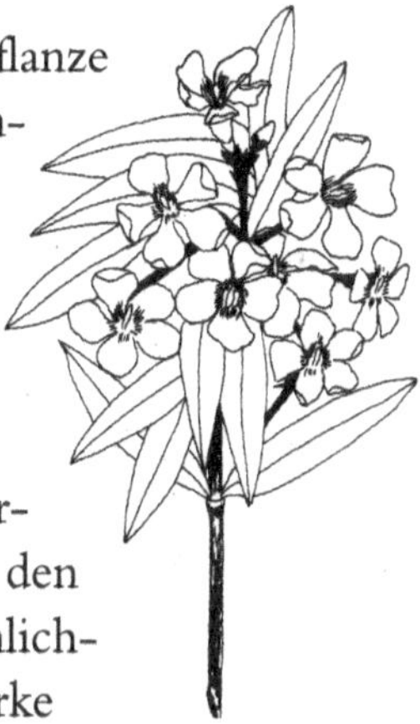

Name: Der deutsche Name dieser Pflanze ist vom lateinischen Artnamen oleander abgeleitet. Daraus sind auch die volkstümlichen Abwandlungen entstanden: *Lojander, Leander, Orleander.* Im Namen Oleander steckt das griechische Wort ola = »zum Ölbaum gehörend«, da die Oleanderblätter eine gewisse Ähnlichkeit mit den Ölbaumblättern aufweisen. Die Ähnlichkeit mit Lorbeerblättern und der starke Duft seiner Blüten brachten ihm den Namen *Rosenlorbeer* ein. Lonicerus nennt den Oleander *Unholdenkraut,* um seine Giftigkeit zu unterstreichen. Der Gattungsname Nerium enthält das griechische Wort für »feucht« und weist auf den Standort des Oleanders hin.

Vorkommen und Standort: Der Oleander steht in der Familie der Hundsgiftgewächse, der auch so berühmte Vertreter wie Strophantus (Strophantin) und Rauwolfia angehören, die als herzwirksame Heilmittel große Bedeutung erlangten. Der Oleanderstrauch stammt aus dem Mittelmeerraum, er wird heute in Mitteleuropa als Topf- und Kübelpflanze kultiviert.

Beschreibung: Der Oleander kann als Strauch, manchmal auch als Baum eine Höhe von 5 Meter erreichen. Seine immergrünen Blätter stehen meist zu dritt in Wirteln; sie sind lanzettlich-spitz, am Rand leicht eingewölbt und mit einer dicken Schutzschicht überzogen. Der Oleander blüht den ganzen Sommer über. Die großen Blüten stehen in Trugdolden, sie waren ursprünglich weiß, in verschiedenen Zuchtsorten kann man heute weiße, rote, fleischfarbene, organgefarbene und gelbe, stark duftende Blüten bewundern. Auf einem trichterförmigen Kelch sitzt die Krone, die mit fünf schiefen Zipfeln versehen ist. Die Frucht ist eine Balgkapsel, die einzelnen Samen sind mit einem Federkopf ausgestattet, der die Verbreitung der Samen durch den Wind erleichtert.

Toxizität: Alle Pflanzenteile des Oleanders werden als »sehr stark giftig« eingestuft. Auch der Honig aus Oleanderblüten kann giftig sein; 8 bis 10 Samen sind für einen Erwachsenen tödlich.

Wirkstoffe: Hauptwirkstoffe sind herzwirksame Glykoside, in den Samen fand man 28 davon, darunter Strospesid, Digistrosid, Oleandrin.

Wirkungen: Nach Aufnahme der Giftstoffe wird der Mund gefühllos, es folgen Übelkeit, Erbrechen, Krämpfe und Herzrhythmusstörungen; der Tod tritt nach Atemlähmung nach 2 bis 3 Stunden ein.

Erste Hilfe: Kohlegabe, Erbrechen auslösen, Abführmittel. Sofort ins Krankenhaus.

Hintergründe und Geschichten

Als Giftpflanze ist der Oleander seit langem bekannt; schon Theophrastus, Plinius und Galen beschrieben ihn. Dioscorides sagt von ihm, dass seine Blumen und Blätter »den Mauleseln, Hunden, Eseln und vielen anderen vierfüßigen Tieren ein tödliches Gift« sind und auch »das kleine und schwache Vieh, als Schaf und Geißen, sterben daran, auch wenn sie nur Wasser trinken, da die Blätter darin eingeweicht sind«. Dennoch empfiehlt er den Oleander als Arznei gegen den Schlangenbiss. Lonicerus schreibt: »Ist schädlich und giftig in Leib gebraucht, dann er tötet Menschen und Vieh.«

Seit 170 Jahren wird eine Meldung kolportiert, nach der 14 Soldaten Napoleons vergiftet wurden, nachdem sie Fleisch gegessen hatten, das an frisch geschnittenen Oleanderspießen geröstet worden war; sieben Soldaten starben daraufhin. Aus Amerika wird berichtet, dass noch heute ähnliche Vergiftungen vorkommen, wenn Autofahrer an den Highways in Florida oder Kalifornien von den Oleanderbüschen Zweige abbrechen, die sie an Grillabenden als Spieße verwenden.

In der Heimat des Oleanders – im Mittelmeergebiet – wurden viele Vergiftungen durch diese Pflanze bekannt. Dort wurde er als Abtreibungsmittel eingesetzt, was des Öfteren zu tödlichen Unfällen führte. Zudem bedienten sich die jungen Männer bei der Musterung der herzwirksamen Kräfte des Oleanders, um vor der Militärkommission eine Herzkrankheit zu simulieren und so vom Soldatendienst freizukommen. L. Lewin berichtet von einem Soldaten, der mithilfe von Oleander Malaria vortäuschen wollte, um entlassen zu werden. Er bekam hohes Fieber, litt unter starken Leibschmerzen, Blutharnen und Diarrhoe und verstarb nach eineinhalb Tagen. Übergewichtige Mädchen kauten Oleanderblätter in der Hoffnung auf eine schlanke Figur; das hatte des Öfteren katastrophale Folgen für die Gesundheit.

Aus Italien werden aus den 1920er- und 30er-Jahren mehrere schwere Intoxikationen bei Frauen gemeldet, die versucht hatten, mit Auszügen aus Oleanderblättern die menstruale Blutung in Gang zu bringen. Eine der Frauen behauptete das jedenfalls. Sie gab an, dass ihre Menstruation seit einigen Monaten ausgesetzt habe, und es sei ihr geraten worden, den Aufguss zu trinken, wahrscheinlich zu Abtreibungszwecken. Die Frau musste den Abtreibungsversuch mit dem Leben bezahlen. Eine 22-jährige Frau hatte, angeblich irrtümlich, eine Abkochung von Oleanderblättern getrunken. Es kam zu schmerzhaftem, unstillbarem Erbrechen mit großer Schwäche. Nach 15 Stunden trat der Tod ein. (»Vergiftungsfälle«)

Aus neuerer Zeit berichtet Brugsch über einige Vergiftungen durch Oleander bei Kindern: Ein zweijähriges Kind, das zwei Hände voll Oleanderblättern aß, wurde schwer krank; zwei Jungen wurden nach dem Genuss der bitteren Samen stark benommen, mit blutigem Schaum vor dem Mund und heftigem Erbrechen.

Orfila kannte einen Herrn Labautius, der ihm erzählte, eine Person musste sterben, weil sie sich in ein Schlafzimmer eingeschlossen hatte, wo Blumen von Oleander standen. Zu ergänzen ist noch, dass ein solch stark giftiges Gewächs auch zu Mord- und Selbstmordzwecken herangezogen wurde.

Noch heute haben Oleandervergiftungen für die toxischen Beratungsstellen eine gewisse Bedeutung. Schwere Vergiftungen werden allerdings nicht gemeldet. Man muss davon ausgehen, dass der bittere Geschmack der Herzglykoside davon abhält, größere Mengen von dieser Pflanze zu verzehren; auch wird durch das meist spontan eintretende Erbrechen die Resorption des Giftes verhindert.

In der Kräutermedizin spielte der Oleander wegen seiner schon lange bekannten Giftwirkung keine Rolle. Lonicerus nennt die Pflanze Leander oder Unholdenkraut, das zwar »lustig und holdselig« anzuschauen sei, dann aber stellt er klipp und klar fest: »… ist schädlich und giftig in Leib gebraucht, denn es tötet Menschen und Vieh.«

Heute werden standardisierte Oleanderpräparate, die aus den Blättern gewonnen werden, als herzwirksame Droge bei Herzinsuffizienz verordnet. Die Glykoside zeigen eine allgemeine Herzwirkung, ähnlich wie der Fingerhut, die Wirkung erfolgt jedoch schneller, hat aber eine geringere Intensität; zudem wird ihnen eine starke diuretische Wirkung zugeschrieben. Als Herzmittel wird der Oleander dann verwendet, wenn eine Anregung der Wasserausscheidung notwendig ist.

Oleander birgt für alle Pflanzenfresser ein gefährliches Gift, vor allem Pferde reagieren empfindlich darauf; in Indien heißt der Oleander deshalb »horse killer«. Auch Esel, Ziege und Schaf, ebenfalls Kaninchen und Hase sind gefährdet. In Südeuropa wird der Strauch von Weidetieren geflissentlich gemieden.

Pfaffenhütchen *Euonimus europaeus*
(auch *Evonimus europaeus*)

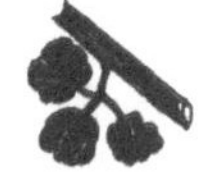

Name: Die Namen *Pfaffenhütchen* oder *Pfaffenkäppchen* werden vom Vergleich der Früchte dieser Pflanze mit dem Barett der katholischen Geistlichen hergeleitet. Auch der Vergleich mit Tierhoden bot sich an: *Hundshoden, Hahnhoden*. Der Name *Spindelbaum* geht auf die Verwendung des harten Holzes für Spindeln zurück. Einen Hinweis auf die Giftigkeit dieser Pflanze gibt der Name *Lüsbeeri* (Lausbeere). Der Gattungsname stammt aus dem Griechischen und bedeutet »guter Name«; das kann jedoch nur ironisch gemeint sein, denn außer ihrer Giftwirkung hat diese Pflanze eigentlich nichts aufzuweisen.

Vorkommen und Standort: Dieses Spindelbaumgewächs ist in ganz Europa und in weiten Teilen Asiens verbreitet; es wird von alters her auch als Zierpflanze in vielen Formen kultiviert. Wild wächst das Pfaffenhütchen in Wäldern, Gebüschen und Hecken auf feuchten, humosen Böden.

Beschreibung: Der sparrige Strauch wird 2 bis 6 Meter hoch, seine vierkantigen Zweige tragen gegenständige, lanzettliche, bis zu 8 Zentimeter lange Blätter mit gesägtem Rand; oberseits sind sie grün, unterseits heller; im Herbst zeigen sie eine schöne Blattfärbung. Die gelblich grünen Blüten stehen in Trugdolden in den Blattachseln (Blütezeit Mai bis Juni). Die Früchte reifen bis zum Herbst heran und bleiben fast den ganzen Winter am Strauch. Es handelt sich um vierlappige Kapseln mit je einem weißen Samen, der von einem orangefarbenen Samenmantel umgeben ist.

Toxizität: Alle Teile der Pflanze, vor allem die Frucht, werden als »stark giftig« eingestuft. Mehr als 30 Früchte sind für den Menschen die tödliche Dosis.

Wirkstoffe: Für die Giftwirkung werden herzwirksame Digitaloide und Alkaloide verantwortlich gemacht (Evobiosid, Evomonosid, Bitterstoffe).

Wirkungen: Vergiftungserscheinungen treten oft erst 16 Stunden nach der Aufnahme der Früchte oder anderer Pflanzenteile auf. Sie äußern sich in Übelkeit, Koliken und heftiger Diarrhöe, Herzrhythmusstörungen, Kollaps; der Tod tritt in Bewusstlosigkeit ein.

Erste Hilfe: Zur Giftentfernung Kohlepulver verabreichen, erbrechen lassen, viel Flüssigkeit aufnehmen lassen, Abführmittel einsetzen.

Hintergründe und Geschichten

Nach den Erfahrungen der toxikologischen Beratungsstellen kommen Vergiftungen in neuerer Zeit seltener vor. Die auffälligen Früchte reizen jedoch immer wieder Kinder, davon zu naschen. Somit werden auch in Zukunft Fälle wie diese vorkommen:

- Bei einem dreijährigen Mädchen kam es drei Stunden nach Einnahme der Früchte zu Erbrechen und Bauchschmerzen.
- In zwei Fällen wurde nach Verabreichung eines starken Brechmittels unzerkauter Samen erbrochen, sonst unauffälliger Verlauf.
- Ein Erwachsener starb, nachdem er 36 Früchte gegessen hatte.

Dieser Fall ereignete sich im Jahr 1854 und betraf einen 43-jährigen Mann, der abends 18 Pfaffenhutsamen, im Volksmund »Brechkörner« genannt, einnahm, um Erbrechen herbeizuführen. Als die beabsichtigte Wirkung nicht eintrat, nahm er am nächsten Morgen weitere 18 Samen zu sich. Er erkrankte kurze Zeit danach an furchtbaren Leibschmerzen, heftigen blutigen Durchfällen, Kälte der Glieder, Ohnmacht und Krämpfen. Der hinzugezogene Arzt traf den Kranken zwar noch bei Bewusstsein, aber völlig erschöpft und mit eiskalten Extremitäten, heftigen Leibschmerzen und flüssigen, blutigen

Stuhlentleerungen. Beim Aufrichten des Kranken stellten sich sofort tetanische Erscheinungen und bald darauf der Tod ein. (Bandlin)

In Posen starben im Jahr 1874 zwei Kinder, 4 und 6 Jahre alt, die Euonimusfrüchte gegessen hatten. Die Kinder starben, doch ließ sich nicht sicher entscheiden, ob die Vergiftung die Todesursache war, da sie am zweiten Tag, nachdem das Erbrechen fast ganz aufgehört hatte, zusätzlich an Diphterie erkrankten. Im Jahr 1942 erkrankte ein siebenjähriges Mädchen nach dem Abendessen unter anhaltendem, starkem Erbrechen und Durchfall schwer. Es hatte vorher Beeren des Pfaffenhütchens gegessen. Das Mädchen schlief die ganze Nacht über fast gar nicht. Am nächsten Morgen soll es bewusstlos gewesen sein und fantasiert haben. Es wurde ins Krankenhaus eingeliefert und machte einen schwer kranken Eindruck; es war kurzatmig und sah verfallen aus. Der Puls war weich, die Herzaktion stark beschleunigt. Am ersten Behandlungstag erbrach das Kind noch mehrere Male und entleerte durchfällige Stühle. Es bestand anfangs Somnolenz im Wechsel mit notorischer Unruhe. Nach elf Tagen konnte das Kind in gutem Allgemeinzustand entlassen werden. (Nach »Vergiftungsfälle«)

In der Medizin finden heute Auszüge aus der Frucht des Pfaffenhütchens nur noch selten Verwendung als herzwirksames Mittel. In den alten Kräuterbüchern wird diese Pflanze nicht als Heilpflanze behandelt. Lonicerus beschreibt in seinem Kräuterbuch von 1557 das Äußere der Pflanze ausführlich, bemerkt dann aber: »Von dieses Baumes Kraft und Wirkung zu des Leibes Gebrechen ist mir nichts bekannt.« – Der Saft der Früchte wurde zum Blondfärben der Haare genutzt, und das Pulver der getrockneten Früchte diente der Ungezieferbekämpfung.

Rizinus *Ricinus communis*

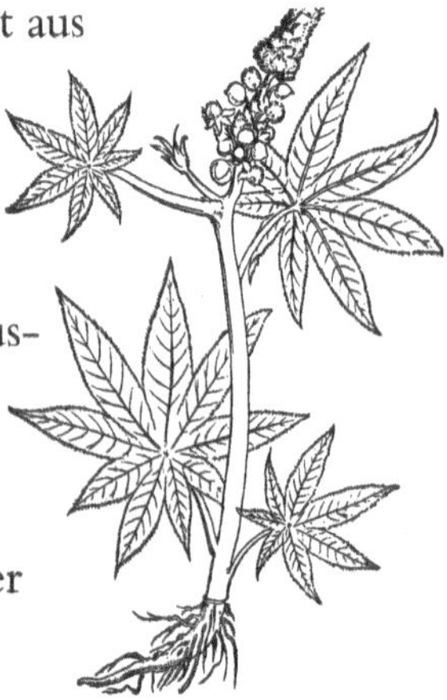

Name: Der Name *Rizinus* kommt aus dem Lateinischen und bedeutet »Zecke«, »derweil sein Same sich mit der Zecke vergleicht«. Davon leitet sich auch die Bezeichnung *Zeckenkörner* für den Rizinus-Samen ab. Der Name Wunderbaum erklärt sich nach L. Fuchs so: »Wunderbaum ist er genannt worden der Ursach halben, dass er in einer kurzen Zeit wunderbarlich hoch über sich selbst schießt, dass er einem Baum gleich wird.« Auch die Namen *Palma Christi* oder *Christuspalme* dürfte sich auf seine Wuchsform beziehen.

Vorkommen und Standort: Die Heimat des Rizinusstrauches ist in Indien oder im tropischen Afrika zu suchen, als Kulturpflanze wird er heute in allen tropischen Ländern angebaut, als Zierpflanze sogar in unseren Breiten.

Beschreibung: Der ausdauernde, nicht winterfeste Rizinusstrauch ist ein Wolfsmilchgewächs. In Mitteleuropa wird er etwa 3 Meter hoch, in den Tropen erreicht er Höhen bis zu 13 Metern. Die großen wechselständigen Blätter sind handförmig geteilt, und zwar in fünf, sieben oder neun oval-spitze, gezähnte Lappen. Die Blüten stehen in endständigen Rispen, die weiblichen oben, die männlichen unten, sie werden von den Seitensprossen übergipfelt (Blütezeit Juli bis August). Die großen Früchte sind weich-stachelig, die sehr auffälligen Kapseln umhüllen drei fast ovale, gefleckte Samen, die einen warzigen Anhang tragen (Fruchtreife September bis Oktober).

Toxizität: Die Rizinus-Samen werden als »sehr stark giftig« eingestuft. Das Rizinusöl ist giftfrei. 5 bis 6 Samen sind für Kinder, 10 bis 20 Samen für Erwachsene tödlich.

Wirkstoffe: Hauptwirkstoff ist das Ricin, ein Toxalbumin, das in hohem Maße die Fähigkeit hat, die roten Blutkörperchen zu agglutinieren; die Blutkörperchen werden zur Gerinnung gebracht, und es entsteht ein klares Serum.

Wirkungen: Wenige Minuten nach dem Verzehr der Samen macht sich ein heftiges Brennen im Mund bemerkbar; Übelkeit und Schwindel folgen. Es kommt zur Gastroenteritis mit blutigem Erbrechen und heftigem Durchfall; Niere und Leber werden geschädigt; der Tod tritt als Folge eines Kreislaufkollapses ein.

Erste Hilfe: Sofort erbrechen lassen, Kohlegaben, ins Krankenhaus.

Hintergründe und Geschichten

Rizinus-Samen gaben wiederholt Anlass zu Massenvergiftungen bei Kindern. Weil diese Samen einen angenehmen, nussartigen Geschmack haben, werden sie von Kindern, die um ihre Giftigkeit nicht wissen, gegessen. Brugsch berichtet:

- 1869 wurden in Boston 70 Kinder, unter ihnen einige tödlich, vergiftet, als sie Rizinus-Samen gegessen hatten.
- Zwei 10-jährige Zwillingsbrüder, die sich Rizinus-Samen auf einem heißen Ziegelstein rösteten und dann von den geschälten Samen 8 bis 9 verspeisten, boten über vier Tage einen schweren toxischen Krankheitszustand mit blutschleimiger Gastroenteritis, Anfällen von Kopfschmerz, kaltem Schweiß und Kreislaufschwäche.
- Ein 10-jähriges Mädchen, das 10 bis 12 Rizinus-Samen zum Abführen (!) einnahm, zeigte schwere Vergiftungserscheinungen mit Gastroenteritis, Benommenheit, schwerer Prostation (hochgradige Erschöpfung) und Nephritis.
- Ein Kind, dem als Hausmittel 6 bis 10 zerquetschte Rizinus-Samen mit Milch eingegeben wurden, fand nach 5 Tagen den Tod.

E. Stahl weist in der »Deutschen Apothekerzeitung« vom 31.3.1977 darauf hin, dass Rizinus-Samen in jeder Samenhandlung in Tüten zu je 8 bis 10 Samen (eine für Kinder tödliche Dosis) zu haben sind. Auf den Samentüten findet sich kein Hinweis auf die Giftigkeit des Inhalts. »Dies ist eine grobe Fahrlässigkeit, die möglicherweise auf Unkenntnis der Vertreiber zurückzuführen ist.«

Die hohe Toxizität des Ricins, das schon in geringsten Mengen tödlich wirkt, macht dieses Gift auch für Anschläge à la James Bond brauchbar. So geschehen beim Mord an einem 49-jährigen Exil-Bulgaren, den Journalisten Georgi Markov, im Jahr 1978. »Nach Aussage von Frau Markov stand ihr Ehemann an einer Bushaltestelle, als er plötzlich einen leichten Stich am rechten hinteren Oberschenkel verspürte. Während er sich umsah, bemerkte er einen Fremden, der seinen Regenschirm senkte, sich entschuldigte und unverzüglich in einem Taxi verschwand. Wenige Stunden danach wurde er krank, bekam hohes Fieber. Am dritten Tag nach diesem ›Unfall‹ verstarb Georgi Markov im St.-James's-Hospital. Bei der Autopsie fand man unterhalb der Wunde im rechten Schenkel eine metallene Kugel von der Größe eines Stecknadelkopfes. Sie bestand aus Platin/Iridum, hatte einen Durchmesser von 1,52 Millimetern, besaß zwei winzige Hohlräume von insgesamt 0,28 Millimetern zur Aufnahme des Giftes. Das bedeutet, dass dem Ermordeten bestenfalls eine Menge von ca. 250 Milligramm appliziert worden sein konnte. Eine solch geringe Menge ist natürlich nicht mehr nachweisbar, aber bei Beurteilung aller Umstände kann nach Auffassung der Experten nur Ricin als Gift infrage kommen.« (Zitiert nach Frohne)

Abdülkadir-Lüfti berichtet über einen Vergiftungsfall aus Balikesir im Nordwesten der Türkei aus dem Jahr 1924. Ein 24-jähriger Mann aß 15 bis 20 Samen. Nach zwei Stunden stellten sich Übelkeit, Erbrechen und Magenschmerzen ein, später kamen Durchfälle hinzu. Die Beschwerden hielten bis zum nächsten Morgen an, hinzu traten allgemeine Abgeschlagenheit und Schwäche, sodass der Patient in die Klinik eingewiesen wurde. Das Befinden blieb während mehrerer Tage schlecht. Nach 12 Tagen erfolgte unter ständigem Blutdruckabfall der Exitus.

Berichte aus jüngerer Zeit bestätigen, dass Vergiftungen mit Rizinus-Samen längst nicht der Vergangenheit angehören: »Am 31.3.1958 wurden an einer Debrecener Schule 10 Kinder mit Rizinus-Samen-Vergiftung in unsere Klinik eingeliefert. Aus der Anamnese ging hervor, dass die Rizinus-Samen von einem der Schüler als ›ausländische Nüsse‹ in die Schule mitgebracht worden waren. Die Zahl der verzehrten Rizinus-Samen schwankte zwischen einem halben und sechs. Der Schweregrad der Vergiftung stand im Allgemeinen mit der Zahl der verzehrten Samen im Zusammenhang …«

»Im September 1974 wurden vier Patienten, die 2 bis 10 Samen gegessen hatten, in die Polyklinik Umberto I zu Rom eingewiesen. Durch eine intensive 13-tägige Behandlung konnte das Leben aller gerettet werden. ›Aber selbst ein einziger Same kann eine tödliche Vergiftung verursachen, wie es kürzlich einem Kind in Italien passierte.‹« (Zitiert nach Frohne)

Der Rizinuestrauch ist eine alte Kulturpflanze; er wurde schon von den alten Ägyptern zur Ölgewinnung angebaut. In ägyptischen Gräbern, die älter als 4000 Jahre sind, fanden Archäologen Rizinus-Samen. Das Öl wurde von den Ägyptern sehr oft gebraucht – als Haaröl oder als Abführmittel, ob man nun Verstopfung hatte oder nicht; manche sollen sich einer Abfuhrkur freiwillig bis zu dreimal im Monat unterzogen haben.

Heute werden in der Medizin keineswegs die Samen, sondern allenfalls das Öl noch in wenigen Fällen als Abführmittel eingesetzt. Der Same enthält 45 bis 55 Prozent fettes Öl; für medizinische Zwecke darf nur kaltgepresstes Öl zum Einsatz kommen. Es ist ein dünndarmwirksames Abführmittel, das nur in solchen Fällen verordnet werden sollte, wo eine schonende, aber gründliche Entleerung des Darms angesagt ist, z. B. bei Vergiftungen, auf keinen Fall bei chronischer Verstopfung.

Der größte Teil der Weltproduktion an Rizinusöl (ca. 8,8 Millionen Tonnen) wird für technische Zwecke verwendet (Schmieröl); früher wurde es auch als Brenn- und Lampenöl gebraucht. Beim Kaltpressen des Samens gelangt kein Ricin ins Öl, es bleibt im Presskuchen, der aber nicht verfüttert werden darf, sondern allenfalls als Düngemittel Verwendung finden kann.

Lonicerus beklagt, dass der Rizinusstrauch bei uns »nur ein Spektakel und Lust in den Gärten ist, und wird auch darum in denselben angepflanzt, dieweil er die Maulwürf vertreibt«. Dabei könnten die Samen dieses Strauches viel mehr leisten. Nach seiner Meinung »können 30 Zeckenkörner zerstoßen und eingetrunken den Magen purgieren und reinigen, sie führen Wasser und Gallen durch den Stuhlgang und oben durch Erbrechen aus. Es ist aber gedachte Purgation sehr mühselig.« Eine solche Purgation dürfte wohl kein Patient überlebt haben.

Sadebaum *Juniperus sabina*

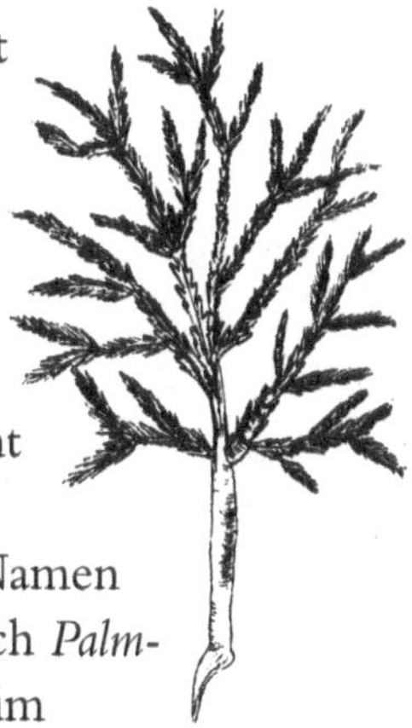

Name: Der Name *Sadebaum* ist nicht volkstümlich, er wurde von Linné gewählt, weil dieser Baum im Land der Sabiner als Heilpflanze genutzt wurde. Die gängigeren Namen *Sevenbaum* oder *Sebenbaum* sind an den lateinischen Artnamen angelehnt und wurden vielfach abgewandelt: *Sefenbaum*, *Seffenbaum*, *Söbenbaum*. Namen wie *Sevipalme*, *Sevelpalme* oder einfach *Palmbaum* weisen auf seine Verwendung im Palmbusch hin, der zu Palmsonntag in den katholischen Kirchen geweiht wurde. Benennungen wie *Stinkwacholder* und *Giftwacholder* erinnern an die unangenehmen Eigenschaften dieses Baums, der dem Wacholder ähnlich sieht.

Vorkommen und Standort: Dieses Zypressengewächs ist heimisch in Süd- und Mitteleuropa und in Nordasien; bei uns wird es angepflanzt, kommt aber auch wild oder verwildert vor, hauptsächlich auf trockenen, sonnigen Standorten.

Beschreibung: Der dem Wacholder verwandte immergrüne, verzweigte Strauch wird 1 bis 3 Meter hoch. Die Zweige sind dicht mit Schuppen besetzt. Zwischen diesen Schuppen stehen zu dritt im Quirl spitze Nadeln. Die ganze Pflanze strömt einen unangenehmen Geruch aus, der besonders beim Zerreiben der Schuppen deutlich wird. Die Blüten sind zumeist zweihäusig, die männlichen Blüten sind 2 Millimeter lange, eiförmige gelbe Zapfen; die weiblichen Blüten sind noch kleiner und von grünlicher Farbe (Blütezeit April bis Mai). Die blau bereiften Beerenzapfen sind etwa erbsengroß.

Toxizität: Hauptwirkstoffe sind die Terpenderivate Sabinen, Sabenylacetat und Thujon im ätherischen Öl des Sadebaums.

Wirkungen: Nach Einnahme dieser Giftstoffe machen sich zunächst Reizwirkungen auf Magen, Darm und Niere bemerkbar; es folgen Übelkeit, Erregung, Herzrhythmusstörungen, Gebärmutterkrämpfe mit Abort. Der Tod tritt nach höheren Dosen durch zentrale Lähmung in tiefer Bewusstlosigkeit ein. Das Öl ist stark hautreizend.

Erste Hilfe: Giftentfernung durch Kohlegaben oder Erbrechen, Zufuhr großer Flüssigkeitsmengen.

Hintergründe und Geschichten

In der Praxis der Beratungszentralen spielt der Sadebaum noch immer eine gewisse Rolle; sie vermelden: Ein eineinviertel Jahre altes Kind aß von den Schuppenblättern und zeigte keine Symptome; ein zweijähriger Junge hatte von den Früchten gegessen und bekam ein mäßiges Herzjagen.

Schwere Vergiftungen, sogar mit tödlichem Ausgang, waren in der Vergangenheit recht häufig, als der Sadebaum noch ein wichtiges Abtreibungsmittel war. Obwohl man um die tödlichen Gefahren wusste, die von den Zweigspitzen des Sadebaums ausgingen, griff man durch die Jahrhunderte immer wieder auf diese Zweige zurück, wenn unerwünschte Schwangerschaften die Frauen in Not brachten.

Dioscorides empfiehlt den Sadebaum gegen Hautkrankheiten, betont aber auch: »Ziehen die Geburt heraus, zum Zäpfchen gemacht und von unten beigebracht oder der Dampf davon empfangen.«

Lonicerus wettert: »Es brauchen dieses Kraut all die unzüchtigen Weiber, die Empfängnis der Geburt zu verhindern. Weil aber solcher Gebrauch gottlos ist, wollen wir ihn verschweigen.« Den Hartleibigen und Verstopften aber gibt er diesen Rat: »Wer gern zu Stuhl wollt gehen und hat große Arbeit mit Drücken und mag doch nichts schaffen, der siede Sevenbaum in Essig und Wein, lass den Dampf unten in den After, es hilft.«

Die Warnungen vor dem Gebrauch des Sadebaums als Abtreibungsmittel wurden immer wieder in den Wind geschlagen. Namen wie Jungfernpalme, Jungfrauenrosmarin, Kindsmord und Mägdebaum beweisen, dass man damals fest von der abtreibenden Wirkung dieser Pflanze überzeugt war.

Noch Ende des 18. Jahrhunderts schreibt ein Göttinger Professor vom Einsatz des Sadebaums in der Abtreibungspraxis: »Wenn ich in Schwaben aufs Land reiste und an einem Dorfgarten vorbeikam, in welchem ich einen Sevenbaum sah, so wusste ich aus vielen Fällen, dass der Garten dem Barbier oder der Hebamme gehörte. In welcher guten Absicht mag wohl der Sevenbaum gepflanzt worden sein? Betrachtet man die Bäume, so sind sie gewöhnlich der Krone beraubt und verkrüppelt, weil sie so oft gerupft, auch mitunter bestohlen werden.« (Zitat nach Levin)

Die Bemühungen der Bader und Hebammen waren jedoch nur selten von Erfolg gekrönt, die genaue Dosierung der Sadebaumauszüge war so schwierig, dass mit Todesfällen gerechnet werden musste. L. Lewin untersuchte 32 in der Literatur beschriebene Abtreibungsfälle mit Sadebaumöl; er fand heraus, dass 13 Frauen dabei starben, in 11 Fällen trat ein Abort nicht ein.

Die Geschichte überliefert auch einen Mord, der mit Sadebaum-Extrakten ausgeführt wurde. Ludwig XI. von Frankreich (1423–1483) ließ im Kampf um den Königsthron seinen schärfsten Rivalen, den Grafen Armagnac, umbringen. Damit nicht genug, auch die hochschwangere Frau des Grafen musste ein giftiges Gebräu trinken, das in der Hauptsache aus Sadebaum-Auszügen bestand. Damit wurde nicht nur ein künftiger Thronanwärter beseitigt, sondern auch die Gräfin erlitt einen qualvollen Tod.

Einige Fälle von Abtreibungen wurden auch aktenkundig. So schrieb der Bürgermeister von Geravia (Gera?) am 24.3.1656 an die medizinische Fakultät in Leipzig, »dass der Apotheker Johann Eylenbergk vor Gericht bekannt hat, dass er einer unverheirateten Frau, welche über ausbleibende Menstruation klagte, ohne Wissen des Arztes ein Mittel gegeben habe. Das Rezept liegt bei, es enthält Juniperus sabina und Sennesblätter. Am Tage, nachdem die Frau das Mittel zum ersten Mal genommen hatte, gebar sie ein totes Kind, welches sie heimlich in einer Ackerfurche versteckte.«

Im Volksglauben galt die Pflanze als Abwehrmittel gegen Hexen und war deshalb früher auch häufig in der Nähe von Wohnungen und Stallungen zu finden. Ein Segensspruch aus dem Jahr 1727 deutet darauf hin, dass man mit dem Sadebaum sogar die »angezauberte verlorene Manneskraft« wiedererlangen könne: »Gang du, wann du willt schlafen gehen, in ein läufig Wasser und stand darin bis an das verloren Glied und nimm Wasser und spritz es über dich aus und das dreimal und darnach lass den Harn laufen in deine Hand und spritz auch den über dich aus und sprich: ›In Harn und Blut bin ich geboren, all Zauber und Hexerei sind an mir verloren.‹ Hans, oder wie du heißt, schau du, dass das Wasser auf und nicht ab (?), und leg Sadepalmen in die Schuh, so wird dir geholfen.«

Die aus der gleichen Familie stammende *Virginische Zeder, Juniperus virginiana*, wird ebenfalls als »sehr stark giftig« eingestuft. Der aus Amerika stammende Baum wird bei uns als Zierbaum angepflanzt. Der bis zu 12 Meter hohe, immergrüne Baum oder Strauch hat abstehende Äste; die Blätter sind schuppenartig und vorn scharf zugespitzt. Die Blüten sind ebenfalls unscheinbar, die Beerenzapfen stehen aufrecht und sind blau bereift.

Im ätherischen Öl der Zeder findet man Sabinen, Pinen und Limonen; Letzteres steht im Verdacht, Krebs zu erzeugen. Nach Einnahme des Öls kommt es zu Krämpfen, Atemnot und bei größeren Dosen zum Tod in Bewusstlosigkeit. Erste Hilfe wie beim Sadebaum.

Schierling, Gefleckter *Conium maculatum*

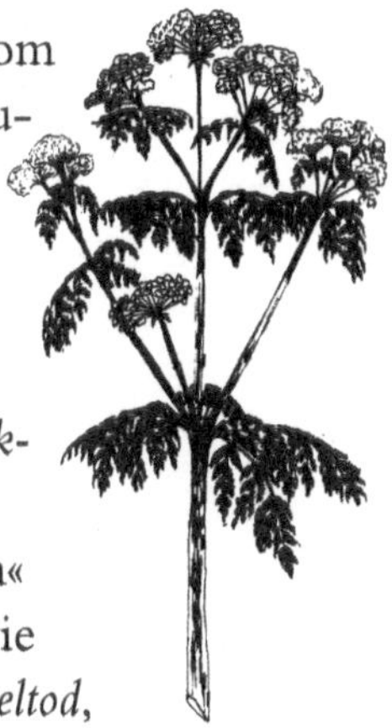

Name: Das Wort *Schierling* ist wohl vom altnordischen scarn oder scharn herzuleiten, das so viel wie »Mist« bedeutet, ein Hinweis auf den unangenehmen Geruch des Schierlings. In Schleswig-Holstein heißt die Pflanze heute noch *Dung*, andernorts *Stinkkraut*. Auch eine Ableitung aus dem altnordischen Wort scern für »Schirm« (Doldenblüte) ist möglich. Namen wie *Wüterich*, *Würglin*, *Teufelspetersilie*, *Vogeltod*, *Tollkerbel* und *Bangenkraut* weisen auf die starke Giftwirkung dieser Pflanze hin. Im Gattungsnamen Conium steckt das griechische Wort für »Kreisel«, weil man sich nach Verzehr der Pflanze wie ein Kreisel drehen soll.

Vorkommen und Standort: Der Gefleckte Schierling ist in ganz Europa, Nordafrika, Asien und Amerika verbreitet. Bei uns wächst er vornehmlich an Zäunen, Mauern, auf Schutt und auf Ödland.

Beschreibung: Das Doldengewächs erreicht eine Wuchshöhe von mehr als 2 Metern. Der runde, blau bereifte, unten gefleckte, hohle Stängel trägt kräftig grüne, lanzettliche Blätter, die zwei- bis dreifach gefiedert sind. Die kleinen weißen Blüten mit fünf verkehrt herzförmigen Kronblättern stehen in großen Dolden (Blütezeit Juni bis September). Die eiförmigen Früchte weisen wellig gekerbte Rippen auf (Fruchtreife August bis Oktober). Die ganze Pflanze riecht unangenehm nach Mäuseharn.

Toxizität: Alle Pflanzenteile werden als »sehr stark giftig« eingestuft, beim Trocknen nimmt der Giftgehalt nur langsam ab.

Wirkstoffe: Hauptwirkstoffe sind die Alkoloide Coniin und Conicein. Der Gesamtalkaloidgehalt beträgt in der Pflanze kurz vor der Reife 2 Prozent, in den Samen 3 Prozent.

Wirkungen: Das Piperidin-Alkaloid Coniin hat neben der Nicotinwirkung auch eine Curarewirkung. Es wird schnell durch die Schleimhäute und sogar durch die Haut aufgenommen. Zunächst machen sich Brennen im Mund und Lähmung der Zunge bemerkbar. Nach einiger Zeit erfolgt eine aufsteigende Lähmung, beginnend in den unteren Extremitäten, begleitet von Kälte und Gefühllosigkeit. Schließlich erfolgt der Tod durch Atemlähmung bei vollem Bewusstsein. Der griechische Dichter Aristophanes beschreibt die Wirkung des Schierlingsgiftes so: »Der Weg durch Schierling zum Hades ist kalt und winterlich, rasch erstarren die Beine.«

Erste Hilfe: Erbrechen lassen oder Kohlegaben zur Bindung der Alkaloide, sofort ins Krankenhaus.

Hintergründe und Geschichten

Seitdem das Coniin nicht mehr im amtlichen Arzneibuch als zugelassene Droge aufgeführt ist, sind Vergiftungen mit diesem Alkaloid kaum noch vorgekommen, und auch die Giftmörder bedienen sich nicht mehr dieser Droge. Schierlingsvergiftungen, die heute noch registriert werden, beruhen zumeist auf Verwechslung der Schierlingswurzel mit der Wurzel der Pastinak, des Meerrettichs oder der Petersilie; auch werden manchmal die Anis- und Fenchelsamen mit denen des Schierlings verwechselt. Man kann jedoch feststellen, dass durch Schierling oder andere giftige Wurzelfrüchte keine Vergiftungen mehr vorkommen, vor allem wenn es sich um »Doppelgänger« beim Wildgemüse handelt – denn wer sammelt heute noch Wildgemüse?

In der Beratungsstelle Berlin wurden im Jahr 1984 drei Vergiftungsfälle mit Schierling registriert. Hier noch einige andere Vergiftungsfälle aus neuerer Zeit:

- Ein zweieinhalbjähriges Mädchen, das vom Wurzelstock des Schierlings gegessen hatte und zwei Stunden später bei lebhafter Gesichtsrötung und stark erweiterten Pupillen erkrankte, überlebte.

– Ein achtjähriges Mädchen, das von der Wurzel des Schierling aß und besinnungslos mit röchelnder Atmung gefunden wurde, erlag der Vergiftung.
– Ein elfjähriger Junge, der unter klonischen Krämpfen bei völliger Bewusstlosigkeit plötzlich erkrankt war, hatte Schierling gegessen, wie die späteren Untersuchungen ergaben. Sein Spielkamerad wurde drei Stunden nach der Giftaufnahme Opfer der Vergiftung.
– In einer Familie, in der Schierling statt Petersilie zur Zubereitung einer Mahlzeit genommen wurde, erkrankten mehrere Personen, wobei zwei Kinder Opfer der Vergiftung wurden (nach Brugsch).

In einem »Noth- und Hülfsbüchlein« aus dem Jahr 1798 heißt es: »Man hat Exempel, dass ganze Haushaltungen ums Leben gekommen sind, welche im Frühjahr grünen Kräuterkohl gegessen und aus Versehen solchen Schierling darunter genommen hatten. Zwey Geistliche hatten die Wurzel, an Fleisch gekocht, gegessen. Wie nun das Gift wirkte, bildete sich der eine in der Wut ein, er sey eine Gans, und stürzte sich in den nächsten Teich. Der andere riss alle Kleider vom Leibe, und suchte sich auch im Wasser von der inwendigen Hitze abzukühlen. Man holte sie wieder heraus, und brauchte die besten Mittel. Sie blieben aber alle beide gelähmt und starben nach zwey Jahren.«

Im alten Griechenland war der Schierling Mord- und Hinrichtungsmittel. Eine solche Hinrichtung beschreibt

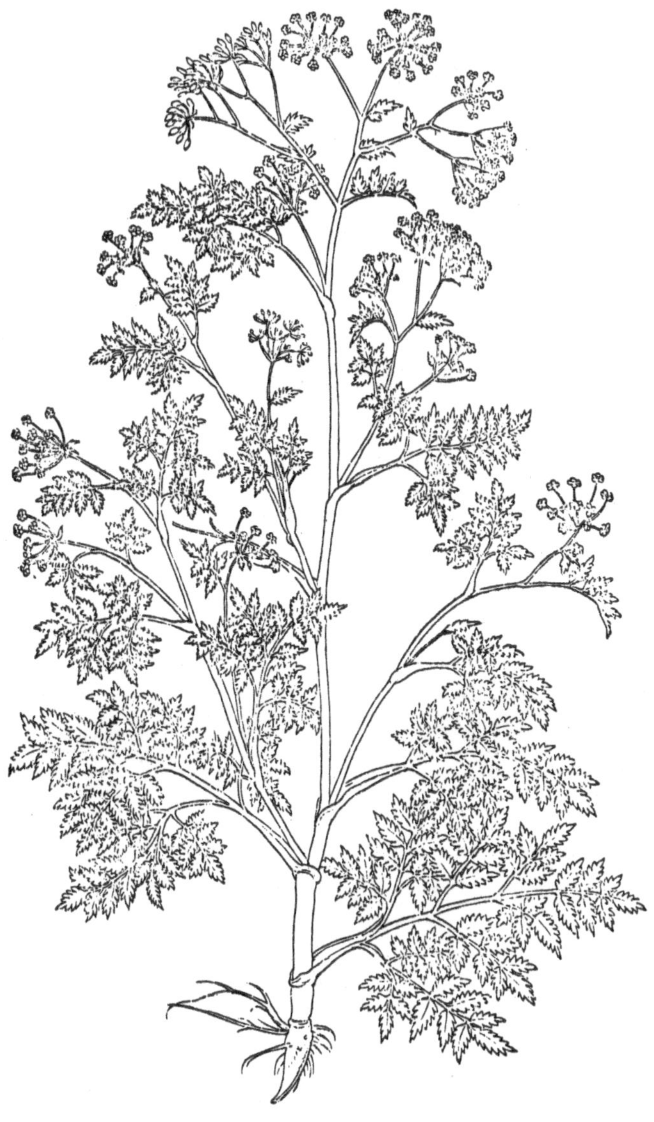

der griechische Philosoph Platon (427–347 v. Chr.) im »Phaidon«. Im Jahr 399 wurde Sokrates, der Lehrer Platons, zum Tode verurteilt; er wurde der Obrigkeit gefährlich, da er das Individuum für gleichberechtigt gegenüber dem Staat erklärte und den mündigen Bürger forderte. Das war schon damals lebensgefährlich. Platon schreibt:

»Als nun Sokrates den Menschen (gemeint ist der Henker) sah, sprach er: ›Wohlan, Bester, denn du verstehst es, wie muss ich es machen?‹ – ›Weiter nichts‹, sagte er ›als, wenn du getrunken hast, herumgehen, bis dir die Schenkel schwer werden, und dann dich niederlegen, so wird es schon wirken.‹ … Und wie er das gesagt hatte, setzte er an, und ganz frisch und unverdrossen trank er aus. … Er aber ging umher, und als er merkte, dass ihm die Schenkel schwer wurden, legte er sich gerade hin auf den Rücken; denn so hatte es ihn der Mensch geheißen. Darauf berührte ihn ebendieser, der ihm das Gift gegeben hatte, von Zeit zu Zeit und untersuchte seine Füße und Schenkel. Dann drückte er ihm den Fuß stark und fragte, ober er es fühle; er sagte ›Nein.‹ Und darauf die Knie, und so ging es immer höher hinauf und zeigte uns, wie er erkaltete und erstarrte.

Darauf berührte er ihn noch einmal und sagte, wenn ihm das ans Herz käme, dann würde er hin sein. Als ihm nun der Unterleib ganz kalt war, da enthüllte er sich, denn er lag verhüllt da, und sagte, und das waren seine letzten Worte: ›O Kriton, wir sind dem Asklepion einen Hahn schuldig, entrichte ihm den und versäume es ja nicht!‹ – ›Das soll geschehen‹, sagte Kriton. ›Sieh aber zu, ob du noch etwas zu sagen hast.‹ Als Kriton das fragte, antwortete er aber nicht mehr, sondern bald darauf zuckte er, und der Mensch deckte ihn auf; da waren seine Augen gebrochen. Als Kriton das sah, schloss er ihm Mund und Augen.«

In Griechenland wurde der Schierling, meist zusammen mit Opium, das die Lähmungserscheinungen erträglicher machte, vom Staat auch als Selbstmordmittel ausgegeben. So wird aus der griechischen Kolonie Massalia (Marseille) berichtet, dass die Behörde den Schierlingssaft an solche Mitbürger ausgab, die gute Gründe beibringen konnten, aus denen sie ihrem Leben ein Ende machen wollten. Ähnliches wird von der Insel Cea gemeldet. Dort bestand die Sitte, »dass sehr alte Leute beiderlei Geschlechts, die für die Tätigkeit und für das Genießen unfähig geworden waren, sich selbst durch Gift töteten … solche Alten, denen ihre Körper- und Geisteskräfte nicht mehr verstatteten, dem Gemeinwesen nützlich zu sein, hätten sich einander zu einem Gastmahle oder zu einem festlichen Opfer eingeladen und bei dieser Zusammenkunft, bekränzt, den Schierlingsbecher geleert« (L. Lewin). Plinius rechtfertigte später diese Selbstmorde: »Wozu hat unsere Mutter Erde Gift in großer Zahl hervorgebracht, wenn der Mensch in seiner Qual sich ihrer nicht bedienen sollte?«

Viele Nutztierarten sind durch den Schierling stark gefährdet. Rinder reagieren auf den Verzehr dieser Pflanze mit einer Stoffwechselstörung, die einen enormen Appetit provoziert. Ziegen und Schafe scheinen weniger empfindlich zu sein. Schweine zeigten schon nach der Aufnahme geringer Mengen Vergiftungserscheinungen. Wenn tragende Sauen den Verzehr von Schierling überleben, kommen Ferkel mit Missbildungen zur Welt. Im Allgemeinen meiden Tiere allerdings den Schierling; nur die Kröte soll unter ihm wohnen und sich dort mit Gift vollsaugen.

In der Medizin wurde der Gefleckte Schierling bis in unser Jahrhundert verwendet. Er diente in Form von Umschlägen und Einreibungen als schmerzstillendes Mittel bei Gicht, Nervenschmerzen und Geschwüren.

Dioscorides beschreibt in seinem Kräuterbuch exakt die Symptome einer Schierlingsvergiftung; er empfiehlt Schierling lediglich zur äußeren Anwendung. Dabei schreibt er ihm folgende Wirkung zu: »Das Kraut mit seinen Zippen gestoßen und wie ein Pflaster über das Gemächt gelegt, verhindert und vertreibt die unkeuschen Träume, das Gemächt aber wird unkräftig und schwach.«

Die Nachfolger des Dioscorides beschreiben ähnliche Anwendungen. Die Pflanze wurde gern in den Klostergärten angebaut, um Nonnen und Mönchen zu helfen, ihrer Fleischeslust Herr zu werden. Es wurde schon erwähnt, dass der Schierlingssaft die männlichen

Geschlechtsteile bis zur Bedeutungslosigkeit schrumpfen lässt. Der gleiche Saft »auf die Brust der Frauen gelegt als Umschlag, bringt bei Wöchnerinnen die Milch zum Versiegen, bei Jungfrauen verhindert er die volle Entwicklung der Brüste, und bei älteren Frauen erblühen mit seiner Hilfe die welkenden Brüste zu früherer Schönheit«.

Den Zauberkundigen war der Schierling eine echte Hexenpflanze. Er war zudem Bestandteil der Hexen- oder Flugsalben. Welche Bedeutung allerdings die Pflanze für diese Salben hatte, ist nicht völlig geklärt. Experimentell konnte nachgewiesen werden, dass sie, in genau abgemessener Menge in die Haut eingerieben, das Gefühl des Fliegens hervorrufen konnte. Dass die Hexen dieses Gift auf noch ganz andere Weise gebrauchten, geht aus vielen Protokollen der Hexenprozesse hervor. Die Folterknechte erpressten nach Anweisungen der Inquisitoren Geständnisse, nach denen die Hexen den Männern die Zeugungskraft nahmen. Sie schlichen sich nachts in die Schlafstuben, bestrichen das männliche Geschlechtsteil mit Schierlingssaft – und das reichte, ihnen die Manneskraft zu nehmen. Die Verfasser des »Hexenhammers«, einer Schmähschrift aus dem Jahr 1487, die die Hexenverfolgung mächtig vorantrieb, waren sogar davon überzeugt, dass der Schierling und andere »erschlaffende Kräuter« in der Hand der Hexe in der Lage waren, die männlichen Geschlechtsorgane ganz und gar wegzuzaubern.

Schneeball, Gemeiner *Viburnum opulus*

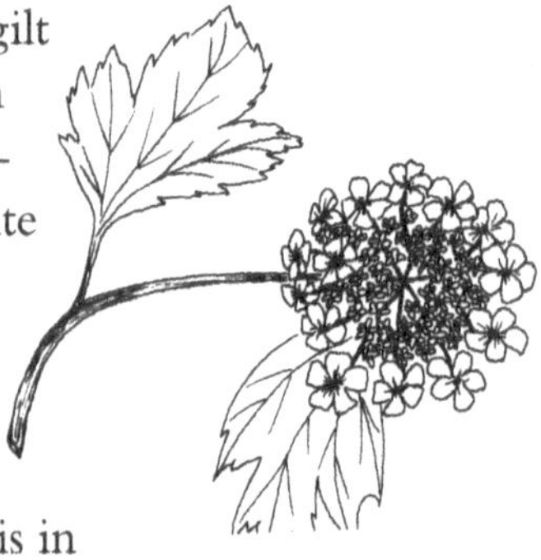

Name: Der Name *Schneeball* gilt besonders für die Gartenform dieser Pflanze. Seine Ähnlichkeit mit dem Holunder brachte ihm den Namen *Wasserholder* ein. Die Benennung *Gansepatken* bezieht sich auf die Form seiner Blätter. Wegen seiner roten Beeren, die oft bis in den Winter hinein am Strauch hängen, bekam er die Namen *Blutbeer*, *Glasbeere* und *Drosselbeerstrauch*. Die Zugehörigkeit zu den Geißblattgewächsen verdeutlicht der Name *Geißenball* und seine Giftigkeit der Name *Schlangenbeere*.

Vorkommen und Standort: Dieses Geißblattgewächs ist in Europa und Teilen Asiens zu Hause. Es steht vereinzelt in Auewäldern oder Gebüsch, auf nährstoffreichen, meist schweren Böden; es wird auch in Gärten angepflanzt.

Beschreibung: Der Strauch erreicht eine Höhe von 3 Metern und ist mit dünnen Zweigen besetzt. Die gegenständigen Blätter ähneln denen des Ahorns, sie sind buchtig gezähnt, ihre Unterseite ist flaumig behaart. Die weißen, duftenden, fünfzähligen Blüten stehen in reich verzweigten, kugeligen Trugdolden. Die größeren Randblüten sind steril, sie haben lediglich die Aufgabe, Insekten anzulocken (Blütezeit Mai bis Juni). Die scharlachroten Steinbeeren hängen lange am Baum und dienen den Vögeln als Nahrung (Fruchtreife September bis Oktober).

Toxizität: Beeren, Blätter und Rinde werden als »giftig« eingestuft.

Wirkstoffe: Hauptwirkstoff ist der Bitterstoff Viburnin, dessen chemische Struktur noch nicht erforscht ist. Andere Autoren nennen Saponine und Diterpene als toxische Wirkstoffe.

Wirkungen: Aus neuerer Zeit gibt es keine Meldungen über Vergiftungen mit Schneeballfrüchten, auch wenn Kinder diese Beeren immer wieder probieren und besorgte Eltern bei den Giftberatungsstellen anfragen (in der Beratungsstelle Berlin in 15 Jahren 43 solcher Beratungsfälle). Die Inhaltsstoffe sollen jedoch nach Angaben in der älteren Literatur bei Kindern häufiger Durchfall, Erbrechen und Übelkeit verursacht haben. Diese Beobachtungen treffen wohl nur auf unreife Beeren zu, zumal bekannt ist, dass die reifen Beeren verschiedener Viburnum-Arten zu Konfitüren verarbeitet oder auch roh gegessen werden.

Die Rinde des Gemeinen Schneeballs wird als krampflösendes Mittel bei Menstrualbeschwerden noch heute eingesetzt. Über den Gebrauch dieser Pflanze als Heilmittel wird in den alten Kräuterbüchern nur wenig berichtet. Bekannt ist, dass Aufgüsse aus der Pflanze in der Volksmedizin als Gurgelwasser gegen Mund- und Halserkrankungen gebraucht wurden. Die Früchte mussten auch als Abführmittel herhalten, machmal mit drastischen Folgen. Im Übrigen dienten die biegsamen und dennoch festen jungen Triebe als Ladestöcke oder als Pfeifenrohre.

Erste Hilfe: Magen- und Darmentleerung.

Schneebeere, Weiße *Symphoricarpos albus*

Name: Die leuchtend weißen Beeren sind bei Kindern als Wurfgeschosse sehr beliebt: Wird der »Gegner« getroffen, zerplatzen die Beeren mit einem leichten Knall, daher nennt man sie *Knallerbsen* oder *Knallbeeren*. Der Gattungsname Symphoricarpos kommt aus dem Griechischen und bedeutet etwa »dicht gedrängt stehende Früchte«.

Vorkommen und Standort: Der Strauch stammt aus dem westlichen Nordamerika, seit langer Zeit wird er bei uns als Zierstrauch angepflanzt, er kommt auch verwildert vor.

Beschreibung: Die Schneebeere gehört ebenfalls in die Familie der Geißblattgewächse. Der Strauch wird bis zu 2 Meter hoch, seine rutenartigen Zweige tragen gegenständige, elliptische bis runde, ganzrandige Blätter. Die kleinen, glockigen, weiß-rosa Blüten stehen meistens in kurzen Ähren (Blütezeit Juni bis August). Am auffälligsten an diesem Strauch sind im Herbst die weißen Früchte. Es sind kugelige, schwammige Beeren mit fester Außenhaut, die im Inneren einen Fruchtkern tragen. Die Beeren hängen bis in den Winter hinein am blattlosen Strauch.

Toxizität: Die Beeren werden als »giftig« eingestuft.

Wirkstoffe: Hauptwirkstoffe sind Saponine und einige andere unbekannte, stark reizende Substanzen.

Wirkungen: Werden die Beeren in größerer Anzahl gegessen, können sich Übelkeit, Erbrechen und Durchfall einstellen. Im Übrigen sind die Erfahrungen, die man mit der Toxizität der Beeren gemacht hat, recht widersprüchlich; sie reichen von giftig bis essbar, wenn auch geschmacklos.

Erste Hilfe: Nur nach Aufnahme größerer Mengen an Beeren Magen- und Darmentleerung durch Erbrechen und Abführmittel.

Hintergründe und Geschichten

Die Erfahrungen der toxischen Beratungsstellen vermitteln den Eindruck, dass erst nach Verzehr von 3 bis 4 Beeren mit Vergiftungserscheinungen zu rechnen ist. Immerhin ist die Zahl der Beratungsfälle ziemlich hoch. Die Berliner Zentrale meldete für die Jahre 1967–78 immerhin 141 Beratungsfälle, die mit der Schneebeere im Zusammenhang standen. Wenn die Gefährlichkeit der Schneebeere sehr betont wird, bezieht man sich wahrscheinlich auf den dramatischen

Bericht eines Arztes aus dem Jahr 1885: »Vor einiger Zeit wurde ich aufgefordert, vier Kinder einer Familie zu behandeln, die alle unter Brechreiz, Durchfall und Verwirrtheit litten bei nachfolgender Bewusstlosigkeit. Sie erholten sich alle, jedoch entkam eines nur mit knapper Not dem Tod, und über den Zustand der anderen drei war ich alles andere als beruhigt. Das Erbrochene ließ keinen Zweifel daran, dass sie große Mengen Schneebeeren gegessen hatten.« (Zitiert nach Frohne)

Schöllkraut, Gemeines *Chelidonium majus*

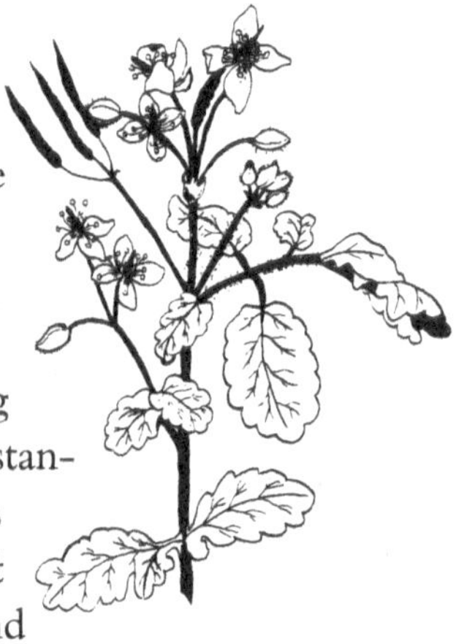

Name: Aus dem lateinisch-griechischen Chelidonium (chelidon = »Schwalbe«) wurde schon im Althochdeutschen scheliwurz, schellewurz und später *Schellwurz*, *Schellkraut* und *Schöllkraut*. Die Beziehung zur Schwalbe kam dadurch zustande, dass Plinius herausfand, das Schöllkraut blühe mit Ankunft der Schwalben im Frühjahr und verblühe im Herbst bei ihrem Abflug. Da die Pflanze Milchsaft führt, hieß sie auch *Milchkraut*, *Hexenmilch* und *Trudenmilch*. Wegen der goldgelben Blüten nannte man es *Goldkraut* und *Goldwurz*. Das Schöllkraut galt als sehr giftig, daher der Name *Giftblume*, *Teufelskraut* und *Hexenkraut*. Als Heilpflanze wurde dieses Kraut gegen Warzen, Haut- und Augenleiden eingesetzt. Und so entstanden die Namen *Warzenkraut*, *Krätzekraut* und *Schwalbenkraut*.

Vorkommen und Standort: Das Schöllkraut gehört in die Familie der Mohngewächse, es kommt in Mitteleuropa sehr häufig vor und wächst vornehmlich an Mauern und Zäunen, auf Schuttplätzen und an Wegrändern.

Beschreibung: Der bis zu 80 Zentimeter hohe Stängel treibt jedes Jahr aus einem verästelten Wurzelstock neu aus, er ist ebenso wie die Blätter mit einzelnen weichen Haaren besetzt. Die wechselständigen Blätter sind an der Basis gefiedert und nach oben hin fiederspaltig, ihre Unterseite ist blaugrün gefärbt. Die goldgelben Blüten mit vier Kronblättern stehen in wenigblütigen, lockeren Dolden (Blütezeit April bis September). Die langen, schotenartigen Kapseln ohne Scheidewand umschließen zahlreiche eiförmige, schwarze Samen (Fruchtreife August bis Oktober). Alle Teile der Pflanze führen einen gelben Milchsaft, der bei Verletzung der Pflanze austritt.

Toxizität: Die ganze Pflanze, vor allem aber der Milchsaft, wird als »stark giftig« eingestuft. Die Giftwirkung geht beim Trocknen der Pflanze verloren.

Wirkstoffe: Hauptwirkstoffe sind Alkaloide, von denen inzwischen 21 isoliert wurden. Dem Chelerythrin scheint die größte Bedeutung zuzukommen, daneben kommt Chelidonin und Sanguinarin eine zentral beruhigende und schwach narkotische Wirkung zu.

Wirkungen: Die Gesamtwirkung der Alkaloide stellt sich folgendermaßen dar: Nach innerlicher Aufnahme zeigen sich zunächst Brennen in Mund und Rachen, Übelkeit, Erbrechen und blutiger Durchfall. Es folgen

Benommenheit, Krämpfe und schließlich der Tod im Kollaps. Bei Hautkontakt können sich Entzündungen mit Geschwürbildung ergeben.

Erste Hilfe: Giftbindung mithilfe von Kohlegaben, Erbrechen, Abführmittel, Hautblasen steril abdecken.

Hintergründe und Geschichten

Die »brennende Schärfe« und die »ätzende Wirkung« des bitter schmeckenden Milchsaftes des Schöllkrauts wird von manchen Autoren bestritten. Auch die schweren Vergiftungen bei innerer Aufnahme werden infrage gestellt, obwohl man sich immer wieder auf einen in der Literatur beschriebenen Fall einer tödlichen Vergiftung beruft. Der Physikus H. Koopmann schreibt in »Vergiftungsfälle«: »Der am 23.5.1932 geborene Knabe H. C. befand sich am 27.4.1936 mit seinen Geschwistern im Wald. Sie aßen dort Sauerampfer und andere (?) Gräser. H. C. erwachte am 28.4. mit Kopfschmerzen und zeigte Schlafbedürfnis. Um 14.30 Uhr traten Erbrechen und Durchfall auf, der Junge kollabierte, war benommen und hatte hohes Fieber. Unter der Diagnose ›Verdacht auf Schöllkraut-Vergiftung‹ wurde er dem Barmbeker Krankenhaus überwiesen.« Der Junge starb trotz ärztlicher Versorgung am 29.4., kurz vor 1.00 Uhr im Kreislaufkollaps. Die Sektion ergab allerdings keinen Hinweis auf eine Schöllkrautvergiftung. Lediglich die Untersuchung des Darminhalts brachte als Ergebnis: »… ein Auszug aus dem Dünndarminhalt zeigte im ultravioletten Licht ein stark gelbes Aufleuchten.« – und das reichte für die Annahme, »dass höchstwahrscheinlich eine Schädigung (Vergiftung) durch Schöllkraut vorliegt«.

Schöllkrautvergiftungen kommen selten vor. Erwiesen ist jedoch, dass das Reinalkaloid eine schwach beruhigende und schmerzstillende Wirkung hat und den Kreislauf beeinflusst; das Chelerythrin ist für die Wirkung auf die Haut und die Schleimhäute verantwortlich; in großen Dosen kann es zentral lähmend wirken.

Der auffallend gelbe Milchsaft machte dieses Kraut als Heil- und Zauberpflanze interessant. Nach der Signaturenlehre wurde er wegen seiner gelben Farbe gegen Gelbsucht und andere Leber- und Gallenleiden eingesetzt. Die alten Kräuterheiler empfahlen den Saft gegen Augenleiden; sie hatten beobachtet, dass »die alten Schwalben den Jungen, wenn sie blind werden, das Gesicht mit diesem wiederbringen«. Die Ärzte der berühmten Salerner Medizinschule dichteten:

»Schellkraut ist für die Augen gesund,
das wird uns von den Schwalben kund.«

Hildegard von Bingen (1098–1179) unterstreicht die Giftigkeit des Schöllkrauts: »Denn es hat ein so scharfes und herbes Gift in sich, dass es dem Menschen keine Gesundheit verleihen kann, denn wenn es irgendwie den Menschen Gesundheit gäbe, würde es ihm auf andere Weise innerlich größte Krankheiten verleihen.«

Fünfhundert Jahre später preist Lonicerus das Schöllkraut »gegen dunkle Augen, Aussatz, Gelbsucht, Grimmen, Wunden, Bermutterleiden (Gebärmutterleiden), Fieber, Räude« u. a., ohne mit einem Wort seine Toxizität zu erwähnen.

Der zeitgenössische Kräuterheiler Mességué dagegen hält das Schöllkraut für höchst giftig, wenn es innerlich gebraucht wird. Äußerlich angewandt heilt es Augenentzündungen und Hühneraugen (»sie schmelzen buchstäblich dahin«). In Kompressen auf den Bauch gelegt, ist es das beste Mittel gegen Würmer.

Erst neuerdings wird dieser alten Heilpflanze wieder mehr Beachtung geschenkt. Man kann die Gesamtwirkung des Schöllkrauts so umschreiben: Es wirkt zentral beruhigend; Bronchien und Darmtrakt werden entkrampft; der Blutdruck wird erhöht und die Herzkranzgefäße erweitert. Es wurde sogar versucht, Auszüge aus dem Schöllkraut gegen Krebs einzusetzen, da Chelidonin ein Mitosegift und somit Tumorhemmstoff ist. Sein Einsatz hat jedoch schon zu schweren Vergiftungen geführt. Schöllkraut darf als Giftdroge nur mit größter Sorgfalt und nur nach Rücksprache mit dem Arzt verwendet werden; Schöllkraut-Präparate sind ohnehin verschreibungspflichtig. Die Gefahren, die von dieser Pflanze ausgehen, halten gewisse Kräuterweiber nicht davon ab, das Schöllkraut bei Leukämie und bei Hautkrebs zu empfehlen. Gute Dienste soll es außerdem hei Hühneraugen, Warzen und unheilbaren Flechten tun. Man kann den Saft sogar in die Augen träufeln, und grauer Star und Hornhautflecken verschwinden auf wunderbare Weise. Auch bei Hämorrhoiden, Stechen und Schneiden beim Harnen und bei Ohrensausen hat es sich bewährt. Wer all diese Empfehlungen ernst nimmt, wird mit dem Schöllkraut sicherlich seine Überraschungen erleben (die unmöglichen Ratschläge stammen von Maria Treben).

Seidelbast, Gemeiner *Daphne mezereum*

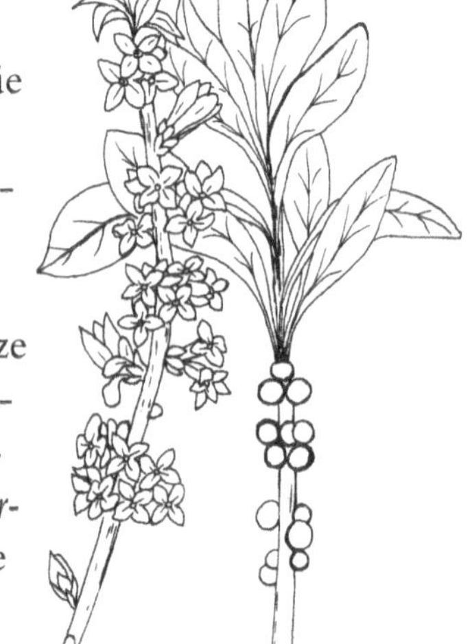

Name: Der Name *Seidelbast* (mittelhochdeutsch zidelbast) ist darauf zurückzuführen, dass die früh blühenden Blüten dieses Strauches gern von Bienen besucht werden; Zeidler ist die frühere Bezeichnung für Imker. Früher wurde diese Pflanze auch *Zyland* genannt, die Herkunft dieses Namens ist unbekannt. Die Bezeichnung *Kellerhals* ist wenig volkstümlich, sie soll sich herleiten vom mittelhochdeutschen Wort kellen = »quälen« und »Hals«, ein Hinweis darauf, dass das Verschlucken der Beeren Schmerzen im Hals verursacht. Wegen des scharfen Geschmacks der Beeren nannte man den Seidelbast auch *Deutscher Pfeffer* oder die Beeren *Pfefferkörner*, diese Bezeichnung mag auch daher rühren, dass man früher die Seidelbastsamen trotz ihrer Giftigkeit zum Scharfmachen des Essigs gebrauchte. Auf die Giftigkeit des Seidelbasts weisen folgende Benennungen hin: *Giftbäumli*, *Hühnertod*, *Schlangenpulver*, *Rauschbeere*, *Lauskraut*, *Wolfsbast*. Der Gattungsname Daphne leitet sich von der griechischen Bezeichnung für Lorbeer her, da seine Blätter Ähnlichkeit mit Lorbeerblättern aufweisen; der Artname mezereum stammt aus dem Persischen, er bezeichnet eine Pflanze, die gegen Wassersucht eingesetzt wird.

Vorkommen und Standort: Der Seidelbast bildet zusammen mit der Spatzenzunge (Thymelaea passerina) die Familie der Seidelbastgewächse. Er ist in Europa, Kleinasien und Nordasien heimisch. Bei uns ist er häufiger in Mittel- und Süddeutschland und in Schleswig-Holstein anzutreffen. Als Standort bevorzugt er Bergweiden und schattige, feuchte Wälder. In Garten und Parks wird er als Zierpflanze angebaut. Der wild wachsende Seidelbast gehört zu den geschützten Pflanzen.

Beschreibung: Der ausdauernde, strauchige Seidelbast wird bis zu 1,50 Meter hoch. Im zeitigen Frühjahr überziehen sich seine Zweige mit wohlriechenden, purpurroten Blüten; sie stehen zu dritt in den Achseln der vorjährigen Blätter. Die Kronblätter fehlen, sie haben nur einen in vier spitze Lappen ausgezogenen Kelch (Blütezeit März bis April). Die nach den Blüten erscheinenden kurz gestielten Blätter sind verkehrt lanzettlich und ganzrandig. Die kugeligen, scharlachroten Beeren tragen einen Samen (Fruchtreife August bis September).

Toxizität: Alle Teile der Pflanze, vor allem die Beeren, werden als »sehr stark giftig« eingestuft; für Erwachsene sollen 10 bis 12 Beeren tödlich wirken.

Wirkstoffe: Hauptwirkstoffe sind das hautreizende und cocarzinogene Terpen Mezerein in den Früchten, das Cyclopentenonderivat Daphnetoxin in der Rinde und noch ein ganzes Giftarsenal, mit dessen Besprechung man ganze Chemievorlesungen füllen könnte. (Cocarzinogene sind Substanzen, die carzinogene Stoffe aktivieren, sodass diese dann Krebs hervorrufen können.)

Wirkungen: Nach Aufnahme der Droge erfolgen Niesen, heftiges Kratzen und Brennen im Mund- und Rachenraum, Schluckbeschwerden, starke Kopf- und Leibschmerzen. Erbrechen, blutige Durchfälle, narkotische Zustände, Krämpfe und Kreislaufkollaps sind weitere Symptome einer Seidelbast-Intoxikation. Bei Hautkontakt mit Rinde und Saft entzündet sich die Haut, und es bilden sich Blasen; bei längerer Einwirkung der Giftstoffe zerfällt die Haut unter Bildung von Geschwüren.

Erste Hilfe: Entleerung des Magen- und Darmkanals durch Erbrechen und Abführmittel, Giftbindung durch Kohlepulver, viel Flüssigkeit aufnehmen, betroffene Hautstellen steril abdecken, Arzt aufsuchen.

Hintergründe und Geschichten

Im vorigen Jahrhundert, als der Seidelbast noch vielseitige Verwendung fand, kamen Intoxikationen häufiger vor:

- »Der Rauch des Holzes, in welchem sie ihr Fleisch geräuchert hatten, tötete nach Zuckungen und einer bangen Entzündung, als wenn sie erdrosselt würden, einige Soldaten in Korsika.«
- »Eine Mutter gab ihrer Tochter 12 Gran von den Beeren dieser Pflanze; in kurzer Zeit bekam sie einen Blutsturz und sie blieb darinnen.«
- »Schon die Ausdünstungen der Blumen erregen zuweilen in einem geschlossenen Zimmer Ohnmachten.«
- »Man gab einem Wassersüchtigen von dieser Pflanze ein, und auf einmal überfiel ihn ein unaufhörlicher Bauchfluss mit unerträglichen Schmerzen; sechs Wochen hintereinander hatte er, ungeachtet man die kräftigsten Mittel dagegen gebrauchte, täglich das grausamste Erbrechen.« (alle Beispiele nach Gmelin)

Bei Erwachsenen kommen heute kaum noch Vergiftungen solcher Art vor. Der scharfe Geschmack aller Seidelbast-Teile schützt vor dem Verzehr größerer Giftdosen. Schon geringe Mengen an Seidelbast-Giften müssen sich jedoch bei Kindern ganz anders auswirken, und in der Tat sind heute im Wesentlichen Kinder von solchen Intoxikationen betroffen; das belegen eindeutig die Berichte der toxikologischen Beratungsstellen. Die Schilderung einer derartigen Vergiftung soll hier als Beispiel für viele stehen:

Nach dem Verzehr mehrerer Seidelbastblüten wurde ein siebenjähriger Junge in die Heidelberger Universitätsklinik eingeliefert. »Nach Krankheitsbeginn (Kopf- und Leibschmerzen) mit einem adominellen Bild, das für sich allein nicht an der Diagnose einer Appendicitis (Blinddarmentzündung) hätte zweifeln lassen, prägen sich in den folgenden Stunden verschiedene neurologische und psychisch auffällige Symptome aus. Perioden völliger Desorientiertheit und stärkster motorischer Unruhe wechselten mit solchen völliger Klarheit bei tetanoider Schreckhaftigkeit. Gegen Abend kommt es zur Entwicklung meningitischer Zeichen und schließlich zum generalisierten Krampfanfall. Heftigste Durchfälle leiten nun das Bild einer schweren Enteritis (Dünndarmentzündung) ein, die nach einer Woche zum Abklingen kommt.« (Zitiert nach Frohne)

Welche Auswirkungen die Aufnahme selbst geringer Mengen an Seidelbast-Gift haben kann, schilderte der Toxikologe O. Gessner: »Am 27. 9. 1934 präparierte der Assistent am botanischen Institut Marburg, Herr Dr. habil. K. D., in primitiver Weise den Bast eines Seidelbaststrauches. Kurz darauf rauchte er eine Zigarette. Hierbei muss unbemerkt von dem an der Fingerspitze haftenden

Saft des Zweiges etwas auf die Zunge und in die Risse der Oberlippe gelangt sein. Etwa ¼ Stunde nach dem Rauchen machte sich auf der Zunge ein immer stärker werdendes pfefferartiges Brennen unangenehm bemerkbar. Am Nachmittag stellte sich eine Rötung und zugleich ein Gefühl der Spannung der Gesichtshaut wie beim Sonnenbrand ein. Im Verlauf des Abends trat eine Schwellung des Gesichts hinzu. Um 2 Uhr wurde eine Schwellung der Augenlider bemerkt. Am anderen Morgen waren die Augen derart verschwollen, dass sie nur mit Mühe geöffnet werden konnten. Die Rötung und Schwellung des Gesichts waren fortgeschritten. Auf beiden Augen bestand eine Bindehautentzündung. Ferner zeigten sich ein ›Schnupfen‹ und gesteigerte Speichelsekretion. Dr. K. D. hatte ferner unter Kopfschmerzen zu leiden, die mit starker Schläfrigkeit einhergingen. Sonst war das Allgemeinbefinden nicht gestört. Inzwischen hatte Dr. K. D. den Abschnitt über Seidelbast in meinem Buch nachgelesen und war dadurch über die wahre Ursache seiner Vergiftung ins Klare gekommen. Nach Behandlung mit Borwasser-Umschlägen waren am dritten Tag alle Erscheinungen abgeklungen. In den folgenden Tagen zeigte sich eine Abschuppung der Gesichtshaut wie nach einem Sonnenbrand.« (»Vergiftungsfälle«)

Seidelbast ist für alle Säugetiere ein schweres Gift. Linné behauptete, dass man mit sechs Beeren einen Wolf töten könne. Für Pferde sind 30 Beeren die letale Dosis, und schon drei Beeren töten ein Schwein.

Im Altertum und später bei den Arabern stand der Seidelbast als Heilpflanze in hohem Ansehen, er wurde vornehmlich als Abführmittel genutzt. Die innere Rinde (Bast) wurde in Essig eingelegt und als Zugpflaster auf eiternde Wunden gelegt. In einer Zeit, in der man davon überzeugt war, Gleiches mit Gleichem heilen zu können, setzte man den scharf brennenden Seidelbast gegen brennende Schmerzen bei einigen Hautkrankheiten, bei Rheuma- und Gichtanfällen und seit Mitte des 18. Jahrhunderts gegen die Syphilis ein. Lonicerus nennt den Seidelbast Menschendieb und Mörder, man soll ihn »nicht leichtlich ohn große Not und Fürsorg in Leib nehmen. Aber wenn man sie gebrauchen will, soll man sie zuvor mit Zucker überziehen, dass sie den Hals nicht verbrennen.«

Die Magier wussten mit dieser Pflanze allerhand Zauber zu treiben. Trug man ein Stückchen Bast in der Tasche bei sich, so wurde man nicht von giftigen Schlangen gebissen. Aß man 1 bis 2 frische Blätter, bekam man das ganze Jahr kein Sodbrennen. Wer allerdings an den Blüten roch, bekam eine »böse Nase« oder ein geschwollenes Gesicht; das war mehr als bloßer Aberglaube, wie das oben geschilderte »Unglück« des Dr. K. D. ausweist. – Die Beeren wurden gesammelt, getrocknet und in ungerader Zahl eingenommen; sollten sie Erbrechen bewirken, mussten sie von unten nach oben gepflückt werden; wünschte man die gegenteilige Wirkung, mussten sie »herunter zu« gepflückt werden. – Wenn der Hochzeitswagen durchs Dorf fuhr, hatte der Kutscher vorher seinen Pferden Seidelbast-Beeren zu fressen gegeben, damit sie Schneid bekamen und ordentlich wieherten, denn das brachte dem jungen Paar Glück.

Die dem Seidelbast innewohnenden geheimnisvollen Kräfte finden in einer Sage des Berner Oberlands ihren Ausdruck. Dort hatte ein Bauer ein Zwergenkind eingefangen, er wollte von ihm das Geheimnis des Seidelbasts erpressen. Da erschien der alte Zwerg und rief dem Kind zu:

»Sie mögen dich ertränken,
sie mögen dich erhenken,
sie mögen dich erstechen,
die Arm' und Bein' dir brechen.
Fürcht weder ihre Macht noch List!
Doch sag nicht, wofür der Zeyland ist.«

Gmelin gewinnt dieser Giftpflanze noch einige positive Seiten ab: »Indessen hat doch dieses Gewächs seinen Nutzen. Es verdient nicht nur wegen seiner schönen, wohlriechenden Blumen eine Stelle in Garten und Pflanzungen, sondern es verfertigen auch die Maler aus seinen Beeren schöne rote Farbe, und die russischen Frauenzimmer sind eitel genug, sich mit dieser scharfen Schminke die Wangen zu entzünden, um ihrer verwelkten Schönheit neues Leben zu geben.«

Stechapfel, Gemeiner *Datura stramonium*

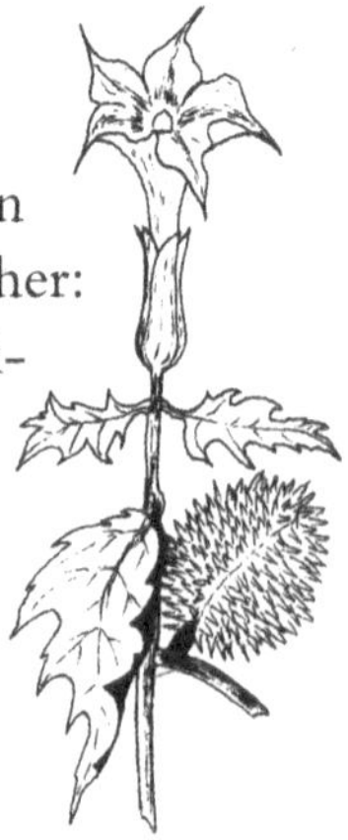

Name: Der Name *Stechapfel* bezieht sich auf die stachelige Frucht dieser Pflanze. Andere volkstümliche Benennungen leiten sich von der Giftwirkung des Stechapfels her: *Tollkraut* und *Teufelsapfel.* Auf seine medizinische Verwendung spielen die Namen *Asthmakraut* und *Rauchkraut* an. Der Gattungsname Datura stammt aus dem Arabischen und bedeutet ebenfalls »Stechapfel«.

Vorkommen und Standort: Dieses Nachtschattengewächs ist in der gemäßigten und subtropischen Zone heimisch. In Deutschland wurde es eingebürgert, seine eigentliche Heimat ist schwer auszumachen. Lange Zeit war man der Meinung, Sinti und Roma hätten den Stechapfel nach Deutschland gebracht; heute neigt man eher zu der Auffassung, die Pflanze stamme aus Mexiko. Sie wächst bei uns in Unkrautgesellschaften am Wegesrand, auf Schuttplätzen und in Gärten auf nährstoffreichen Böden. Die Pflanze ist aber recht selten geworden.

Beschreibung: Der Gemeine Stechapfel ist eine einjährige, strauchige Pflanze mit einer langen Pfahlwurzel. Der Strauch erreicht eine Höhe von 0,30 bis 1,20 Metern. Die Stängel sind gabelig verzweigt und tragen lang gestielte, eiförmige, buchtig gezähnte Blätter von schmutzig grüner Farbe. Der Stechapfel ist leicht an seinen Blüten und Früchten zu erkennen. Die weißlich gelben Blüten werden 10 Zentimeter lang und erinnern in ihrer Form an einen Grammophontrichter (Blütezeit Juni bis September). Die Früchte sind groß; grüne Kapseln mit scharfen Stacheln; sie öffnen sich in vier Klappen, die zahlreiche nierenförmige, wohlschmeckende Samen entlassen (Fruchtreife August bis Oktober). Die ganze Pflanze strömt einen unangenehmen, betäubenden Geruch aus, der beim Trocknen verschwindet.

Toxizität: Alle Pflanzenteile, vor allem Blüten und Früchte, sind als »sehr stark giftig« einzustufen. Der Gehalt an toxischen Stoffen beträgt in den Wurzeln 0,23 Prozent, in den Blättern 0,38 Prozent, in den Blüten 0,61 Prozent und in den Früchten 0,66 Prozent.

Wirkstoffe: Hauptwirkstoffe sind die Alkaloide Hyoscyamin, Atropin und Scopolamin; jüngere Pflanzen enthalten überwiegend Scopolamin, ältere Hyoscyamin.

Wirkungen: Die Vergiftungserscheinungen ähneln denen der Alraune, der Tollkirsche und des Bilsenkrauts, sie weisen jedoch einige Besonderheiten auf. Die wesentlichen Wirkungen dieser Pflanze sollen an einem

Bericht dargestellt werden, den uns L. v. Tschudi in seinen Reiseskizzen (1838–1842) gibt. Ein peruanischer Indianer trank den aus den Früchten der Datura sanguinea, einer der Datura stramonium in Bezug auf die Inhaltsstoffe sehr ähnlichen Pflanze, bereiteten Tongatrunk: »Bald nach dem Genuss des Tonga verfiel der Mann in ein dumpfes Hinbrüten. Sein Blick stierte glanzlos auf die Erde, sein Mund war fest, fast krampfhaft geschlossen, die Nasenflügel weit aufgesperrt. Kalter Schweiß bedeckte die Stirne und das erdfahle Gesicht, am Hals schwollen die Jugularvenen fingerdick an. Langsam und keuchend hob und senkte sich die Brust, starr hingen die Arme am Körper herunter. Dann feuchteten sich die Augen und füllten sich mit Tränen. Die Lippen zuckten flüchtig und krampfhaft. Die Hauptschlagadern klopften sichtbar, die Respiration beschleunigte sich und die Extremitäten machten wiederholt automatische Bewegungen. Eine Viertelstunde mochte dieser Zustand gedauert haben, als alle diese Erscheinungen an Intensität zunahmen. Die nun trockenen Augen rollten wild in ihren Höhlen. Alle Gesichtsmuskeln waren auf das Scheußlichste verzerrt, zwischen den halb geöffneten Lippen trat ein dicker, weißer Schaum hervor. … Die Pulse an Stirn und Hand schlugen mit furchtbarer Schnelligkeit. Der Atem war kurz, außerordentlich beschleunigt und vermochte die Brust nicht mehr zu heben. … Ein reichlicher klebriger Schweiß bedeckte den ganzen Körper, der fortwährend von den fürchterlichsten Konvulsionen geschüttelt wurde. Die Gliedmaßen waren auf das Grässlichste verdreht. Ein leises, unverständliches Murmeln wechselte mit gellendem, herzzerreißendem Geschrei, einem dumpfen Heulen oder einem tiefen Ächzen oder Stöhnen. Lange dauerte dieser furchtbare Zustand, bis sich allmählich die Heftigkeit dieser Erscheinungen verminderte und Ruhe eintrat. … Es folgte ein ruhiger Schlaf, der mehrere Stunden andauerte.

Am Abend sah ich diesen Mann wieder, als er gerade in einem Kreise aufmerksamer Zuhörer seine Visionen und seine Gespräche mit den Geistern seiner Ahnen erzählte. Er schien sehr angemattet und angegriffen zu sein. Seine Augen waren gläsern, der Körper schwach und die Bewegungen träge.« (Zit. nach Reko)

Die hier beschriebenen Symptome der Datura-Vergiftung unterscheiden sich doch in einigen Punkten von den Wirkungen anderer Nachtschattengewächse. Der höhere Gehalt an Scopolamin ist für die ausgeprägten krampfartigen Zustände verantwortlich, erst später kommt es zu der bei Tollkirsche und Bilsenkraut beobachteten hypnotischen Wirkung und zum Tiefschlaf. Bei gesteigerten Datura-Dosen können sich die Verwirrtheitszustände bis zur Tobsucht steigern, Sinnestäuschungen, Sehstörungen, starke Benommenheit stellen sich ein; schließlich erfolgt der Tod durch Atemlähmung.

Erste Hilfe: Giftentfernung durch Kohlegaben, Erbrechen auslösen, Abführmittel, sofort ins Krankenhaus.

Hintergründe und Geschichten

Als der Stechapfel noch als Medikament gegen Asthma eingesetzt wurde, kam es gelegentlich durch Überdosierung zu Vergiftungen. So ist es z. B. vorgekommen, dass zwei junge Manner den Aufguss von vier Asthma-Zigaretten tranken, anstatt wie vorgeschrieben den atropinhaltigen Rauch zu inhalieren; sie nahmen damit 9,4 Milligramm Alkaloide auf; es kam zu einem rauschartigen Vergiftungsbild mit Halluzinationen, das über viele Stunden anhielt; dazu kamen Rötung und Wärme der Haut, trockene Mundschleimhaut, erweiterte Pupillen, Tachykardie und Krämpfe.

In den Statistiken der Giftberatungsstellen taucht der Stechapfel nicht mehr auf, jedoch in der Vergangenheit kamen Vergiftungen mit dieser Pflanze häufiger vor. So wird aus dem Jahr 1943 berichtet, dass 1527 afrikanische Soldaten Stechapfelsamen gegessen hatten und Vergiftungserscheinungen zeigten. In anderen Fällen lagen Verwechslungen mit Brennnesseltee oder Beimengungen zu Brotmehl vor.

Ebenfalls bei Soldaten ereignete sich eine weitere Intoxikation mit dieser Pflanze. Im Jahr 1676 aßen amerikanische Soldaten in Virginia eine Suppe, die mit Stechapfelblättem »gewürzt« war, einige von ihnen langten ordentlich zu. Die Folgen waren recht spektakulär:

»Mehrere Tage lang benahmen sie sich wie ausgesprochene Schwachköpfe, während einer von ihnen Federn in die Luft blies, warf ein anderer wie wild mit Strohhalmen um sich, die wiederum ein dritter, der splitterfasernackt und grinsend wie ein Affe in einer Ecke saß, versuchte abzumähen. Der Vierte im Bunde küsste und tätschelte seine Kameraden zärtlich und schnitt hämische Grimassen. … Möglicherweise hätten sie sich in diesem verrückten Zustand selbst zerstört, hätte man sie nicht gefangengenommen. … Sie kamen nach elf Tagen wieder zu sich, ohne sich an das geringste zu erinnern.« (Hansen)

Wenn man noch weiter in die Geschichte zurückgeht, stößt man auf eine ähnliche Begebenheit. Marcus Antonius, römischer Consul (82–30 v. Chr.), musste nach einem Kampf vor den Parthern fliehen. Seine Soldaten ernährten sich von allerlei Wurzeln und Früchten; dabei gerieten sie wohl auch an den Stechapfel, der in ihrer Suppe landete. Wer von dieser Suppe gegessen, »vergaß, was er bisher getan, und erkannte nichts. Die Legionäre wandten jeden Stein in der Steppe um und um, ohne etwas darunter zu suchen« – ein typisches Verhalten von Menschen, die Stechapfelteile zu sich genommen haben: sinnlose Geschäftigkeit und Verlust des Gedächtnisses.

Ganz andere Beobachtungen machte Orfila: »Ein Mann, der von der Abkochung der Stechapfelfrucht getrunken hatte, wurde traurig und verlor die Sprache, der Puls verschwand, die Glieder wurden gelähmt, und hierauf gerieht er in Wut. Ein anderer, der mit dieser Frucht gekochte Milch getrunken hatte, bekam Schwindel, wurde unempfindlich, sprach ungereimte Dinge, seine Beine wurden gelähmt und er starb in völliger Wut.«

Frohne zitiert drei Fälle aus neuerer Zeit, in denen ebenfalls halluzinogene Reaktionen vorherrschten:

- Ein Patient berichtete, er habe Schwierigkeiten, mit seinem Motorrad die weißen Streifen auf der Straße zu überwinden. Sie würden fortwährend aufspringen und sich um seine Beine schlagen.
- Ein anderer unterhielt sich angeregt mit einem Mann, der nur ihm sichtbar war, er fühlte sich verfolgt von schwarzen und roten, kniehohen Spinnen.
- Zwei fünfzehnjährige Jungen wurden nackt über die Felder wandernd und im Fieberwahn fantasierend von der Polizei aufgegriffen. Wie sich später herausstellte, hatten beide etwa 5 bis 6 Stechapfelsamen gegessen. Beide Personen begaben sich wiederholt in den Swimmingpool auf der Suche nach rotäugigen Delfinen.

Im Jahr 1952 ereignete sich eine Massenvergiftung mit Stechapfelsamen. In einer westfälischen Industriestadt zeigten sich nach Verwendung von Buchweizenmehl zahlreiche Vergiftungen, von denen 14 zur Meldung

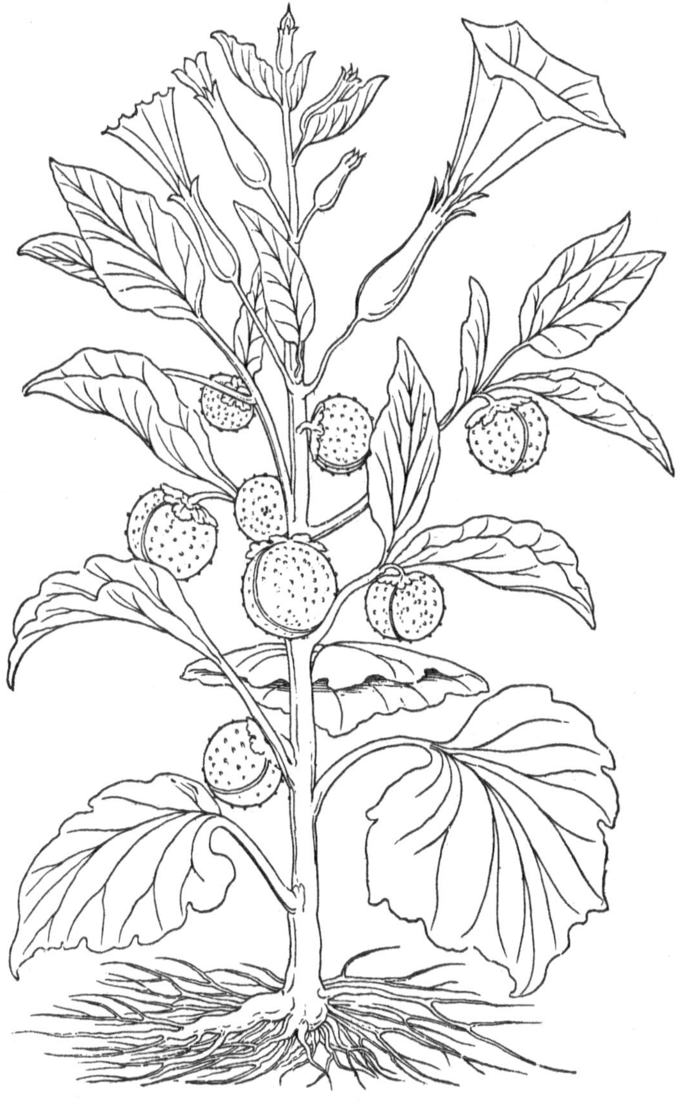

kamen. Bei einer 72-jährigen Frau und ihrem Mann traten kurz nach dem Verzehr von Buchweizenküchlein Krankheitserscheinungen auf wie Trockenheitsgefühl in Mund und Rachen, Schluckbeschwerden, Müdigkeit, Benommenheit und Schweregefühl in den Beinen. Es wurden dann nochmals 5 Kilogramm Buchweizenmehl verkauft, aus dem Panhas (eine westfälische Spezialität aus Wurstbrühe, Speckstücken, Blut, Buchweizenmehl) hergestellt wurde. Bei 10 Personen traten kurze Zeit nach dem Essen wiederum Vergiftungserscheinungen auf. Untersuchungen ergaben, dass dem Buchweizen 54 bis 105 Samen des Stechapfels pro Person beigemischt waren. (Nach: »Vergiftungsfälle«)

Sehr alt ist die Gepflogenheit, dem Bier Stechapfelsamen zuzusetzen, um seine berauschende Wirkung zu erhöhen, Gleiches wurde ja schon vom Bilsenkraut berichtet. Die Chinesen machten das so und auch andere asiatische Völker. In Europa schien diese Praxis seit dem Mittelalter gebräuchlich zu sein. Der Arzt und Schriftsteller J. T. Tabernaemontanus (1520–1590) verwahrte sich gegen diese Unsitte: »Bier mit Stechapfelsamen soll niemand trinken denn diejenigen, so das Leben verwirkt haben, denn sie bringen Hirnwüten, Unsinnigkeit und bisweilen den jähen Tod.«

Solange die Wirkungen des Stechapfels bekannt sind, wird er auch als »Liebes«-Mittel verwendet. In gewissen Kreisen mochte man auf ihn nicht verzichten, wenn es darum ging, den »Widerstand der Weiber« zu brechen; ein »Mittel der Hurenwirte, schlimmer Mädchenverführer, entarteter Buhlerinnen und frischer Wüstlinge«, wenn sexuelle Erregung gefragt war. Aus einem Bericht vom Ende des 17. Jahrhunderts: »Mit den Weibsbildern kann vermittels dieses Krauts mancher seines Gefallens pflegen und viel, ja gleichsam alles von ihnen zu Wege bringen.« Dazu erzählt Gmelin diese Geschichte: »Ein Greis, der dem Laster der Unzucht ergeben war, dass er es auch da nicht verlassen konnte, wo ihn die Natur seines Körpers auf bessere Wege hätte leiten sollen, hatte mit Geld und guten Worten ein junges, sehr schönes Mädchen zu seinen ruchlosen Absichten gewonnen. Misstrauisch in seine äußeren Reize und seine Kräfte, suchte er andere Mittel, sich der Liebe seiner Buhlerin zu versichern. Der alte Mann erfuhr von einem Bekannten von den Wirkungen des Stechapfels in solchen Situationen. Er ließ es fein stoßen und gab es seinem Mädchen nach einer großen Mahlzeit in einer Tasse Kaffee. Mit leiser Ungeduld erwartete er die Wirkung seines Tranks. … Bald darauf zeigten sich folgende Zufälle in der Ordnung, wie ich sie hier aufführe. Zuerst war sie gleichsam berauscht, sie funkelte in den Augen; ihr Gesicht war ganz rot, sie zeigte einen ausschweifenden Trieb zur Unzucht, entblößte sich auf schändlichste Weise und konnte überhaupt mit der Sprache nicht wohl fortkommen, hielt die Augen steif und fest, zitterte mit den Lippen, an Händen und Füßen und knirschte mit den Zähnen, verfiel in Zuckungen und kam von Sinnen. Der Alte rief in seiner Angst einen Arzt herbei, der das Mädchen in beklagenswertem Zustand vorfand: »Die Bewegungen waren schon ziemlich schwach, der Atem ungleich, der Aderschlag war sehr lebhaft, aber oft unterbrochen. Sie bekam ein Brechmittel und erbrach; dann erfolgte ein tiefer Schlaf mit Schnarchen bis zum Morgen, sie bekam wieder ein Brechmittel und genas.«

Von religiösen Fanatikern, Hellsehern, Priestern und Betrügern wurde das Kraut genutzt, um Sinnestäuschungen und Halluzinationen hervorzurufen, sei es durch Einatmen des Rauches, in Kombination mit Alkohol, sei es durch Einflößen des Absuds der Blätter im Zusammenwirken mit anderen Rauschmitteln. Die zentral erregende Wirkung der Datura-Alkaloide bringt auch die Empfindung der Schwerelosigkeit, des Schwebens, des Fliegens hervor. Die mit Stechapfelauszügen versetzten Hexensalben, die vaginal oder rektal angewandt wurden, gaukelten nach mittelalterlichen Berichten den Hexen den Ritt zum Blocksberg mit all seinen orgiastischen Exzessen vor. Auch den Sinti und Roma traute man einen virtuosen Umgang mit diesem Gift zu. Aus Sibirien wird berichtet, dass sie früher den Ehefrauen das Präparat »Dur« verkauften, eine Mischung aus Stechapfel und Tollkirsche, mit deren Hilfe sie sich ihrer ungeliebten Männer entledigten.

Als Mord- und Selbstmordmittel hat es seine Rolle bis in unsere Zeit bewahrt. Lewin weist darauf hin, »dass in Bengalen, Lahore usw. Hunderte von Giftmorden durch solches Material sich ereignen. Es gelangt so zur Anwendung, dass man den schlafenden Reisenden das Samenpulver mittels eines Rohres gegen die Nase bläst.«

In den Jahren 1950 bis 1965 ereigneten sich in Indien 2728 Todesfälle mit Stechapfelsamen, die vom staatlichen chemischen Laboratorium untersucht wurden. Es wird darauf verwiesen, dass die Samen des Stechapfels ein beliebtes Mittel für Mord und Selbstmord seien. Auch Raubmörder benutzten Abkochungen des Samens, um Reisende in Eisenbahnen zu betäuben und dann auszurauben.

Frohne beklagt auch »die Bereitwilligkeit vieler Jugendlicher in aller Welt zum toxikologischen Experiment am eigenen Körper. In der Hoffnung, sich einen preiswerten LSD-ähnlichen Trip zu verschaffen, verspeisen sie Blüten, Blätter oder Samen, Abkochungen derselben oder Zubereitungen daturahaltiger Arzneimittel.«

Einige Datura-Arten sind von den Indianern Amerikas für magische und kultische Zwecke gebraucht worden. Dort wurden vor allem *Datura tatula* (*toloachi*) von den Zauberern und Hexen zu Morden aus Rache verwendet. Einige Historiker behaupten, dass Charlotte, Gemahlin des Kaisers Maximilian von Mexiko, mit Datura vergiftet wurde. Erst im 18. Jahrhundert eroberte sich der Stechapfel einen Platz unter den Heilmitteln.

Noch Lonicerus sagte vom Stechapfel: »... und sonsten ist seine Kraft nicht sonderlich bekannt.« Theophrastus allerdings hatte schon herausgefunden: »Nach Einnahme einer Unze (Stechapfelsamen) wird der Patient fröhlich und meint, er sei der Held des Tages; zweimal eine Unze, und er wird bösartig mit Wahnvorstellungen; dreimal dieselbe, und er bleibt dauernd irre; viermal die Dosis, und er ist tot.«

Sehr viel später macht die Pflanze als Asthmamittel von sich reden. Als Räuchermittel und danach als Asthma-Zigarette wurde sie bei akuten Asthma-Anfällen als krampflösendes Medikament mit Erfolg eingesetzt. Bis in die heutige Zeit hat sich der Gebrauch dieser Pflanze bei Asthma, Keuchhusten und Krampfhusten erhalten. Die Homöopathie setzt Datura-Auszüge bei Geisteskrankheiten ein. In der Allopathie wird die Stechapfel-Tinktur bei verschiedenen Formen der Parkinson'schen Krankheit, vor allem bei älteren Patienten, verordnet.

Stechpalme, Gemeine *Ilex aquifolium*

Name: Der Name *Stechpalme* bezieht sich auf die stachelig gezähnten Blätter und auf den Umstand, dass Zweige dieser Pflanze Bestandteil der zu Palmsonntag geweihten Palmwedel waren. Abgeleitet davon ergaben sich die Benennungen *Stechlaub*, *Stechholder* und *Walddistel*. Im Niederdeutschen heißt diese Pflanze *Hülskrabbe*; »krabben« bedeutet »kratzen«, »Hülse« ist abgeleitet vom althochdeutschen *huti*s und bedeutet »stechende Pflanze«.

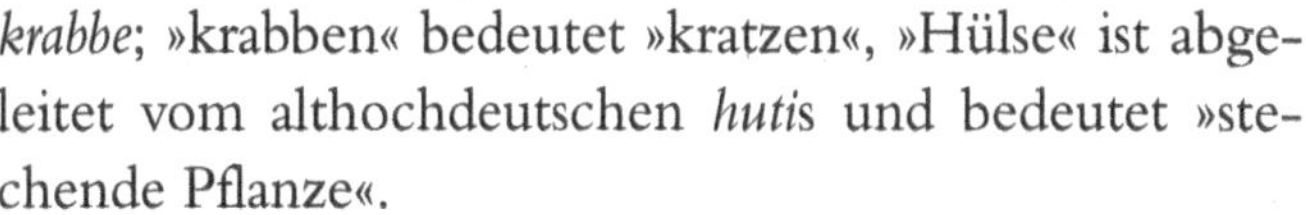

Vorkommen und Standort: Die Stechpalme ist im westlichen (atlantischen) Europa heimisch, heute ist sie in ganz Mitteleuropa, auf dem Balkan und im Kaukasus zu finden. Als Standort bevorzugt sie lichte Wälder, meist auf nährstoffärmeren, sauren Böden; sie wird auch gern in Gärten und Parks angepflanzt. Da die Zweige mit den frisch glänzenden Blättern und den leuchtend roten Früchten häufig abgeschnitten werden und die Pflanzen dadurch gefährdet sind, steht die Stechpalme unter Naturschutz.

Beschreibung: Dieser Strauch bildet in der Reihe der Spindelbaumgewächse zusammen mit dem Mate-Teestrauch die Familie der Stechpalmengewächse. Der immergrüne Strauch erreicht eine Wuchshöhe von 2 bis 15 Metern. Die lederartigen, eiförmigen Blätter haben eine glänzende Oberseite, sind am Rand gewellt und mit Stacheln versehen. Die kleinen weißen Blüten stehen in Büscheln in den Blattachseln; sie sind zweihäusig (Blütezeit Mai bis Juli). Die Frucht ist eine korallenrote, weithin sichtbare Steinbeere mit 4 oder 5 Samen (Fruchtreife Herbst und Winter). Der Strauch kann älter als 300 Jahre werden, alte Exemplare können Höhen von 25 Metern erreichen bei einem Stammumfang von 3 Metern.

Toxizität: Vor allem die Beeren, aber auch die Blätter werden als »stark giftig« eingestuft. 20 bis 30 der würzig schmeckenden Beeren sollen für einen Erwachsenen tödlich sein.

Wirkstoffe: Die toxischen Inhaltsstoffe der Stechpalme sind chemisch noch nicht näher untersucht worden. Coffein ist entgegen früherer Annahme nicht vorhanden, dagegen aber Spuren von Theobromin.

Wirkungen: Bekannt sind dagegen die Folgen des Verzehrs der Stechapfelbeeren. Im Vordergrund stehen Leibschmerzen als Folge von Entzündungen im Magen-Darm-Trakt mit Erbrechen und Durchfall. Diese Symptome treten schon nach dem Genuss von 2 bis 3 Beeren auf. In der älteren Literatur werden Todesfälle nach dem Verzehr größerer Mengen an Beeren beschrieben.

Erste Hilfe: In schweren Vergiftungsfällen wird eine Giftentfernung durch Kohlegaben, Erbrechen und Abführmittel notwendig.

Hintergründe und Geschichten

Vor allem Kinder werden durch die appetitlich aussehenden Beeren verlockt, davon zu naschen. Allein im Jahr 1984 registrierte die Berliner Giftzentrale 42 Beratungsfälle im Zusammenhang mit der Stechpalme, die aber alle glimpflich abliefen. Brugsch vermeldet eine tödlich verlaufende Gastroenteritis bei einem Jungen, der 20 bis 30 Stechpalmenbeeren gegessen hatte.

In der Heilkunde wurde die Stechpalme kaum genutzt. Lonicerus empfiehlt sie lediglich gegen Seitenstechen (Gleiches mit Gleichem!); ansonsten könne man aus der Rinde dieses Strauches einen vorzüglichen Vogelleim herstellen. Noch heute werden Auszüge aus Blättern gelegentlich in der Volksmedizin bei Durchfall, Magenschmerzen, bei Fieber und bei Entzündungen im Bereich der Luftwege verwendet.

In katholischen Gegenden Deutschlands ist die Stechpalme Bestandteil des »Palms«, der am Palmsonntag in der Kirche geweiht wird und dann allerhand Schutzfunktionen zu übernehmen hat. Hieronymus Bock mokierte sich darüber: »Der gemein verführte Haufen stecket diesen Palmen, wenn er geweiht ist, über die Türschwellen des Hauses und der Viehställe, in der Zuversicht, es soll das Wetter nit dahin schlagen, wo diese Palmen gefunden werden.«

Der Volkskundler Aigremont rechnet die Stechpalme zu den Lebensruten. »Im Schaumburgischen schlagen die Burschen zu Fastnacht mit Zweigen der Stechpalme die Waden der Frauenzimmer. Sie peitschen oft so derbe, dass Blut fließt. Sie dringen in ganz fremde Häuser ein.« Wie roh es dabei zuging, zeigt ein alter, lateinisch abgefasster Bericht, der da klagt, dass man den Frauen die Röcke hochhhob und sie auf das nackte Hinterteil schlug. Dieses gewalttätige Vorgehen gegen Frauen wurde dargestellt als ein Überbleibsel eines uralten erotischen Brauchs, mit der Lebensrute den Frauen auf die Geschlechtsteile zu schlagen, um sie fruchtbar zu machen.

Ein naher Verwandter der Stechpalme ist der *Mate-Teestrauch*, Ilex paraguariensis, der in Südamerika beheimatet ist und den erfrischenden, belebenden Mate-Tee liefert. Zu seiner Herstellung werden die Zweigspitzen des Strauchs geerntet, einer Gärung unterzogen und dann getrocknet. Der so gewonnene Tee enthält Coffein, etwas Theobromin, Gerbstoff und Aromastoffe. In den 1930er-Jahren wurden immerhin bereits mehr als 100 000 Tonnen Mate-Tee jährlich verbraucht; es ist aber bisher nicht gelungen, ihn außerhalb der Länder Argentinien, Brasilien und Paraguay einzubürgern. In einem Reisebericht aus dem 19. Jahrhundert werden die Vorzüge dieses Tees so beschrieben:

»Dieses kochend heiße Getränk, mit dem man sich als Fremder sehr in Acht nehmen muss, geht in der Gesellschaft rundherum, und jeder macht einige Züge durch die im Gefäß steckende Röhre. Die Chilenen können dieses Getränk so heiß trinken, dass sich der Fremde dabei sicherlich den Mund verbrennt …, so hat dieses Getränk etwas außerordentlich Angenehmes und Aufregendes, das zugleich, wenigstens wie es uns schien, auf einige Zeit den Hunger stillt; nur einige Züge braucht man davon zu nehmen, und man ist, selbst nach der schlaflosesten Nacht, wie neugeboren.« (Zitiert nach Amberger-Lahrmann)

Tollkirsche *Atropa belladonna*

Name: Die Namen *Tollkirsche*, *-beere*, *-kraut*, *Rasewurz*, *Wolfsbeere*, *Teufelsbeere* und auch andere volkstümliche Bezeichnungen beziehen sich ausschließlich auf die Giftwirkungen der kirschenähnlichen Beere. Der Gattungsname *Atropa* ist von der griechischen Schicksalsgöttin Atropos hergeleitet, die den Lebensfaden abschneidet. Die Artbezeichnung *belladonna* = »schöne Frau« ist auf die frühere Verwendung der Tollkirsche in der Kosmetik zurückzuführen: Frauen träufelten sich Atropa-Auszüge in die Augen, damit diese größer und verführerischer erschienen.

Vorkommen und Standort: Dieses Nachtschattengewächs ist über die ganze Erde verbreitet. Es wächst vornehmlich auf Kahlschlägen und in lichten Wäldern, zumeist auf fruchtbaren, kalkhaltigen Lehmböden.

Beschreibung: Die ausdauernde krautige Pflanze wird bis zu 1,50 Meter hoch; aus einem dicken Wurzelstock wachsen jedes Jahr aufrechte, stark verästelte Stängel hervor; die Seitenäste breiten sich waagerecht aus, sodass jedes Laubblatt eine günstige Stellung zum Licht einnimmt. Die spitz eiförmigen Blätter sind mit Drüsen besetzt, es stehen immer zwei Blätter zusammen, von denen das eine bedeutend größer ist als das andere. Die großen, glockenförmigen Blüten sind von braunvioletter Farbe (Blütezeit Juni bis August). Die Früchte sind zunächst rot, später schwarz, sie werden von einem fünfzipfeligen Kelch umschlossen und enthalten viele blassbraune Samen, die süßlich-fade schmecken (Fruchtreife August bis Oktober).

Toxizität: Alle Pflanzenteile werden als »sehr stark giftig« eingestuft. Schon durch die Berührung der Pflanze können toxische Stoffe aufgenommen werden. Für Erwachsene gelten 10 bis 12 Beeren als tödliche Dosis. Dagegen behauptet Madaus, dass man von einer Schüssel Tollkirschen zwar »toll« werden kann, aber nicht stirbt. Wenn man jedoch aus solcher Schüssel voll Tollkirschen den Giftstoff isolieren würde, so könnte man damit über 100 Menschen töten. »Die Ballaststoffe aber geben bei gleicher Wirkung des Alkaloids als solchem noch einen prächtigen Schutz.«

Wirkstoffe: Hauptwirkstoffe sind die Alkaloide Hyoscyamin, Atropin und Scopolamin; der Gesamtalkaloidgehalt schwankt zwischen 0,1 und 1,2 Prozent; Hauptbestandteil ist das Hyoscyamin.

Wirkungen: Die toxischen Wirkungen der Tollkirsche sind denen der anderen Nachtschattengewächse mit

Tropansäureestern vergleichbar: Nach Aufnahme der Droge rötet sich das Gesicht, der Mund wird trocken, der Puls beschleunigt und die Pupillen erweitern sich. Herzklopfen, Kopfweh, Schwindel und Zittern stellen sich ein, der Gang wird schwankend; Unruhe, allgemeine Erregung (auch in erotischer Hinsicht), Rededrang, Heiterkeit, starker Bewegungsdrang, Delirien und Halluzinationen folgen. Die Erregung kann sich bis zu Anfällen von Tobsucht steigern. Nach hohen Gaben erfolgt Bewusstlosigkeit oder ein narkotischer Schlafzustand, schließlich der Tod durch Atemstillstand.

Erste Hilfe: Magen- und Darmentleerung, Kohlegaben zur Giftbindung, sofort ins Krankenhaus.

Hintergründe und Geschichten

Die appetitlich aussehenden Belladonna-Beeren verleiten immer wieder Kinder, aber auch Erwachsene, von ihnen zu kosten. Intoxikationen durch andere Pflanzenteile werden kaum registriert. Brugsch berichtet über Vergiftungen aus neuerer Zeit:

- In einer Pension erfolgte vor etwa 20 Jahren durch Verwechslung der Tollkirsche mit der Schwarzwurzel eine akute Intoxikation, bei der alle Pensionsgäste für 24 Stunden ein Bild der Verwirrtheit boten.

- Zwei Jungen, welche die tiefschwarzen Tollkirschen verzehrten, wiesen intensive scharlachartige Hautrötungen des Gesichts und des Oberkörpers auf, die sich allmählich unter einer Temperatur von 39,5 Grad über den ganzen Körper ausbreiteten. Hinzu traten ein Verwirrungszustand mit stierem Blick, Tachykardie und Mydriasis.
- Ein Sechsjähriger bot nach dem Essen einiger Tollkirschen einen deliranten Zustand.
- Je drei Kinder von Landwirten starben 1926 und 1930 nach dem Essen von Tollkirschen.
- Es wird von einem Fall tödlicher Vergiftung durch Räucherung mit trockenen Tollkirschenblättern berichtet.
- Ein Kind, ein Dreivierteljahr alt, starb nach dem Genuss von drei Tollkirschen.

Früher wurden Tollkirschen-Vergiftungsfälle öfter und ausführlicher beschrieben. Gmelin schildert einen solchen Fall aus dem Jahr 1765: »Ende Juli dieses Jahres schlichen sich fünf Kinder in einen Apothekergarten, sie trafen daselbst saftige und süße Früchte an; sie hielten sie für kleine Kirschen und aßen viel davon. … Schon diesen Abend bemerkten die Eltern der jüngsten Kinder, dass sie krank wären, sie erbrachen sich. Dessen ungeachtet waren sie die ganze Nacht unruhig. Der herbeigerufene Wundarzt ließ sie Wasser in Mengen trinken, das Mittel war aber nicht hinreichend. Ein anderer Arzt erkannte sofort, dass die Kinder Tollkirschen gegessen hatten. Einige Kinder redeten irre, bewegten den ganzen Leib hin und her und hatten in Augen und Händen beständige Zuckungen. Der Arzt konnte vor allem mit Brechmitteln helfen, und er schaffte es, dass alle Kinder Anfang August wiederhergestellt waren.«

Ein anderer Fall verlief nicht so glimpflich: »Ein Hirt aus dem Schwarzwalde fällt auf den unglücklichen Gedanken, seinen Durst mit glänzenden, schwarzen Beeren zu stillen, die er für Kirschen hielt. Nicht zufrieden damit, dass er seinen Magen schon damit überladen hatte, brachte er einen ganzen fruchttragenden Zweig davon mit sich nach Hause. Kaum war er zu Bett, so wurde er unruhig und fing an irre zu reden. Seine Frau gab ihm sofort Brandewein, aber bald darauf bekam er einen Schauer, entsprang aus dem Bette, verfiel in Raserei und aus dieser in Zuckungen, bis er, durch die letzten ermüdet und aller seiner Sinne beraubt, in Zeit von 12 Stunden ein Raub des Todes wurde.«

Auch Orfila weiß von mehreren schweren Vergiftungen durch die Tollkirsche zu berichten: »Es aßen Kinder in einem Garten Belladonnabeeren. Sie bekamen bald darauf hitziges Fieber mit Konvulsionen und sehr starkem Herzklopfen; sie verloren das Bewusstsein und wurden ganz geistesabwesend. Eines von ihnen starb am nächsten Tage.«

»Ein Kind aß vier reife Belladonnabeeren, ein anderes sechs. Eine Stunde darauf fingen beide zur Verwunderung der Mutter zu faseln an; ihre Pupillen wurden weiter, und ihr Blick veränderte sich; sie bekamen ein lustiges Delirium mit Fieber. Der herbeigerufene Arzt fand sie in einem Zustand großer Unruhe, unbesonnen redend, laufend, springend, sardonisch lachend, mit purpurrotem Gesicht und schnellem Puls. Brech- und Abführmittel leiteten die Heilung ein.«

»Mehr als hundertundfünfzig Soldaten wurden durch Belladonnabeeren, die sie bei Pirna ohnweit Dresden gesammelt hatten, vergiftet und bekamen folgende Symptome: Erweiterung und Unbeweglichkeit der Pupillen, beinahe völlige Unempfindlichkeit des Auges für äußere Eindrücke, Hervorstehen des Auges, welches mehreren ein dummes und anderen ein wildes und wütendes Aussehen gab; Trockenheit der Lippen, der Zunge, des Gaumens und der Kehle; beschwerliches und selbst unmögliches Schlucken. Gefühl der Schwäche, Scheintod, lustiges Delirium mit dummem Lachen, Sprachlosigkeit oder mühsam und verworren ausgestoßene Töne – endlich unmerkliche Wiederkehr der Gesundheit und des Verstandes, ohne Rückerinnerung an den vorhergegangenen Zustand.«

Auch in der Geschichte der Kriegs-»Kunst« machte diese Giftpflanze von sich reden. Der schottische König Duncan musste sich der Übermacht der dänischen Wikinger unter König Sven 1048 beugen und den Rückzug in die Stadt Perth antreten. Aus der belagerten Stadt schickte er den Dänen Brot und Wein als Geschenk, um die Verhandlungen zur Übergabe für sich günstiger zu gestalten. Die Lebensmittel waren jedoch vergiftet, wahrscheinlich mit der Tollkirsche. Viele Dänen, die davon gegessen und getrunken hatten, fielen in einen tiefen Schlaf, aus dem sie nicht mehr erwachten. Andere liefen verwirrt, wie betrunken, umher, sodass die Schotten leichtes Spiel hatten, die Feinde umzubringen. Nur dem König Sven und einigen Begleitern, die weniger von dem Gift zu sich genommen hatten, gelang es, auf einem ihrer Schiffe zu entkommen.

Im Zweiten Weltkrieg hatten deutsche Chemiker ein Nervengas entwickelt, das den Gegner nach Einatmen in kürzester Zeit töten konnte. Auf der Suche nach einem wirksamen Gegengift stieß man auf Atropin. Die Deutschen verzichteten jedoch auf den Einsatz der Nervengifte im Krieg.

Saddam Hussein wurde von keinerlei Skrupeln geplagt, als er im ersten Golfkrieg Nervengift gegen die Kurden einsetzte, das wiederum mithilfe deutscher Chemiker hergestellt wurde. Im zweiten Golfkrieg um Kuwait drohte er ebenfalls, diese schreckliche Waffe einzusetzen. Diese Drohung führte zu einer makabren Reaktion: Die »Deutsche Ärztezeitung« meldete am 14. 1. 1991, dass in Israel mehr als hundert Menschen stationär behandelt werden mussten, weil sie sich aus Angst vor einem irakischen Giftgasangriff das hochgiftige Atropin gespritzt hatten. Das Atropin ist wirklich ein wirksames Mittel gegen Giftgase vom Parathion-

Typ. Liegt jedoch eine solche Intoxikation nicht vor, zeigt Atropin die Wirkungen, die oben ausführlich beschrieben wurden. – Auch die US-Soldaten, die 1990 den Abtransport der amerikanischen Giftwaffen aus Deutschland begleiteten, trugen am Oberschenkel ein »Überlebenspaket«. Bei Gefahr einer Kontamination mit Nervengiften sollten sie kräftig auf das Paket schlagen, danach würden sich zwei Injektionsnadeln in den Oberschenkel bohren und das Atropin freisetzen.

Ein solch hochtoxisches Gewächs wie die Tollkirsche musste natürlich auch als Mordwaffe herhalten. Der Fall des Graham Young, der dieses Gift verwendete, ist durchaus angetan, die Berichte über die Untaten der Borgias und der Brinvilliers in den Schatten zu stellen. Schon in seiner Jugend entwickelte Young eigenartige Neigungen, die sich von der Hitler-Verehrung über schwarze Messen bis bin zu seiner Liebe zu Giften und Sprengstoffen erstreckten. Er war gerade 14 Jahre alt, als er im Jahr 1962 mit großem Interesse beobachtete, wie sich seine Stiefmutter in Schmerzen wand, ehe sie an einer Atropinvergiftung starb. Nun wollte er weitere Mitglieder seiner Familie vergiften. Er träufelte das Gift in die Speisen, die bei der Beerdigung seiner Stiefmutter serviert wurden; seine Schwester bekam daraufhin Halluzinationen. Er wäre als Verursacher dieses Mordversuchs kaum verdächtigt worden, hätte er nicht mit seinem erstaunlichen Wissen über die Wirkungen von Giften vor seinen Kameraden angegeben. So wurde er verhaftet, verurteilt und in eine Anstalt für geistesgestörte Gewaltverbrecher gebracht.

Auch dort gingen seine »Experimente« weiter. Kurz nach seiner Einlieferung starb ein Mithäftling an einer Blausäurevergiftung. Es wurde vermutet, dass die Blausäure aus Lorbeerbuschblättern destilliert wurde. Zudem soll Young Tollkirschen in den Kakaotrunk gegeben haben, um seine Mitgefangenen zu vergiften. Diese Fälle konnten allerdings nicht geklärt werden. Nach seiner Entlassung arbeitete er in einem chemischen Betrieb, in dem seine Kollegen bald Opfer seiner Untaten wurden. Einmal schaffte er es, dass alle Angestellten der Firma schwer erkrankten und zwei starben. Die Polizei kam ihm bald auf die Schliche, und er wurde im Jahr 1972 zu lebenslanger Haft verurteilt. Die Gerichtsverhandlung brachte dann auch seine wahren Motive an den Tag. Er mordete nicht aus Habsucht oder Bosheit, sondern weil er erleben wollte, auf welche Weise die verwendeten Gifte wirkten. Zudem hoffte er im Stillen, dass er in Madame Tussauds Kabinett einen »Ehrenplatz« zwischen den Wachsfiguren des Dr. Crippen und dem von ihm als Helden verehrten Massengiftmörder William Palmer erhalten würde.

Ähnliche Motive lagen den Morden der Schweizer Giftmischerin Marie Janneret (geboren 1836) zugrunde. Sie suchte die Opfer ihrer Belladonna-Anschläge zumeist in Altersheimen oder als Privatpflegerin. Erst nach sechs Morden konnte sie verhaftet werden. Ein

Arzt fand heraus, dass ihr letztes Opfer mit Belladonna vergiftet wurde. Die Janneret wurde daraufhin festgenommen. Bei der Verhandlung gestand sie sechs Morde, und als Motiv für ihre Untaten gab sie an, sie habe mit diesem Pflanzengift experimentiert, um seine Wirkung auf den Menschen beobachten zu können. Das Gericht schloss gewinnsüchtige Motive aus und kam zu dem Schluss, dass die Mörderin einer krankhaften Neigung folgte und als unter einem pathologischen Zwang stehend zu beurteilen sei. Sie wurde zu zwanzig Jahren Kerker verurteilt.

Die Kriminalgeschichte registriert eine Fülle solcher Morde und Mordversuche:

- In Niederösterreich versuchte 1930 eine 60-jährige Hofbesitzerin ihren Mann nach 30-jähriger Ehe loszuwerden. Während dieser Ehe war sie mit vielen anderen Männern zusammen, und der Grund, nun ihren Mann aus dem Weg zu räumen, war die Liebe zu einem 45-jährigen Mann, von dem sie nicht lassen wollte. Sie hatte schon mit Giftpilzen und Arsen ihr Vorhaben durchzuführen versucht. Mit den Wurzeln der Tollkirsche gelang es ihr immerhin, ihren Mann bewusstlos zu machen. Sie verbrachte daraufhin mit ihrem Geliebten ein Schäferstündchen. Dann musste ein Arzt herbeigerufen werden, der zunächst einen Schlaganfall vermutete; später erkannte er jedoch die Belladonna-Vergiftung. Ausgerechnet der Geliebte gab die Frau als Täterin an; sie wurde wegen Mordversuchs zu fünf Jahren Zuchthaus verurteilt.

- Ebenfalls in Niederösterreich soll im Jahr 1950 ein 76-jähriger Mann versucht haben, seine Frau umzubringen. Er braute ein Getränk aus einem Gemisch von Kaffee-Ersatz, Tollkirschenpulver und Stechapfelsamen. Jedoch geriet ein Sohn aus Versehen an dieses Getränk und erkrankte unter schweren Vergiftungserscheinungen.
- Im Jahr 1951 wurde vom Gericht in Ried im Innkreis eine 46-jährige Frau zu zehn Jahren Kerker verurteilt, weil sie ein neugeborenes Kind mit Tollkirschen getötet und auch an einer Nachbarin einen Giftmord versucht hatte.
- Ein Dr. Buchanan konnte seine Kenntnisse über die Pflanzengifte unter Beweis stellen, als er im Jahr 1892 seine Frau ihres Geldes wegen umbrachte. Als Mordwaffe benutzte er Morphium. Er versuchte die Polizei dadurch zu täuschen, dass er Belladonna-Tropfen in die Augen der Sterbenden träufelte. Morphium erzeugt die typische Miosis (stecknadelkopfgroße Pupillen), während das Atropin der Tollkirsche die Pupillen erweitert. Der Trick des Doktors wurde jedoch durchschaut, und er wurde verurteilt.

In den Kräuterbüchern der Vergangenheit wird die Tollkirsche nicht eindeutig beschrieben. Dioscorides stellt in seinem Kräuterbuch zwei Pflanzen vor, die Ähnlichkeit mit der Tollkirsche aufweisen: Schlafbeerlin und Dollkraut. Vom Dollkraut schreibt er: »Die Wurzel eines halben Quentlins schwer mit Wein getrunken, macht, dass einem vergnügliche und liebliche, jedoch eitle Fantasien und Bildnisse fürkommen in den Gedanken und Gemüt. Derselbigen Wurzeln zwei Quentlin schwer mit Wein getrunken macht eine Bewegung des Gemüts und ein Unsinnigkeit drei Tage lang, vier Quentlin eingenommen töten den Menschen.«

Der Name Tollkraut weist deutlich auf die Giftwirkung dieser Pflanze hin; auch die Benennungen der folgenden Zeit unterstreichen das: Man nannte sie *Laethale* (Todbringende), *Furiale* (Rasende) und schließlich *Tollkirsche.* Erst im 18. Jahrhundert wurde sie als Heilpflanze genutzt und im Wesentlichen in der gleichen Weise angewandt wie heute, nämlich bei spastischen Obstipationen, Harnleiter- und Gallenblasenkoliken, Asthma und Säure-Überproduktion des Magens und gegen das Bettnässen, wenn es durch Spasmen bedingt ist. Bei Seekrankheit kann sie das Erbrechen verhindern. Der Volkskundler Ritter von Perger hat noch einen anderen Vorzug der Tollkirsche entdeckt: »… soll übrigens eine ähnliche Eigenschaft wie das Arsenik besitzen und, in sehr geringen Gaben genommen, fett machen. Daher ist es auch in manchen Gegenden Sitte, den Pferden einige getrocknete Tollkirschenstängel unter das Heu zu mengen, damit sie beleibt und mutig werden.«

Auf Tiere wirkt das Gift der Tollkirsche sehr unterschiedlich. Katzen, Hunde und Vögel reagieren auf Atropin sehr empfindlich, Pferde und Rinder sind widerstandsfähiger, während Schweine, Ziegen und Kaninchen als unempfindlich gelten.

Die Wirkungen des Atropins auf das menschliche Auge wurden bereits erwähnt. Matthiolus sagt von Frauen, die sich Auszüge dieser Pflanze ins Auge träufeln: »... haben ein schön und lustig Aussehen, damit sie einen Unwissenden leicht locken und reizen.« Aus dieser kosmetischen Verwendung wurde dann ein Behelf für die Augenärzte. Das Atropin hat die Eigenschaft, die Pupille zu erweitern, die Regenbogenhaut wird zu einem schmalen Ring, um das tiefe Schwarz des Augeninneren deutlich hervortreten zu lassen. Physiologisch handelt es sich um eine Lähmung des Augenmuskels, der die Regenbogenhaut beeinflusst. In der Augenheilkunde wird dieser Effekt genutzt, um den Augenhintergrund besser untersuchen zu können.

Noch heute ist das Atropin ein wichtiges Heilmittel. In der Augenheilkunde wird es bei Entzündungen der Iris verordnet. In der Behandlung von Magen-und-Darm-Erkrankungen spielen Belladonna-Präparate eine große Rolle; auch bei spastischen Zuständen (Krämpfen) aller Art werden Belladonna-Präparate verschrieben. Das Atropin der Tollkirsche wird bei Vergiftungen durch Kampfgase, durch Fliegenpilz, durch Fingerhut, durch Germer und andere Giftstoffe eingesetzt.

Bemerkenswert ist noch, dass das Atropin der Tollkirsche die Frauen sexuell erregen, beim Mann dagegen die sexuelle Spannung mindern kann. Dazu gibt der Toxikologe Erich Hesse ein Beispiel: »Eine 54-jährige Frau träufelte die verordneten Atropin-Tropfen nicht ins Auge, sondern schluckte sie. Sie geriet in einen Rausch, in dem sie nicht nur mit der Zimmerwirtin lesbisch zu verkehren suchte, sondern auch deren Bräutigam unverblümt zum Geschlechtsverkehr aufforderte. Nachdem sie ihren Rausch ausgeschlafen hatte, konnte sie sich an nichts mehr erinnern.«

Die erotisierenden Wirkungen der Tollkirsche waren auch ein Grund dafür, sie in die Hexensalbe aufzunehmen. Zusammen mit anderen Nachtschatten- und Giftgewächsen wurde sie als Salbe auf die Schleimhäute der Genitalgegend, auf die Stirn und unter die Achselhöhle gerieben. Die anschließend erlebten Halluzinationen mit erotischen Exzessen und Buhlschaften mit dem Teufel bildeten dann die wesentlichen Grundlagen der inquisitorischen Hexenprozesse. Die Rauscherlebnisse der angeklagten Frauen wurden von den Hexenrichtern als wahre Erlebnisse dargestellt und als Beweise für deren Schuld angesehen. Es wird auch berichtet, dass bei den grausamen Verhören im Inquisitionsprozess diese Salben verwendet wurden, um die damit erzeugte Verwirrtheit der Angeklagten zu Geständnissen zu nutzen.

Wasserschierling *Cicuta virosa*

Name: Der Name *Wasserschierling* deutet auf eine Pflanze hin, die dem Gefleckten Schierling ähnlich sieht und seinen Standort am Wasser hat. Andere Namen wie *Wüterich*, *Tollrübe*, *Giftiger Wassermerk*, *Sumpfgift* oder *Dollkraut* unterstreichen die Giftigkeit dieser Pflanze. Linné gab dieser Pflanze den griechischen Namen *Cicuta*, um zu unterstreichen, dass ihr Stängel hohl ist; *virosus* bedeutet giftig.

Vorkommen und Standort: Der Wasserschierling ist mit dem gefleckten Schierling zwar nah verwandt, er bildet aber in der Familie eine eigene Gattung. Er ist in der nördlichen gemäßigten Zone heimisch und gedeiht als Wasser- und Sumpfpflanze am besten an verlandeteten Teichen, an Flussufern und an moorigen Stellen.

Beschreibung: Der ausdauernde Wasserschierling bildet im Boden einen dicken Wurzelstock, der ähnlich wie Pastinak oder Sellerie riecht; er ist im Innern in zahlreiche Kammern aufgeteilt. Auch der Blattstiel ist hohl, er wird bis zu einem Meter hoch und trägt zwei- bis dreifach gefiederte, gesägte Blätter, deren Scheiden blasig aufgetrieben sind. Die weißen Blüten stehen in 8-

bis 12-strahligen Dolden, die mittleren Blüten einer Dolde sind meist steril (Blütezeit Juni bis August). Die bräunlich gelben, fast kugeligen Früchte weisen flache Rippen auf.

Toxizität: Alle Pflanzenteile, vor allem der Stängel und der Wurzelstock, werden als »sehr stark giftig« eingestuft.

Wirkstoffe: Der Hauptwirkstoff Cicutin macht den Wasserschierling zu einer der gefährlichsten Giftpflanzen; es handelt sich um eine Acetylenverbindung (Polyen). Daneben enthält diese Pflanze noch das weniger giftige Cicutol (ebenfalls ein Polyen). 2 bis 3 Gramm der Pflanze können tödlich sein.

Wirkungen: Die ersten Vergiftungserscheinungen zeigen sich schon 20 Minuten nach Verzehr von Teilen des Wasserschierlings. Cicutin ist ein typisches zentral wirkendes Krampfgift. Zunächst machen sich Brennen im Mund, Übelkeit und Erbrechen bemerkbar, es folgen heftige Krämpfe mit Zähneknirschen. Die erregende Wirkung des Cicutins erstreckt sich auch auf das Atem- und vasomotorische Zentrum, der Tod tritt durch Atemlähmung ein.

Erste Hilfe: Magen- und Darmentleerung, sofort ins Krankenhaus.

Hintergründe und Geschichten

Die Ausrottung dieser gefährlichen Pflanze wurde früher behördlich angeordnet, da viele Vergiftungen auf ihr Konto gingen. In der älteren Literatur werden diverse Fälle beschrieben:

- Ein sechsjähriger Junge aß in Gesellschaft von anderen Kindern Wasserschierlingswurzeln, die er für Pastinake hielt. Kurz darauf bekam er Beängstigungen in der Herzgegend, legte sich auf die Erde und urinierte; bald nachher wurde er von schrecklichen Konvulsionen befallen, er verlor den Gebrauch seiner Sinne und schloss den Mund stark zusammen; er knirschte mit den Zähnen und verdrehte die Augen auf seltsame Weise. Ihm war nicht zu helfen, und er starb eine halbe Stunde nach Eintritt der Symptome.
- Vier Kinder hatten vom Wasserschierling gegessen, der am Rand eines Baches wuchs; drei starben bald darauf mitten unter Konklusionen, nur das vierte, von acht Jahren, dem man zeitig genug ein Brechmittel gegeben hatte, wurde glücklich gerettet.
- Vier Kinder von zwölf, sieben, sechs und fünf Jahren, die unfern ihrer Wohnung am Wasser spielten, hatten von einer von ihnen für unschädlich und essbar gehaltenen Wurzel, die aber ebendie des Wasserschierlings war, gegessen. Bei dem jüngsten Kind äußerten sich die Vergiftungserscheinungen schon

> während des Essens. Es fing an zu taumeln, fiel um, geriet in einen völlig bewusstlosen Zustand, in dem es von epileptischen Krämpfen befallen wurde, die auch, aber in weit geringerem Grad, beim sechsjährigen Kind sich zeigten, während die beiden anderen, infolge des stattgefundenen Erbrechens, davon gänzlich verschont blieben, aber über große Betäubung und Abspannung klagten. Nach Verabreichung von Brech- und Abführmitteln wurden alle vier wiederhergestellt. Ein Meerschweinchen, das gleichzeitig mit den Kindern von der Wurzel genossen hatte, ging bald darauf zugrunde. (Gmelin)

Nach einem Bericht aus Kanada hatte 1974 ein 13-jähriger Junge von der dem Wasserschierling nahe verwandten *Cicuta douglasii* gegessen. »Als er etwa eine Stunde später nach Hause kam, klagte er über Leibschmerzen und Benommenheit. Da er noch Gartenarbeiten erledigen sollte, meinten die Eltern, dass er sich durch Simulieren einer Krankheit drücken wollte, und schickten ihn in den Garten. Dort fand ihn sein Bruder 15 Minuten später bewusstlos auf dem Boden liegend, mit Schaum vor dem Mund und Erbrochenem neben sich. Es setzten Krämpfe ein, die ebenso wie das Erbrechen während der Fahrt zum Hospital anhielten. Unter Sauerstoff und nach Behandlung mit Diazepam (Beruhigungsmittel) ließen die Krämpfe allmählich nach; 4 Tage später konnte der Patient entlassen werden und zeigte auch nach 6 Monaten keine Nachwirkungen der schweren Intoxikation. (Zitiert nach Frohne)

Aus dem pharmakologischen Institut der Universität Greifswald wurde über die Vergiftung von drei Kindern berichtet: »Drei Knaben von sechs, sieben und neun Jahren fanden am 15. April 1941 an einem See in der Umgebung von B. (Ostpommern) im Erdreich des Ufers grünliche Wurzeln (die sich später als Wurzeln des Wasserschierlings identifizieren ließen), die sie mit einem Messer ausschnitten. Verleitet durch den stark würzigen Geruch, aßen sie ein Stück davon, wobei der neunjährige Junge die größte Menge zu sich nahm. Einige Zeit nach dem Genuss der Wurzeln stellten sich bei den Kindern Übelkeit, Leibschmerz und Benommenheit ein. Auf dem Heimweg brachen zwei von ihnen unter Krämpfen bewusstlos zusammen, während das dritte noch in der Lage war, Hilfe herbeizuholen, worauf sogleich ihre Einlieferung ins Krankenhaus erfolgte. Nach der Aufnahme zeigten alle drei schwerste Vergiftungserscheinungen. Sie waren zeitweilig nicht ansprechbar, außerdem traten schwere klonische Krämpfe am ganzen Körper auf. Die Pupillen waren dabei maximal erweitert und völlig reaktionslos. Durch geeignete Behandlungsmaßnahmen (Magenspülung, Kohle, Medikamente) gingen die Vergiftungserscheinungen zurück. Alle Kinder konnten gerettet und nach einigen Tagen aus der Behandlung entlassen werden. (»Vergiftungsfälle«)

In dem folgenden Fall war eine ganze Familie betroffen: »Nach Genuss einer vor vier Tagen bereiteten Fleischbrühe erkrankten sechs Mitglieder der Familie unter schweren Vergiftungserscheinungen. Der Fleischbrühe wurde Mehl und »Wurzelwerk« kurz vor dem Genuss zugesetzt. Die Brühe schmeckte sehr scharf, was auf das zu ihrer Herstellung verwendete Pökelfleisch zurückgeführt wurde. Ein Familienmitglied kam kurze Zeit später mit seinem Rad auf der Landstraße zu Fall, sein Verhalten beim Fahren erweckte bei Passanten den Eindruck einer Trunkenheit. Er wurde bewusstlos aufgefunden, wenige Augenblicke später stellten sich bei ihm jedoch schwere Krämpfe ein, die nach einer kurzen Pause, in der der »Verunglückte« wieder zu sich kam, erneut einsetzten. Der sofort gerufene Arzt fand den Mann wieder in bewusstlosem Zustand vor. Nach kurzer Zeit ist der Tod eingetreten. Der Arzt, der jetzt auch zu den Famiilenangehörigen gerufen wurde, fand die Mutter und einen Bruder, die ebenfalls wie der Verstorbene in ziemlich reichlicher Menge Fleischbrühe zu sich genommen hatten, in einem Zustand krampfartiger Zuckungen vor. Nach sofortiger Überführung ins Krankenhaus, wo Magenspülungen vorgenommen wurden, besserte sich deren Befinden, sie wurden nach zwei Tagen wieder entlassen. Bei dem Vater und einem zweiten Bruder hatte sich nach dem Genuss der Brühe lediglich ein eigenartiger Mattigkeitszustand ohne Brechreiz eingestellt, der nach mehreren Stunden wieder geschwunden war. Das »Wurzelwerk« bestand zu einem beträchtlichen Teil aus Wasserschierling. (»Vergiftungsfälle«)

In der Heilkunde der heutigen Zeit ist vom Wasserschierling nicht mehr die Rede. Das gilt auch wohl für die Kräutermedizin vergangener Zeit. Da die Pflanze große Ähnlichkeit mit dem Gefleckten Schierling aufweist, wurde sie häufig mit diesem in einen Topf geworfen und ihre Heilkräfte »gemeinsam« abgehandelt. Das trifft auch für Lonicerus zu: »Cicuta tötet den Menschen, der ihn gebraucht. Aber mit gutem und altem Wein genossen, benimmt er ihm die Kälte. So gebraucht, macht er ein klar Gesicht, ist gut wider die Wehtumb der Milz, wider Gicht der Hände und Füße. Das Wasser daraus gebrannt ist gut, so ein Mensch eine Fliege eingeschluckt hat, morgens nüchtern getrunken, sie wird ausgetrieben. Das Wasser macht, dass die Jungfrauenbrüste nit wachsen, mit Leinentüchlein daraufgelegt, denn so werden sie nit groß.«

Weißwurz, Vielblütige *Polygonatum multiflorum*

Name: Der Name *Weißwurz* bezieht sich auf die helle Wurzel dieser Pflanze. Der untere Stängelteil weist siegelartige Narben auf, die daher rühren, dass die absterbenden oberirdischen Teile Einschnitte an diesem Pflanzenteil hinterlassen; wegen dieser Narben nannte man die Weißwurz *Salomonssiegel* oder auch *Hühneraugenwurz*. Auf die Giftwirkungen weisen die Namen *Giftblume* und *Teufelsbeere* hin.

Vorkommen und Standort: Die Weißwurz gehört in die Familie der spargelartigen Liliengewächse – zusammen mit Maiglöckchen, Spargel, Einbeere – und ist in ganz Europa häufig anzutreffen; als Standort bevorzugt sie schattige Buchenwälder und Gebüsche.

Beschreibung: Aus dem dicken, weißen Wurzelstock wächst ein 30 bis 50 Zentimeter hoher, gebogener Stängel, der in zwei Reihen wechselständige, eiförmige Blätter trägt. Die grünlich weißen, geruchlosen Blüten stehen in mehrblütigen Trauben (Blütezeit Mai bis Juni); die blauschwarzen Beeren sind schwach bereift und schmecken widerlich süß (Fruchtreife Juli bis Oktober).

Toxizität: Alle Pflanzenteile, vor allem die Beeren, werden als »giftig« eingestuft.

Wirkstoffe: Hauptwirkstoffe sind Saponine, die vor allem in den Samen reichlich vorkommen. Herzwirksame Glykoside kommen entgegen früherer Annahme nicht vor.

Wirkungen: Nach Aufnahme der Beeren oder anderer Pflanzenteile kommt es zu leichteren Vergiftungserscheinungen wie Übelkeit, Erbrechen, Durchfall.

Erste Hilfe: Entleerung des Magen-Darm-Trakts, Giftbindung durch Kohlegaben.

Hintergründe und Geschichten

In der älteren Literatur werden neben den genannten Vergiftungserscheinungen noch Benommenheit, Schwindel, Herzschäden genannt; nach Brugsch wurde sogar ein zweijähriges Kind nach Verzehr der Beeren unter Symptomen heftiger Gastroenteritis getötet. Im Allgemeinen kommt es jedoch nur zu leichteren Vergiftungen.

In der Medizin wird die Weißwurz heute nicht mehr verwendet, auch früher traute man dieser Pflanze nicht allzu viel zu. Brunfelß meinte: »Das Antlitz damit gewaschen vertreibt die Maßen und sonst andere Fle-

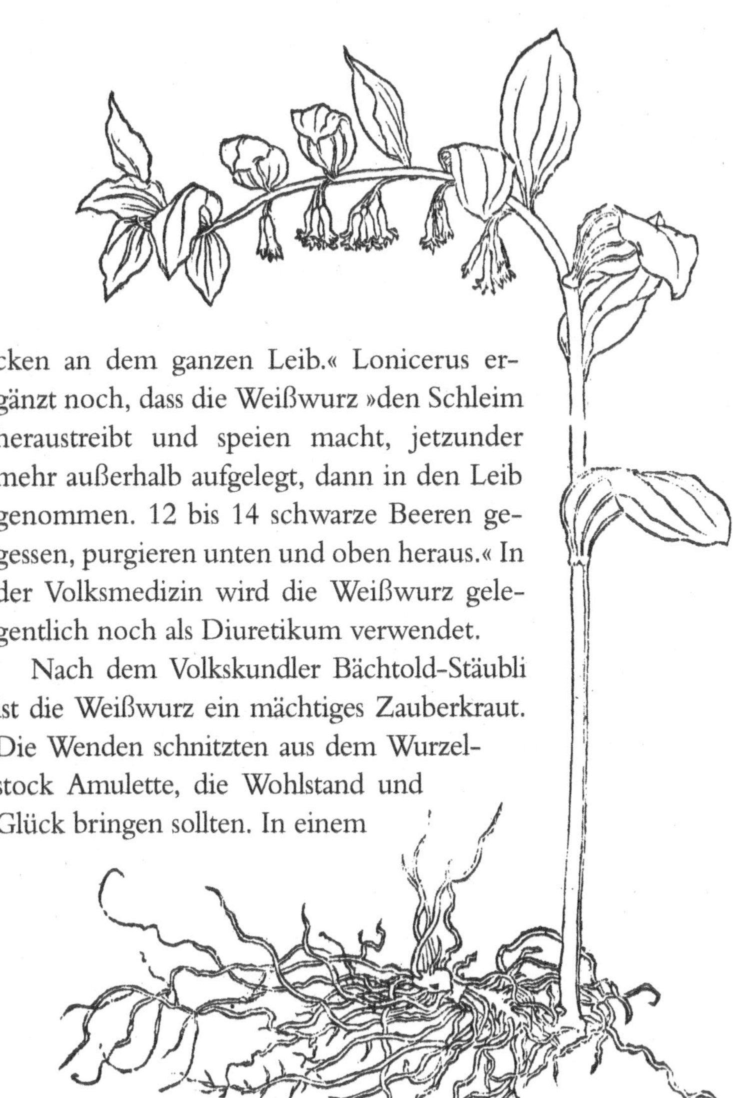

cken an dem ganzen Leib.« Lonicerus ergänzt noch, dass die Weißwurz »den Schleim heraustreibt und speien macht, jetzunder mehr außerhalb aufgelegt, dann in den Leib genommen. 12 bis 14 schwarze Beeren gegessen, purgieren unten und oben heraus.« In der Volksmedizin wird die Weißwurz gelegentlich noch als Diuretikum verwendet.

Nach dem Volkskundler Bächtold-Stäubli ist die Weißwurz ein mächtiges Zauberkraut. Die Wenden schnitzten aus dem Wurzelstock Amulette, die Wohlstand und Glück bringen sollten. In einem westböhmischen Zauberbuch findet sich folgende »Kraft- und Tugendbeschreibung« der Weißwurz: »Mit dieser mächtig, kräftig und tugendreichen Weißwurz kann man nachstehendes Experiment machen: Man kann machen, dass keiner vom Fleck reiten, fahren oder gehen kann, auch keinen Schuss oder Seitengewehr kann ausziehen, sondern er, oder auch mehrere, müssen halten, so lange man es haben will, und wenn du auch mehrere Meilen von ihnen entfernt wärest, so müssen solche stehen bleiben, so lange, bis du es willst auftun, dass sie fortkönnen.«

Die Weißwurz wurde früher für die sagenhafte Springwurz gehalten, die ebenso zauberkräftig wie die Alraune sein sollte. Ihre Kräfte werden in vielen Volksmärchen beschrieben. Eins davon erzählte man sich um die Mitte des vorigen Jahrhunderts in der Gegend um Tübingen: »Kein Mensch weiß, wo die Springwurz wächst; man kann sie sich aber verschaffen durch einen Wiedehopf, und zwar so: Findet man das Nest dieses Vogels in einem hohlen Baum, so muss man den Eingang mit einem Brett vernageln. Dann holt der Wiedehopf die Springwurz und hält sie vor das vernagelte Nest, worauf sofort das Brett abspringt. Alsdann bringt der Vogel diese Wurzel, um sie zu vernichten, in ein Wasser oder lässt sie, wenn er unterwegs Feuer findet, da hineinfallen. Deshalb muss man in der Nähe des Nestes einen Kübel mit Wasser aufstellen oder ein Feuer anmachen und die Springwurz auffangen, wenn er sie fallen lässt. Vor einer solchen Springwurz springen alle Türen und Schösser auf. Auch macht sie sicher gegen Stich und Kugeln, wenn man sie in der rechten Tasche bei sich trägt. Wenn man einen kühnen Dieb nicht ertappen kann, so sagt man auch wohl: ›Der muss eine Springwurz haben.‹«

Hinzuweisen ist hier noch auf die anderen Weißwurz-Arten, da sie gleiche Inhaltsstoffe und somit auch gleiche Wirkungen haben:

Wohlriechende Weißwurz
Polygonum odoratum

Ihre Blüten duften angenehm ansonsten weisen sie ähnliche Merkmale auf wie die Vielblütige Weißwurz.

Quirlblättrige Weißwurz
Polygonum verticilliatum

Sie weicht im Habitus von den beiden anderen wesentlich ab. Der Stängel ist nicht gebogen, er wird bis zu einem Meter hoch; an ihm sitzen die Blätter in gleichen Abständen zu dreien oder fünfen in Quirlen zusammen. In den Blattachseln entspringen ein- bis siebenblütige Trauben mit grünlich weißen Blüten. Die reifen Früchte sind rot.

Wurmfarn, Gemeiner *Dryopteris felix mas*

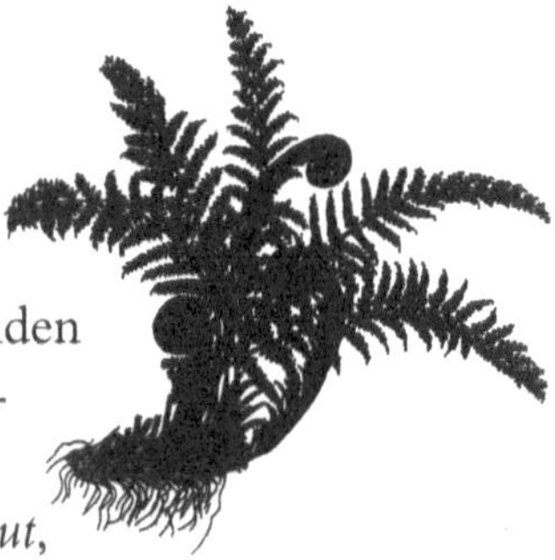

Name: Der Name *Wurmfarn* ist von den gewundenen jungen Trieben dieser Sporenpflanze hergeleitet. Da an seinem Standort auch Schlangen zu finden sind, bildeten sich viele Benennungen, die mit Schlangen in Beziehung stehen: *Schlangenkraut*, *Natternfarn*, *Otterfarn* und *Snakenkrut*. Weil dieser Farn gegen Ungeziefer eingesetzt wurde, nannte man ihn *Wanzenkraut* oder *Flöhkraut*. Auf die Gestalt der Wedel bezieht sich der Name *Teufelsleiter*. Seine medizinische Verwendung brachte ihm den Namen *Bandwurmkraut* ein.

Vorkommen und Standort: Der Wurmfarn ist ein Kosmopolit, lediglich in Australien und in den arktischen Zonen scheint er nicht vorzukommen. Er wächst in Laub- und Nadelwäldern auf feuchten, nährstoffreichen Böden.

Beschreibung: Aus einem dicken, schuppigen Wurzelstock wachsen zahlreiche braune Wurzeln hervor. Die Blätter sind elliptisch längliche Wedel mit starken Stielen, die mit glänzend braunen Spreublättern besetzt sind. Die dunkelgrünen Blattfieder sind gekerbt. Ab Juni findet man auf der Rückseite des Wedels nahe am Mittelnerv nierenförmige Sporenhäufchen.

Toxizität: Der Wurzelstock und die Blattstiele besonders junger Pflanzen werden als »giftig« eingestuft.

Wirkstoffe: Hauptwirkstoffe sind Butanonphloroglucide (Verbindungen der Buttersäure mit Phloroglucin, einem dreiwertigen Phenol) in den inneren Drüsenhaaren.

Wirkungen: Die Vergiftungserscheinungen sind mannigfaltig; sie reichen von lokalen Reizwirkungen im Magen-und-Darm-Kanal über Krämpfe bis zu Sehstörungen und Erblindung, Herzschäden, Ohnmachten und Atemlähmung.

Erste Hilfe: Magen- und Darmentleerung.

Hintergründe und Geschichten

Vergiftungen mit Wurmfarn kamen häufiger vor, als man diese Pflanze zur Bekämpfung des Bandwurms heranzog, vor allem dann, wenn die Dosen zu hoch bemessen oder die Kur kurzfristig wiederholt wurde:

- Ein fünf Monate alter Säugling starb nach einer Behandlung mit 4 Gramm Wurmfarn-Extrakt.

- Ein zweidreivierteljähriges Kind ging nach Einnahme von Kapseln mit 1,0 Gramm Extractum Filis und je 1,5 Gramm Oleum Ricini unter Krämpfen zugrunde.
- Ein fünfeinhalbjähriges Mädchen, das 7,5 Gramm Extractum Filicis aetherum zur Wurmabtreibung erhielt, starb unter Krämpfen.
- Ein fünfjähriges Kind bot nach 5,8 Gramm Farnextrakt einen schweren Intoxikationszustand. (Brugsch)

Glücklicherweise wird der Wurmfarn heute kaum mehr als Wurmmittel verabreicht, und dann nur nach ärztlicher Verordnung. Die höchste Einzel- und zugleich Tagesdosis beträgt 10 Gramm. Bei Magen-und-Darm-Störungen und Leberleiden darf Wurmfarn nicht eingesetzt werden.

Die Wurmfarn-Wirkstoffe sind Muskelgifte, die zu einer schnellen Lähmung der Wurmmuskeln führen. Der Wurm kann sich nicht mehr bewegen und sich auch nicht mehr mit seinen Saugnäpfen an der Darmwand festhalten. Zwei Stunden nach Einnahme des Wurmfarns muss ein Abführmittel genommen werden, um die Entfernung des Bandwurms sicherzustellen und um zu verhindern, dass die Giftstoffe des Wurmfarns resorbiert werden.

Aus neuerer Zeit liegt ein Bericht über eine Wurmfarnvergiftung bei einem Erwachsenen vor: »Am 25. 6. 1951 erkrankte der F. an seiner Arbeitsstätte plötzlich mit

Übelkeit und musste sich niedersetzen. Kurze Zeit später fiel er infolge von Schwäche nach vorn über und verstarb bereits während des Transports zur Pförtnerloge. F. hatte einige Zeit vorher erzählt, dass er im Laufe eines Jahres fünf Bandwurmkuren durchgemacht habe. … Aufgrund des anatomischen Befunds sind wir überzeugt, dass es sich im vorliegenden Falle um eine Vergiftungsfolge durch Wurmfarnextrakte handelte.« (»Vergiftungsfälle«)

Lonicerus weiß vom »Farren« nur zu berichten, »dass er die Würm tötet in dem Leib«; auch andere Ärzte der vergangenen Zeit halten den Wurmfarn ausschließlich als Bandwurm-Mittel für brauchbar. Rezepturen mit diesem Farn galten als wertvolle Geheimmittel. So zahlte Friedrich der Große für eine solche Geheimrezeptur an den Apotheker Matthieu eine Jahresrente von 200 Talern.

Die Magier und Zauberer hielten sehr große Stücke auf den Farn. Der Umstand, dass ein solch stattliches Gewächs weder Blüten noch Früchte trieb, zog schon früh die Aufmerksamkeit der Menschen auf sich, es musste geradezu geheimnisvolle Kräfte haben: »Wird der Farnstrunk an seiner breiteren Spitze im Frühjahr dazu benutzt, um daraus eine Menschenhand zu schneiden, so bildet diese das ehemals berühmte Glücks- oder Johannishändchen, welches in allen Unternehmungen Glück und Segen bringt.« (F. X. Unger)

Wer den Samen des Farns (gemeint sind wohl die Sporen) sein Eigen nennt, verfügt über ungeahnte zauberische Fähigkeiten, er hat Glück in allen Lebenslagen; er findet den »Erdspiegel«, in dem man alles sieht, was in und über der Erde vorgeht; er erfreut sich der Gunst der Frauen, und er kann sich sogar unsichtbar machen. In vielen deutschen Sagen fungiert der Farnsame als Tarnkappe. Hier ein Beispiel: Ein Bauer suchte im Wald nach einer entlaufenen Kuh. Als er dann zu Hause berichtete, dass er die Kuh nicht gefunden habe, herrschte große Verwirrung, weil man die Stimme des Mannes zwar vernahm, ihn aber nicht sehen konnte. Endlich war der Bauer des Herumlaufens müde, er zog seine Schuhe aus – da klärte sich das Geheimnis: Aus den Schuhen fielen die Farnsamen heraus, und der Bauer wurde allen sichtbar.

Der Arzt und Botaniker O. Brunnfelß ist sehr skeptisch dem gegenüber, was vom Farnsamen erzählt wird: »Ich weiß wohl, dass viele ein Auge auf diesen geworfen haben und hoffen, ich werde etwas dazu sagen. Kein Kraut ist, da mehr Hexenwerk und Teufelsgespenst mit getrieben wird. Ich muss mit Gewalt mich lassen überreden, wie dieses Kraut seinen Samen trage, welches es auf St. Johannis wirft, so doch Dioscorides, Plinius und alle, die davon geschrieben, keines Samens gedenken. Und dieser Same wird auch nicht jedermann zuteil, sondern muss man vorher das Kraut beschwören und den Teufel darüber anrufen, und alsdann schwitzt es ein

Gummitröpfchen, welch gleich auf die Stund hart wird und zu einem schwarzen Samen, welcher mir auch von etlichen gezeigt wurde. Mag wahr sein, mag auch wohl ein Teufelsgespenst sein. … Was nun der Waldfarn für Kraft habe und vor allem der Same davon, ist ein Geheimnis der Beschwörer, die sagens auch niemand. Da ist es ein köstlich Ding um den Samen, dass man Wunder damit wirke. Aber ich habe noch keinen getroffen, der reich damit geworden oder ein einzig Wunder damit gewirkt habe.«

Zaunrübe, Rote *Bryonia dioica*

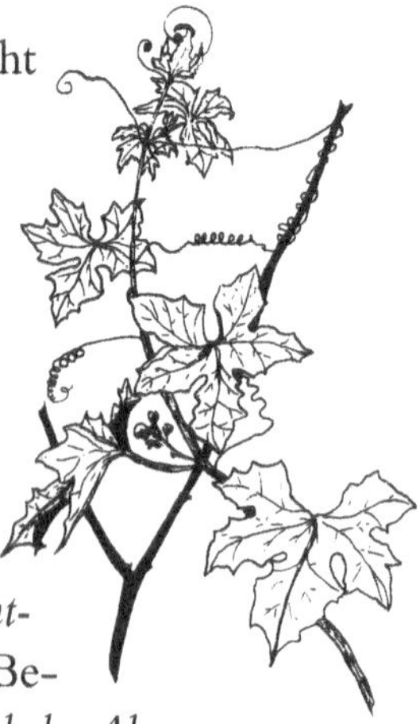

Name: Der Name *Zaunrübe* ist nicht volkstümlich, er bezieht sich auf den Standort und die rübenartig verdickte Grundachse der Pflanze. Die Giftwirkungen der Zaunrübe werden durch die Namen *Tollrübe*, *Hundsbeere* und *Totenwurzel* umschrieben. Da die Rübe zur Gichtbehandlung herangezogen wurde, nannte man sie *Gichtrübe*. Aus der Rübe schnitzen die Betrüger Alraunen, daher hieß sie *Falsche Alraune*. Der Gattungsname *Bryonia* ist aus dem Griechischen übernommen und bedeutet so viel wie »schnell wachsende Pflanze«.

Vorkommen und Standort: Dieses ausdauernde Kürbisgewächs kommt vor allem in Westeuropa vor und wächst an Zäunen, in Hecken und an Waldrändern auf nährstoffreichen, lehmigen Böden.

Beschreibung: Die Grundachse der Zaunrübe ist zumeist rübenartig angeschwollen, die übel riechenden »Rüben« können ein Gewicht von 2,5 Kilogramm erreichen. Der bis zu 3 Meter lange Stängel hält sich mithilfe spiralig gewundener Ranken an seiner Unterlage (Bäume, Büsche,

Zäune) fest. Die Ranken bewegen sich relativ schnell, man braucht nur ein wenig Geduld, um die Bewegungen zu verfolgen. Die Pflanze ist zweihäusig; die männlichen Blüten stehen in lang gestielten Trauben und die weiblichen in kurz gestielten Büscheln mit grünlich weißer Farbe auf verschiedenen Pflanzen (Blütezeit Juni bis August). Die Frucht ist eine erbsengroße, scharlachrote Beere (Fruchtreife August bis September). Die Zaunrübe führt einen scharf schmeckenden Milchsaft.

Toxizität: Alle Teile der Pflanze, vor allem die Beeren und die Wurzel, werden als »stark giftig« eingestuft.

Wirkstoffe: Hauptwirkstoffe der Beeren und der Wurzeln sind die Cucurbitacine Bryonicin und Bryonol, es handelt sich um Steroide; daneben finden sich noch Saponine und Kaffeesäure. 40 Beeren sollen für einen Erwachsenen tödlich sein, die letale Dosis liegt für Kinder bei 5 Beeren.

Wirkungen: Leichte Vergiftungserscheinungen treten nach dem Verzehr von 6 bis 8 der scharfschmeckenden, schleimigen Beeren auf: Erbrechen und Magenbeschwerden. Nach dem Verzehr größerer Mengen zeigen sich blutiger Durchfall, Schwindelgefühl, Nierenreizungen, in besonders schweren Fällen sogar Atemlähmung. In der Wurzel finden sich ebenfalls Cucurbitacine, sie haben stark abführende Wirkung.

Erste Hilfe: Kohlegaben zur Giftbindung, Erbrechen auslösen, Abführmittel reichen, viel Flüssigkeit aufnehmen lassen.

Hintergründe und Geschichten

Vergiftungsfälle werden aus jüngster Zeit kaum noch gemeldet, und wenn, dann waren es zumeist leichte Fälle. So meldete die Berliner toxikologische Beratungsstelle:

- Der Verzehr von bis zu vier Beeren wurde ohne Symptome vertragen.
- Ein achtjähriger Junge musste nach Verzehr von 6 bis 8 Beeren mehrmals erbrechen.
- Ein zweidreiviertel Jahre altes Mädchen zeigte nach Beerenaufnahme Bauchschmerzen, nach einer Stunde keine Beschwerden mehr.

Immerhin bestätigen die Beratungsstellen, dass nach Aufnahme größerer Mengen an Beeren schwere Intoxikationen zu erwarten sind. Vergiftungen können auch dann vorkommen, wenn die Wurzel als Abführmittel Verwendung findet.

Orfila gibt ein Beispiel für eine Medizinalvergiftung durch Bryonia: »Ich wurde im letzten Monat zu einer Kindbetterin gerufen, deren Kind gestorben war und welcher ein Dorfchirurgus, um die Milchsekretion zu beschränken, eine Tisane und ein Klistier verordnet hatte, wovon die Erste etwa aus einer Unze Bryonia-Wurzel zu 1 Liter Wasser und Letztere aus einer konzentrierten Abkochung derselben Wurzel bestand. Bei meiner Ankunft, 4 Stunden nach Einnahme des unglücklichen Mittels, war sie schon nicht mehr am Leben.«

In vergangenen Zeiten diente die Zaunrübe allerlei medizinischen und auch spektakulären Zwecken. Lonicerus nennt die Wurzel Gicht- und Scheißwurz, damit ist schon angedeutet, wozu sie nutze ist: »… hat eine große, ungeheuer stinkende Wurzel einer austreibenden Natur; purgiert innen, reinigt von außen die Haut.« Dann etwas Erstaunliches: »Die Wurzel vertreibt Schlangen und Kröten aus dem Menschen, so etwa lange Zeit in ihm gewesen seien, heraus.«

Lange Zeit später vermittelt Gmelin eine ganz andere Vorstellung von der Zaunrübe, die er Scheißwurz oder Teufelskirsche nennt. »Die Wurzel dieser Pflanze hat, solange sie frisch, jung und weder durch Trocknen noch durch andere Kunstgriffe der Apotheker verändert ist, eine ganz ungemeine Schärfe; ihr Gebrauch verursacht die grausamsten Bauchflüsse, Wahnwitz, Sinnlosigkeit und Schwindel, auch zuweilen den Tod.« Er vermerkt aber noch, dass man aus der Rübe, wenn sie ihrer Schärfe beraubt ist, Stärke und Mehl gewinnen kann, das man zu Brot verarbeitet. Und: »Mit dieser Pflanze kann man alte Wände grün bekleiden; aber aus lebenden Hecken muss sie verbannt werden, weil sie andere nützliche Gewächse erstickt oder doch ihr gütliches Gedeihen verhindert.«

Die Zaunrübe kam auch als Liebes- und Heilmittel und als Glücksbringer zu Ehren, »weil sie von Landstreichern, Zigeunern und versoffenen Personen auf den Märkten aufs Lästerlichste und schändlichste« als Alraune-Ersatz angepriesen wurde. Eine solche Falsche Alraune wird als echte zu horrenden Preisen verkauft. Die »echte« Bryonia hielt man dagegen wegen ihrer purgierenden Wirkung für anaphrodisisch, sie sollte den Geschlechtstrieb dämmen, die Empfängnis verhüten und die Leibesfrucht abtreiben: »Die schwangeren Frauen sollen sich vor dieser Wurzel hüten, denn sie tötet die Frucht im Mutterleib.« (Matthiolus)

Die rheinischen Mädchen hielten viel von der Zaunrübe als Mittel des Liebeszaubers. Sie steckten sich ein Stück der Zaunrübe (die man im Rheinland Körfgeswurzel nennt) in die Schuhe, wenn sie zum Tanzen gingen und sprachen:

»Körfgeswurzel in meinem Schuh,
ihr Junggesellen, lauft mir zu.«

In der homöopathischen Medizin ist die Zaunrübe ein geschätztes Mittel bei Katarrhen, rheumatischen Erkrankungen, Erbrechen und Durchfall als Folge einer Lebensmittelvergiftung. Der Patient, dem man Bryonia

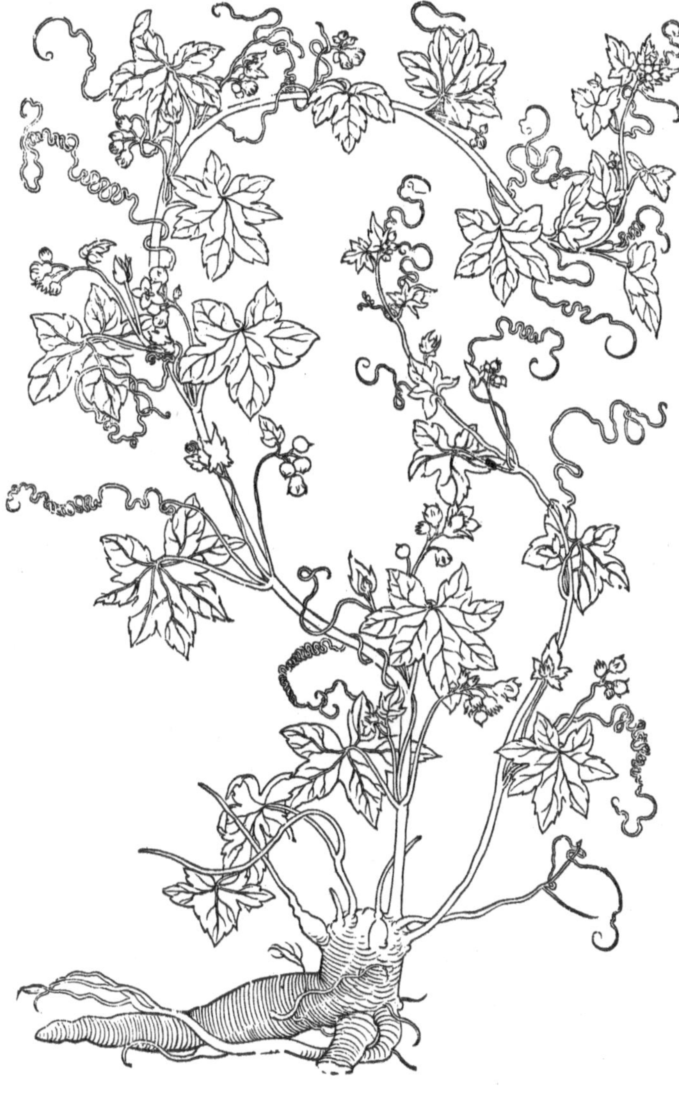

reichen soll, ist mürrisch, reizbar und möchte allein gelassen werden, er fühlt sich durch die geringste Bewegung schlechter und ist sehr durstig (13. Panos). In der Schulmedizin wird diese Wurzel wegen der Gefahr der Überdosierung kaum mehr gebraucht, obwohl sie eine gute Wirkung bei nicht akuten Rheumatismusformen erzielen könnte.

Ebenfalls »stark giftig« ist die

Weiße Zaunrübe *Bryonia alba*

Sie kommt vor allem in Südeuropa vor. In ihrem Habitus ähnelt sie der Roten Zaunrübe, sie ist jedoch einhäusig, und ihre Beeren sind schwarz. Ihre Cucurbitacine verursachen die gleichen Vergiftungserscheinungen wie *B. dioica*. Bei Berührung der Wurzel können Hautreizungen mit Blasenbildung auftreten.

Zypressenwolfsmilch *Euphorbia cyparissias*

Name: Der Name *Wolfsmilch* und auch die meisten anderen volkstümlichen Namen dieser Pflanze wie *Hundemilch*, *Teufelsmilch*, *Hexenmilch* und *Giftmilch* beziehen sich auf den weißen, giftigen Milchsaft dieser Pflanze. Die Namen *Dullkraut*, *Krötengras* stehen ebenfalls für ihre Giftwirkung. Nach ihrer Verwendung in der Heilkunde wird sie auch *Krätzekraut* und *Warzenkraut* genannt. Plinius nannte diese Pflanze Zypressen-Wolfsmilch, weil er Ähnlichkeiten der Blätter mit Zypressenblättern erkannte. Der Gattungsname *Euphorbia* wurde bereits von Plinius gebraucht, er wählte ihn zu Ehren von Euphorbos, dem Leibarzt des Königs Juba von Mauretanien.

Vorkommen und Standort: Innerhalb der Familie der Wolfsmilchgewächse ist die Wolfsmilch mit 1600 Vertretern die artenreichste Gattung; von den vielen bei uns wachsenden Wolfsmilch-Arten ist die Zypressenwolfsmilch die häufigste und bekannteste. Das Verbreitungsgebiet der Wolfsmilch-Arten erstreckt sich über die gemäßigten Zonen bis in die Tropen. Hier soll zunächst die Zypressenwolfsmilch eingehender besprochen werden; sie wächst vornehmlich auf leichteren Böden auf dem Acker und trockenen Weiden.

Beschreibung: Diese Wolfsmilchart ist eine Dauerpflanze; aus einem dicken Wurzelstock wachsen verästelte, bis zu 40 Zentimeter hohe Stängel hervor. Sie tragen wechselständige, schmale, lineale Blätter von gelblich grüner Farbe. Die ebenfalls gelbgrünen Blätter stehen in vielstrahligen Trugdolden (Blütezeit April bis Mai). Die Frucht ist eine Kapsel, die bei der Reife in drei Teile zerfällt. Die Pflanze führt besonders im Stängel einen weißen Milchsaft, der sie vor dem Zugriff durch Tiere schützt.

Toxizität: Alle Pflanzenteile, die Milchsaft enthalten, werden als »stark giftig« eingestuft. Der Milchsaft verliert beim Trocknen seine Wirksamkeit.

Wirkstoffe: Hauptwirkstoffe sind hautreizende und zudem cocarzinogene Diterpenester (Euphorbon und Phorbolester).

Wirkungen: Der Milchsaft brennt scharf auf der Zunge, er hat eine starke örtliche Reizwirkung auf die Haut und verursacht Entzündungen mit Blasenbildung. Auf die Schleimhäute gebracht bewirkt er tief greifende Gewebezerstörungen; zu solchen Erscheinungen kann es kommen, wenn der Wolfsmilchsaft zum Entfernen von

Warzen benutzt wird. Gelangt dieser Saft ins Auge, ist mit starken Entzündungen der Bindehaut, mit Ödemen und unter Umständen mit bleibender Blindheit zu rechnen. Nach oraler Aufnahme kommt es zu Magenschmerzen und blutigem Durchfall. Die Pupillen erweitern sich, Schwindel und Herzrhythmusstörungen stellen sich ein; Bewusstseinsstörungen, Delirien und Kollaps und sogar der Tod können eintreten.

Erste Hilfe: Kohlegaben zur Giftbindung; Erbrechen auslösen, Abführmittel, Wasserschleimsuppe.

Hintergründe und Geschichten

Die Zypressenwolfsmilch ist bei uns stark verbreitet, daher kommen Vergiftungen häufig vor. Es handelt sich allersdings zumeist um leichtere Fälle, da der unangenehm brennende Saft die Aufnahme größerer Mengen ausschließt.

Einige Beispiele aus neuester Zeit:

- Ein dreijähriges Mädchen nahm eine unbekannte Menge Wolfsmilchsaft auf; Verätzungen im Mund waren die unmittelbare Folge, nach 24 Stunden trat Nesselsucht auf.
- Ein neunjähriges Mädchen schluckte eine unbekannte Menge Milchsaft und litt an Erbrechen, Pu-

pillenerweiterung, Unruhe und Magenkrämpfen; nach 24 Stunden verebbten diese Erscheinungen.
- Ein Erwachsener kam mit einem verletzten Finger mit dem Milchsaft in Berührung, er klagte über Schmerzen bis zum Handgelenk.
- Ein dreijähriger Junge verschluckte einen Wolfsmilchstängel, was zu einem Krampfanfall führte; das Kind war desorientiert, benommen und tobte; nach wenigen Stunden verschwanden die Symptome.
- Bei einem Jungen, der auf Anraten seiner Kameraden sich den mons pubis (Schamhügel) mit Wolfsmilchsaft bestrich, um dort den Haarwuchs zu fördern, trat eine heftige entzündliche Schwellung dieses Gebiets ein. (Beispiele nach Brugsch)

In der älteren Literatur wird nicht immer exakt zwischen den einzelnen Wolfsmilcharten unterschieden. Bei den angeführten Pflanzen handelt es sich um die Zypressenwolfsmilch, die Gartenwolfsmilch oder die Sonnenwolfsmilch, die jedoch alle die gleichen Wirkungen haben:

- Ein Mann hatte sich mit dem Saft der Wolfsmilch das Gesicht eingerieben, das anschließend ganz und gar wund wurde.
- In einem anderen Fall hatte man einem Kranken ein Klistier aus Wolfsmilch statt aus Bingelkraut verabreicht, was tödliche Folgen hatte.

- Bei einer Frau, die 30 Gran der Wolfsmilchwurzel verschluckt hatte, erfolgte der Tod nach ¾ Stunden.
- Eine Person hatte sich Milchsaft auf die geschlossenen Augenlider gerieben, bald trat Entzündung ein und zog den Verlust des Augenlichtes nach sich.

Von Nutztieren wird die Wolfsmilch gemieden, der scharfe Geruch und der beißende Geschmack halten sie vom Verzehr ab. Bei Raufutterfressern können allerdings dann, wenn das Heu mit Wolfsmilchpflanzen versetzt ist, Vergiftungen vorkommen. Bei Rindern machen sich dann Gastroenteritis, Durchfälle, Krämpfe und Lähmungen bemerkbar. Der Geschmack der Wolfsmilch überträgt sich auf die Milch.

In der Medizin haben die Wolfsmilcharten heute keine Bedeutung mehr. Früher wurden sie als Abführ- und Brechmittel, gegen Blutergüsse oder Hautflecken empfohlen, woraus sich häufig Vergiftungen ergaben. Der Arzt Christoph Hellwig gibt in seinem »Rezeptbuch vor die meisten Kranckheiten der Manns-Personen« (1715) diesen Tipp: »Wolfsmilch mit Baumöl vermischt und dahin gestrichen, wo man keine Haare haben will, so wachsen nimmer Haare daselbst. Doch lasse mans nicht ins Gesicht kommen, es macht ungestalt.«

Weihnachtsstern *Euphorbia pulcherrima*

Von den als Zierpflanzen genutzten Wolfsmilcharten soll hier der bekannte Weihnachtsstern erwähnt werden, der häufig seine Giftwirkungen unter Beweis gestellt haben soll. Es handelt sich um eine strauchige Pflanze mit länglich eiförmigen, meist ganzrandigen Blättern. Die unscheinbaren Blüten werden von weißen oder roten Hochblättern umgeben (Blütezeit November bis März).

Die ganze Pflanze, vor allem der Milchsaft, wird als »schwach giftig« eingestuft. Toxische Stoffe konnten bisher nicht eindeutig identifiziert werden.

Wenn in der Literatur von den Giftwirkungen des Weihnachtssterns geschrieben wird, beruft man sich auf eine Geschiche, nach der im Jahr 1919 das zweijährige Kind eines Offiziers in Hawaii nach dem Verzehr von Weihnachtssternblättern gestorben sein soll. Aus neuerer Zeit gibt es keine Beispiele einer tödlich verlaufenden Weihnachtsstern-Vergiftung.

Die Giftberatungsstellen in Deutschland und in der Schweiz machten sehr unterschiedliche Erfahrungen mit dieser Pflanze. Mehrere Kleinkinder aßen einige Hochblätter, ohne irgendwelche Symptome zu zeigen. Andere Kinder boten nach Verzehr der Weihnachtssternblätter diese Symptome: Fünfmal Erbrechen; Durchfall; Schläfrigkeit, leichte Benommenheit. Ein neun Monate altes Kind zeigte nach Verzehr von sechs

Blättern Erbrechen, Durchfall, Temperaturanstieg; ein Meerschweinchen verstarb; eine Katze bekam Durchfall, Hypertonie, Lungenödem.

Aus diesen Befunden muss man schließen, dass der Weihnachsstern je nach Standort und Pflege sehr unterschiedliche Giftmengen und Giftwirkungen haben kann.

Anhang

Verzeichnis der Informations- und Behandlungszentren für Vergiftungen

Vergiftungszentralen in Deutschland

Giftnotruf Berlin (Berlin und Brandenburg)
Giftnotruf der Charité Universitätsmedizin Berlin, Campus Benjamin Franklin, Hindenburgdamm 30, 12203 Berlin, Tel.: 030-19240
www.giftnotruf.de

Bonn (NRW)
Informationszentrale gegen Vergiftungen der Rheinischen Friedrich-Wilhelms-Universität, Zentrum für Kinderheilkunde
Adenauerallee 119, 53113 Bonn, Tel.: 0228-28 73 211/333
www.meb.uni-bonn.de

Erfurt (Mecklenburg-Vorpommern, Sachsen, Sachsen-Anhalt und Thüringen)
Gemeinsames Giftinformationszentrum der Länder Mecklenburg-Vorpommern, Sachsen, Sachsen-Anhalt und Thüringen
Nordhäuser Straße 74, 99089 Erfurt, Tel.: 0361-73 07 30
www.thueringen.de

Freiburg (Baden Württemberg)
Universitätskinderklinik, Informationszentrale für Vergiftungen
Mathildenstraße 1, 79106 Freiburg, Tel.: 0761-19240
www.ukl.uni-freiburg.de

Göttingen (Niedersachsen, Bremen, Hamburg und Schleswig-Holstein)
Giftinformationszentrum-Nord, Georg-August-Universität
Robert-Koch-Straße 40, 37075 Göttingen, Tel.: 0551-19 240
www.giz-nord.de/cms/

Homburg/Saar (Saarland)
Informations- und Beratungszentrum für Vergiftungsfälle an den Uni-

versitätskliniken, Klinik für Kinder- und Jugendmedizin
Kirrberger Straße 100, 66421 Homburg/Saar, Tel.: 06841-19 240 und 06841-16 83 15, www.med-rz.uni-sb.de

Mainz (Rheinland-Pfalz und Hessen)
Beratungsstelle bei Vergiftungen, Johannes-Gutenberg-Universität, II. Medizinische Klinik und Poliklinik, Klinische Toxikologie
Langenbeckstraße 1, 55131 Mainz,
Tel.: 06131-19 240 und 06131-23 24 67, www.giftinfo.uni-mainz.de

München (Bayern)
Giftnotruf und Mobiles Gegengift-Depot, Toxikologische Abteilung der II. Medizinischen Klinik rechts der Isar
Ismaninger Straße 22, 81675 München, Tel.: 089-19 240
www.toxinfo.org

Vergiftungszentralen in Österreich

Wien
Vergiftungsinformationszentrale, Stubenring 6, A-1010 Wien,
Tel.: 01/406 43 43, www.goeg.at

Vergiftungszentralen in der Schweiz

Zürich
Schweizerisches Toxikologisches Informationszentrum
Klosbachstrasse 107, CH-8030 Zürich, Tel.: 145
www.toxinfo.ch

Glossar

Erklärung der Fachausdrücke

Abdomen Bauch, Unterleib
Abortivum abtreibendes Mittel
Anamnese Vorgeschichte einer Krankheit
Anaphrodisiakum den Geschlechtstrieb dämpfendes Mittel
Aphrodisiakum den Geschlechtstrieb anregendes Mittel

Cardiaca Herzmittel
carcinogen krebserregend
cocarcinogen carcinogene Stoffe aktivierend
Coronarinsuffizienz ungenügende Durchblutung des Herzens

Dermatitis Hautentzündung
Diarrhöe Durchfall
dioretisch harntreibend
Drastikum starkes Abführmittel

Expektorans auswurffördendes, schleimlösendes Mittel

forensisch gerichtlich

Ganglien Nervenknoten mit Nervenverknüpfungen
Gastritis Magenentzündung
Gastrorenteritis Magen- und Darmentzündung

hallozinogen Halluzinationen hervorrufend
Homöopathie Heilverfahren, bei dem solche Mittel in hoher Verdünnung verabreicht werden, die in größerer Menge bei Gesunden ähnliche Erscheinungen hervorrufen wie die Krankheit, gegen die sie angewandt werden. Im Gegensatz dazu = Allopathie – Schulmedizin, die solche Mittel einsetzt, die einer Krankheit entgegenwirken.

Hypertonie Bluthochdruck

Kollaps Zusammenbruch der Lebensfunktionen als Folge eines Kreislaufversagens
klonisch krampfhaft zuckend

Laxans Abführmittel
lokalanästhetisch örtlich betäubend

Mitosegift Gift, das die Zellteilung (Mitose) beeinflusst
Mydriasis Pupillenerweiterung

Nesselfieber Hautausschlag mit juckenden Quaddeln
Neuralgie Nervenschmerzen, die anfallweise auftreten

Obstipation Verstopfung
Ödem Wasseransammlung in Geweben
offizinell bezieht sich auf Arzneistoffe, die in den offiziellen Arzneibüchern verzeichnet sind

Photosensibilisierung Steigerung der Lichtempfindlichkeit
Podagra Gicht

Resorption Übergang der Nahrung und anderer Stoffe vom Verdauungstrakt in die Blut- oder Lymphbahn

sedierend, sedativ beruhigend
spasmolytisch krampflösend

Tachykardie krankhaft beschleunigter Herzschlag, »Herzjagen«
Tonikum Kräftigungsmittel

vegetativ zum unbewusst gesteuerten Nervensystem gehörend

Alte deutsche Medizinalgewichte:
1 Gran = 0,06 Gramm, 1 Drachme = 3,06 Gramm,
1 Unze = 30,00 Gramm

Literaturverzeichnis

Aigremont, *Volkserotik und Pflanzenwelt*, 1907/08, Nachdruck Bremsbach, 1978
Altmann, H., *Giftpflanzen, Gifttiere, München*, 1979
Amberger-Lahrmann, M., Schmähl, D., *Geschichte der Toxikologie*, Berlin 1988
Autenrieth, W., Bauer, H., *Die Auffindung der Gifte*, Dresden/Leipzig, 1943
Bächtold-Stäubli, H., *Handwörterbuch des deutschen Aberglaubens*, Berlin, 1927–1942
Baudlin, O., *Die Gifte und ihre Gegengifte, II. Band*, Basel, 1870
Baumann, W., *Das große illustrierte Pflanzenbuch*, Gütersloh, 1974
Bock, H., *New Kreutterbuch*, Straßburg, 1539
Bodin, F, Cheinisse, C. F., *Gifte*, München, 1973
Brugsch, H., *Vergiftungen im Kindesalter*, Stuttgart, 1956
Brugsch, H., Klimmer, O. R., *Vergiftungen im Kindesalter*, Stuttgart, 1966
Brunnfelß, O., *Konterfayt Kreutterbuch*, Straßburg, 1532
Buff, W., v. d. Dunk, K., *Giftpflanzen in Natur und Garten*, Hamburg, 1988
Dioscorides, P., *Kreuterbuch*, Ulm, 1679
Engel, F. M., *Zauberpflanzen, Pflanzenzauber*, Hannover, 1979
ders., *Giftküche der Natur*, Hannover, 1982
Frohne, D., Pfänder, H. J., *Giftpflanzen*, Stuttgart, 1983
Fuchs, L., *Neu Kreuterbuch*, Basel, 1543
Gadamer, J., *Lehrbuch der chemischen Toxikologie*, Göttingen, 1924
Gessner, O., *Gift- und Arzneipflanzen in Mitteleuropa*, Heidelberg, 1974
Glaser, H., *Gifte*, Wien, 1959
Gmelin, J. F., *Allgemeine Geschichte der Pflanzengifte*, Nürnberg, 1803
Habermehl, G., *Mitteleuropäische Giftpflanzen und ihre Wirkstoffe*, Berlin, 1995
Haerkötter, G. und M., *Hexenfurz und Teufelsdreck*, Fankfurt, 1986
Hansen, H. A., *Der Hexengarten*, München, 1981
Hegi, G., *Illustrierte Flora von Mitteleuropa*, Berlin, 1991

Hellwig, L. Ch., *Teutsch medizinisches Recept-Buch vor die meisten Kranckheiten der Manns-Personen*, Franckfurt, 1715
Hesse, K., *Rausch-, Schlaf- und Genussmittel*, Stuttgart, 1966
Hoppe, H. A., *Taschenbuch der Drogenkunde*, Berlin, 1981
Jacta, M., *Berühmte Strafprozesse*, München, 1963
Kotschenreuther, H., *Das Reich der Drogen und Gifte*, Frankfurt, 1979
Kronfeld, M., *Donnerwurz und Mäuseaugen*, 1898. Nachdruck Berlin, 1981
Lehane, B., *Macht und Geheimnis der Pflanzen*, Frankfurt, 1978
Lewin, L, *Gifte und Vergiftungen*, 1928, Nachdruck Ulm, 1961
ders., *Gifte in der Weltgeschichte*, Berlin, 1920
ders., *Phantastica*, 1927, Neuauflage Berlin, 1980
Liebenow, H. und K., *Giftpflanzen*, Stuttgart, 1981
Lonicerus, A., *Kreuterbuch*, Ulm, 1679
Ludewig, R., Lohs, K., *Aktuelle Vergiftungen*, Stuttgart, 1981
Marzell, H., *Neues illustriertes Kräuterbuch*, Reutlingen, 1935
ders., *Wörterbuch der deutschen Pflanzennamen*, Leipzig, 1937–1977
Madaus, C., *Lehrbuch der biologischen Heilmittel*, Leipzig, 1938
Martinez, D., Lohs, K., *Gifte*, München, 1986
Matthiolus, K., *New Kreuterbuch*, Venedig, 1562
Mességué, M., *Das Heilkräuterlexikon*, Wien, o. J.
Nielsen, H., *Giftpflanzen*, Stuttgart, 1979
Noth- und Hilfsbüchlein oder lehrreiche Freuden- und Trauergeschichten der Einwohner zu Mildheim, Gotha, 1798
Orfila, M., J., B., *Allgemeine Toxikologie*, Leipzig, 1830
Panos, B., Heimlich, J., *Homöopathische Hausapotheke*, München, 1988
Perger, A., Ritter von, *Deutsche Pflanzensagen*, Stuttgart, 1884
Prokop, O., *Lehrbuch der gerichtlichen Medizin*, Berlin, 1960
Reko, V. A., *Magische Gifte*, Stuttgart, 1949
Römpps, *Chemielexikon*, Stuttgart, 1979–1983
Roth, L., Dauderer, M., *Giftliste*, Landsberg, 1981 [im Text mit »Giftliste« bezeichnet, Sammlung von Vergiftungsfällen, Arch. Tox, 1930–1954; im Text mit »Vergiftungsfälle« bezeichnet]
Schmidbauer, W., v. Scheidt, J., *Handbuch der Rauschdrogen*, Frankfurt, 1982
Tabernaemontanus, J. T., *Kräuterbuch*, Basel, 1731
Thorwald, J., *Das Jahrhundert der Detektive*, Zürich, 1965

Treben, M., *Gesundheit aus der Apotheke Gottes*, Karlstein, o. J.
Unger, F. X., *Die Pflanze als Zaubermittel*, Leipzig, o. J.
Veröffentlichungen der Beratungsstelle für Vergiftungserscheinungen, Berlin, 1967–1978, 1984
Veröffentlichungen des Schweizer Toxikologischen Informationszentrums, Zürich, 1973–1984
Wagner, H., *Pharmazeutische Biologie*, Stuttgart, 1980
Winkler, E., *Sämtliche Giftgewächse Deutschlands*, Leipzig, 1854
Wirth, I., *Tote geben zu Protokoll*, Berlin, 1990
Wirth. W., Gloxhuber, C., *Toxikologie*, Stuttgart, 1985
Zimmer, E. M., *Kräutersegen*, Donauwörth, 1896

Tabellarische Zusammenfassung der Giftpflanzen

Pflanze	Giftstufe	Inhaltsstoffe	Symptome	Erste Hilfe	Hinweise
Akazie, Falsche	++	Toxulbumine in Rinde und Früchten	Erbrechen, Schlafsucht, Krämpfe, weite Pupillen, Ohnmacht	Erbrechen herbeiführen, Giftbindung durch Kohle, Abführmittel	Baum bis 30 m hoch, braune Rinde mit Längsrinnen, Blätter unpaarig gefiedert, weiße Schmetterlingsblüten
Alraune	+++	Tropanalkaloide in allen Teilen	rote Haut, trockener Mund, weite Pupillen, Erregung	Magen und Darm leeren, sofort ins Krankenhaus	große, längliche, stängellose Blätter in Grundrosette
Aronstab	++	Schadstoff in allen Pflanzenteilen	Reizwirkung auf Haut- und Schleimhaut, Brennen im Mund, Blutungen in Magen und Darm, Erregung, Kreislaufstörungen	Magen- und Darmentleerung, Kohlegaben, viel Flüssigkeit	Breite, dunkelgrüne, pfeilförmige, gefleckte Blätter, roter Blütenkolben, Hochblatt
Bärenklau, Riesen-	+	Fucocumarine im Saft	Wiesendermatitis	zum Arzt	Wie Wiesenbärenklau, jedoch größer – bis 3 m hoch
Bärenklau, Wiesen-	(+)	Fucocumarine im Saft	Wiesendermatitis	zum Arzt	Doldengewächs bis 1,5 m hoch, Blätter fiederschnittig geteilt, weiße Blüten in Doppeldolden
Besenginster	+	Alkaloid Spartein in allen Teilen	Harndrang, Erbrechen, Kreislaufstörungen	Magen- und Darmentleerung, zum Arzt	Bis 2 m hoher Strauch, dünne Zweige, behaarte, kleine Blätter, gelbe Schmetterlingsblüten

Pflanze	Giftstufe	Inhaltsstoffe	Symptome	Erste Hilfe	Hinweise
Bilsenkraut, Schwarzes	+++	Tropanalkaloide in allen Teilen	Hautrötung, trockener Mund, Pupillenerweiterung, Erregung bis zur Tobsucht, dann Tiefschlaf	Magen- und Darmentleerung, zum Arzt	Ganze Pflanze behaart, eiförmige Blätter, klebrig, Pflanze riecht unangenehm, Blüten trichterförmig
Buchsbaum	+	Steroid Alkaloide in Blättern und Frucht	zunächst erregend, dann lähmend, Übelkeit, Durchfall, Schwindel, Krämpfe	schnelle Magen- und Darmentleerung	Vierkantige Triebe, glänzende, elliptische Blätter, gelb-weiße Blüten in Knäueln
Buschwindröschen	+	Alkaloid Protoanemonin in allen Teilen	Haut- und Schleimhautreizungen, kolikartige Leibschmerzen, blutiger Durchfall	bei Verätzung im Mund Wasserschleimsuppe, Magen- und Darmentleerung, Kohlegaben	Blätter fingerförmig geteilt, weiße oder rosa Blüten an Stängelspitze
Christrose	++	Steroid Glykosid Hellebrin, Protoanemonin in allen Pflanzenteilen	Kratzen im Mund, Pupillenerweiterung, Übelkeit, Durchfall, brennender Durst	Kohlegaben, Abführmittel, zum Arzt	Blätter lang gestreckt, fingerförmig geteilt, weit geöffnete Kelchblätter, keine Kronblätter
Dieffenbachie	++	unbekannt	starke Schwellung von Mund und Zunge, Übelkeit, Benommenheit, Lähmung	Kohlegaben, Erbrechen, Mundspülungen	Zimmerpflanze, Blattpflanze bis 1 m hoch, Blätter längs oval, dunkelgrün, weiß gefleckt

Pflanze	Giftstufe	Inhaltsstoffe	Symptome	Erste Hilfe	Hinweise
Drachenwurz	++	Scharfstoff in allen Pflanzenteilen	wie bei Aronstab	wie bei Aronstab	An langen Stielen pfeil- oder herzförmige Blätter, Blüte ähnlich wie Aronstab
Efeu	+	Saponine in Früchten, vor allem im Fruchtfleisch	Magen- und Darmstörungen, Übelkeit, Erbrechen, Benommenheit	nur nach Aufnahme größerer Mengen an Früchten Magen- und Darmentleerung	Kletterpflanze mit Haftwurzeln, allgemein bekannt
Eibe	++	Alkaloidgemisch, Taxin in Nadeln und Samen, nicht im Samenmantel	Leibschmerzen, Koliken, Durchfall, Schwindel, Kreislaufstörungen, Leberschäden	Magenentleerung, Abführmittel	Nadelbaum, bis 20 m hoch, braune, rissige Borke, die abblättert, Früchte mit scharlachrotem Samenmantel
Eisenhut	+++	Alkaloid, Aconitin, in allen Teilen, vor allem in der Wurzel	Brennen im Mund, Haut wird gefühllos, Kreislaufstörungen, Lähmungen, Erregung	Sofortige Giftentfernung durch Erbrechen; Kohlegaben, Abführmittel	1,5 m hohe Stängel tragen bandförmig geteilte Blätter und blauviolette Blüten, oberes Kronblatt helmartig gewölbt
Faulbaum	+	Glucofrangaline (Glykoside) in Beeren und Rinde	Übelkeit, Erbrechen, Kolik, blutige Durchfälle	Magenentleerung, Kohlegaben, viel trinken	Strauch 1 bis 4 m hoch, elliptische, spitz zulaufende Blätter, grün weißliche Blüten in Trugdolden, Früchte gelb rot, später schwarz

Pflanze	Giftstufe	Inhaltsstoffe	Symptome	Erste Hilfe	Hinweise
Fingerhut, Gelber	+++	Herzwirksame Glykoside	wie Roter	wie Roter	1 m hoch, Blätter schmaler als beim Roten Fingerhut. Bessere diuretische Wirkung. Steht unter Naturschutz
Fingerhut, Roter	+++	Herzwirksame Glykoside, Digitoxin, Gytoxin in allen Pflanzenteilen	Übelkeit, Erbrechen, Herzrhythmusstörungen, Blutdruckerhöhung, Schwindel, Sehstörungen, Krämpfe	Magenentleerung, sofort zum Arzt	Krautige Pflanze, Stängel bis 1,5 m hoch, gekerbte Blätter, unterseits filzig behaart, purpurrote Rachenblüten
Gartenbohne	++	Toxalbumin, Phasin in rohen Früchten	Durchfall, starke Leibschmerzen und Krämpfe, Schwindelgefühl, verengte Pupillen	Kohlepulver, Magen- und Darmentleerung	Einjährige windende oder buschige Gartenpflanze
Gartengeißblatt	+	Bitterstoffe	wie bei Heckenkirsche	wie bei Heckenkirsche	Schlingstrauch, bis 8 m hoch, elliptische Blätter, die oberen sind zu übereinanderliegenden Tellern zusammengewachsen, wohlriechende Blüten, langohrig und zweilippig
Germer	++	Steroid Alkaloide, Protoveratin und Germerin in allen Pflanzenteilen	Brennen und Kribbeln in Mund und Nase, Gefühl der Taubheit am ganzen Körper, Erbrechen, Durchfall	Giftentfernung durch Magenspülung, deshalb sofort ins Krankenhaus	Große Blätter, die sich nach oben hin verschmälern, grünlich gelbe Blüten in Rispe, duften stark

Pflanze	Giftstufe	Inhaltsstoffe	Symptome	Erste Hilfe	Hinweise
Goldregen	+++	Alkaloid, Cytisin in allen Pflanzenteilen, vor allem in Früchten	Schweißausbruch, Speichelfluss, Durstgefühl, Übelkeit, Würgen, Erbrechen, Verwirrtheitszustände	Sofortige Giftentfernung durch Erbrechen und Kohlegaben, viel trinken	Bis zu 7 m hoher Strauch, dreizählige Blätter, goldgelbe Schmetterlingsblüten in langen Trauben
Hahnenfuß, Brennender	+	Protoanemonin	wie Scharfer Hahnenfuß	wie Scharfer Hahnenfuß	Lanzettliche bis linealische Blätter, die vorn zugespitzt sind, Kelchblätter ebenfalls zurückgeschlagen
Hahnenfuß, Gift-	+	wie Scharfer Hahnenfuß	wie Scharfer Hahnenfuß	wie Scharfer Hahnenfuß	Verzweigter Stängel, fleischige, glänzende Blätter, Blütenkelch zurückgeschlagen, Blüten blassgelb u. kleiner
Hahnenfuß, Knolliger	+	wie Scharfer Hahnenfuß	wie Scharfer Hahnenfuß	wie Scharfer Hahnenfuß	Auffallendes Merkmal: der am Grund verdickte Stängel
Hahnenfuß, Scharfer	+	Scharfstoff Protoanemonin, vor allem in der Wurzel	Haut- und Schleimhautreizungen, Gastroenteritis mit blutigen Durchfällen, Krämpfe, Nierenschädigungen	Hautstellen steril abdecken, Erbrechen, viel trinken	Stängel bis 80 cm hoch, lang gestielte, vogelfußähnliche Blätter, goldgelbe Blüten in Rispen
Heckenkirsche	+	Bitterstoff	wie Rote Heckenkirsche	wie Rote Heckenkirsche	Strauch bis 1,50 m hoch, gegenständige länglich eiförmige Blätter, rot weiße Blüten stehen paarweise, Beeren blauschwarz

Pflanze	Giftstufe	Inhaltsstoffe	Symptome	Erste Hilfe	Hinweise
Heckenkirsche	+	Bitterstoff	wie Rote Heckenkirsche	wie Rote Heckenkirsche	Schlingpflanze, gegenständige elliptische Blätter, gelbliche Blüten in Quirlen, Beeren kirschrot
Heckenkirsche, Rote	+	Bitterstoff in Beeren	Übelkeit, Erbrechen, Leibschmerzen, blutiger Durchfall, Kreislaufstörungen, Krämpfe	Magen- und Darmentleerung durch Erbrechen, Kohlegaben, viel trinken, keine Abführmittel	Strauch von 1 bis 3 m Höhe, breit elliptische Blätter, oben zusammengewachsen, Blüten zu zweien in Blattachseln, zweilippige Röhren, elfenbeinfarbig, Früchte rot
Herbstzeitlose	+++	Alkaloid, Colchicin in Knollen und Samen	Brennen in Mund und Rachen, Übelkeit, Erbrechen, Durchfall, Herz- und Kreislaufstörungen, Krampf; Lähmungen	Magen- und Darmentleerung, sofort ins Krankenhaus	Im Herbst erscheinen zartrosa oder violette Blüten, im Frühsommer lanzettliche, bis zu 40 cm lange Blätter und dreifächrige Früchte
Judenkirsche	+	Bitterstoff, Physalin in allen Pflanzenteilen	Übelkeit, Herzbeschwerden	Magenentleerung	Krautige Pflanze, Blätter stehen zu zweien zusammen, auffallend die roten Beeren, die von einer papierartigen Hülle umgeben sind
Kartoffel	++ bis +++	Steroid-Alkaloid, Solanin in Keimlingen, Blättern und vor allem in Früchten	Übelkeit, heftiges Erbrechen, starker Durchfall, weite Pupillen, Schwindel, Krämpfe	Kohlepulver, Erbrechen, Abführmittel	Allbekannte Nutzpflanze

Pflanze	Giftstufe	Inhaltsstoffe	Symptome	Erste Hilfe	Hinweise
Kirschlorbeer	+	cyanogenes Glykosid, Prunasin in allen Pflanzenteilen	Rote Gesichtsfarbe, Erregung, Atemnot, Kratzen im Hals, Kopfschmerzen	Erbrechen, viel trinken, Kohlegaben	Strauch bis 3 m hoch, glänzende lederartige, am Rand eingerollte Blätter. Sicheres Erkennungsmerkmal: zerriebene Blätter riechen stark noch Mandelöl
Kreuzdorn	+	Glucofranguline	wie bei Faulbaum	wie bei Faulbaum	Ähnlichkeit mit Faulbaum; Zweige laufen in geradem Dorn aus
Küchenschelle, Gemeine	+	Protoanemonin	wie bei Buschwindröschen	wie bei Buschwindröschen	Staude von 10 bis 40 cm Höhe, grundständige Blätter, doppelt fiederspaltig, Blüten violett, glockenförmig, von Hochblättern umgeben und wie die Pflanze zottig behaart
Lebensbaum, Abendländischer	+	Thujon im ätherischen Öl in Zweigspitzen, Zapfen und Holz	Übelkeit, Schleimhautblutungen, Krämpfe, Durchfall mit starken Leibschmerzen, Kreislaufstörungen	Magen- und Darmentleerung, Arzt aufsuchen	Bis zu 20 m hoher Baum, schuppenartige Blätter sind ziegelartig angeordnet
Liguster	+	unbekannt	Übelkeit, Erbrechen, Durchfall	Erbrechen herbeiführen, viel trinken	Strauch bis zu 4 m hoch, ovale, lederartige Blätter, duftende Blüten in kleinen Trauben

Pflanze	Giftstufe	Inhaltsstoffe	Symptome	Erste Hilfe	Hinweise
Maiglöckchen	++	herzwirksame Glykoside, Saponine	Hautreizungen, Übelkeit, Erbrechen, Durchfall, Herzrhythmusstörungen	Kohlegaben, Erbrechen, Abführmittel	Blätter lang gestreckt, glockenförmige Blüten, wohlriechend, korallenrote Beeren
Nachtschatten, Bittersüßer	+++	Solanin Alkaloide (Steroide)	Trockenheit und Kratzen im Hals, Übelkeit, heftiges Erbrechen, weite Pupillen, Lungenlähmung, Krämpfe	Magen- und Darmentleerung durch Erbrechen, Abführmittel	Kriechender oder aufrechter Strauch, der hochrankt, lang eiförmige Blätter, am Grund herzförmig, nach oben dreilappig, fünf zurückgerollte Kronblätter, korallenrote Beeren
Nachtschatten, Schwarzer	++	Solanin Alkaloide	wie Bittersüßer Nachtschatten	wie Bittersüßer Nachtschatten	Krautige Pflanze, 50 cm hoch, am verzweigten Stängel ledrige, lanzettliche Blätter, weiße Blüte ähnelt Kartoffelblüte
Oleander	+++	Herzwirksame Glykoside in allen Pflanzenteilen	Gefühllosigkeit im Mund, Übelkeit, Erbrechen, Krämpfe, Herzrhythmusstörungen	Kohlegaben, Erbrechen, Abführmittel	Strauch odes Baum von 5 m Höhe, lanzettliche, am Rand eingewölbte Blätter, große Blüten in verschiedenen Farben in Trugdolde
Pfaffenhütchen	++	Herzwirksame Glykoside und Alkaloide in allen Pflanzenteilen, vor allem in der Frucht	Übelkeit, Koliken, heftige Diarrhöe, Herzrhythmusstörungen, Kollaps	Kohlegaben, Erbrechen, viel trinken, Abführmittel	Sparriger Strauch, 2 bis 6 m hoch, lanzettliche, lange Blätter, gelblich grüne Blüten in Trugdolden, Früchte vierlappige Kapseln

Pflanze	Gift-stufe	Inhaltsstoffe	Symptome	Erste Hilfe	Hinweise
Rizinus	+++	Toxalbumin nur in Samen	heftiges Brennen im Mund, Übelkeit, Schwindel, Gastroenteritis mit heftigem Durchfall, Nieren- und Leberschäden	Sofort Erbrechen, Kohlegaben, ins Krankenhaus	Ausdauernder Strauch bis 3 m hoch, groß; handförmig geteilte Blätter, Blüten unscheinbar in endständigen Rispen, große, weichstachelige Früchte
Sadebaum	+++	Terpenderivate im ätherischen Öl in Zweigspitzen	Reizwirkungen auf Magen, Darm und Nieren, Übelkeit, Erregung, Rhythmusstörungen, Gebärmutterkrämpfe mit Abort	Kohlegaben oder Erbrechen, viel trinken	Immergrüner verzweigter Strauch, Zweige mit Schuppen besetzt, dazwischen spitze Nadeln, Pflanze riecht unangenehm, blau bereifte Beerenzapfen
Schierling, Gefleckter	+++	Alkaloide Coniin, Conicein in allen Pflanzenteilen	Brennen im Mund, aufsteigende Lähmung, Tod durch Atemlähmung bei vollem Bewusstsein	Erbrechen, Kohlegaben, sofort ins Krankenhaus	Doldengewächs von mehr als 2 m Höhe, runder, gefleckter Stängel, zwei bis dreifach gefiedert, weiße Blüten in großen Dolden
Schneeball, Gemeiner	+	Bitterstoff, Viburnin in unreifen Beeren, Rinde Blättern	Durchfall, Erbrechen, Übelkeit	Magen- und Darmentleerung	Strauch von 3 m Höhe, Blätter ähneln denen des Ahorns, weiße, duftende, fünfzählige Blüten in reich verzweigten, kugeligen Trugdolden, scharlachrote Beeren

Pflanze	Giftstufe	Inhaltsstoffe	Symptome	Erste Hilfe	Hinweise
Schneebeere, Weiße	+	Saponine in Beeren	Übelkeit, Erbrechen, Durchfall	Magen- und Darmentleerung	Strauch von 2 m Höhe, rutenartige Zweige mit fast runden Blättern, kleine, glockige Blüten, auffällig die weißen kugeligen Beeren
Schöllkraut, Gemeines	++	Alkaloide, Chelerythrin und Chelidonin, vor allem im Milchsaft	Brennen im Mund, blutiger Durchfall, Übelkeit, Erbrechen, Benommenheit, Krämpfe	Kohlegaben, Erbrechen, Abführmittel, Hautblasen steril abdecken	Blätter und 80 cm hoher Stängel mit weichen Haaren besetzt, Blätter nach oben hin fiederspaltig, vielzählige gelbe Blüten, lange Kapseln ohne Scheidewand
Seidelbast, Gemeiner	+++	Terpene und viele andere giftige Wirkstoffe in Beeren u. a. Pflanzenteilen	Heftiges Kratzen und Brennen in Mund und Hals, starke Kopf- und Leibschmerzen, Krämpfe, Kreislaufkollaps	Magen- und Darmentleerung Hautstellen, steril abdecken, Arzt aufsuchen	Ausdauernder Strauch, 1,5 m hoch, wohlriechende purpurrote Blüten ersch. vor verkehrt lanzettlichen Blättern, kugelige scharlachrote Beeren
Stechapfel, Gemeiner	+++	Tropanalkaloide in allen Teilen	Hautrötung, trockener Mund, weite Pupillen, Sehstörungen, Erregung, Sinnestäuschungen, Tiefschlaf	Kohlegaben, Erbrechen, Abführmittel, sofort ins Krankenhaus	Strauchige Pflanze, 0,30 bis 1,20 m hoch, buchtig gezähnte Blätter, schmutzig grün, Blüten wie Grammofontrichter, stachelige Früchte
Stechpalme, Gemeine	++	unbekannt	Leibschmerzen mit Erbrechen, Durchfall	Kohlegaben, Erbrechen, Abführmittel	Immergrüner Strauch, 2 bis 15 m hoch, lederartig gewellte, am Rand mit Stacheln besetzte Blätter, korallenrote Frucht

Pflanze	Giftstufe	Inhaltsstoffe	Symptome	Erste Hilfe	Hinweise
Tollkirsche	+++	Tropanalkaloide in allen Pflanzenteilen	Gesichtsrötung, trockener Mund, weite Pupillen, Schwindel, Zittern, Erregung, Rededrang, Delirien	Magen- und Darmentleerung, Kohlegaben, sofort ins Krankenhaus	Ausdauernde Pflanze von 1,50 m Höhe, spitz eiförmige Blätter, große glockenförmige, braunviolette Blüten
Wasserschierling	+++	Polyen Cicutin in Stängel und Wurzelstock	Brennen im Mund, Übelkeit, Erbrechen, heftige Krämpfe mit Zähneknirschen	Magen- und Darmentleerung, sofort ins Krankenhaus	Ausdauernde Pflanze mit dickem Wurzelstock, zwei bis dreifach gefiederte Blätter, weiße Blüten in Dolden
Weißwurz, Vielblütige	+	Saponine, vor allem in Beeren	Übelkeit, Erbrechen, Durchfall	Magen- und Darmentleerung, Kohlegaben	30 bis 50 cm hoher gebogener Stängel, Blätter in zwei Reihen, Blüten grünlich weiß in mehrblütigen Trauben
Weißwurz, Quirlblättrige	+	Saponine	wie Vielblütige Weißwurz	wie Vielblütige Weißwurz	Staude, 30 bis 70 cm, lanzettliche Blätter in Quirlen, weißgrüne Blüten in Blattachseln, Beeren blauschwarz
Weißwurz, Wohlriechende	+	Saponine	wie Vielblütige Weißwurz	wie Vielblütige Weißwurz	Staude bis 40 cm hoch, kantige Stängel, eiförmige Blätter, glockenförmige weiße Blüten, einzeln oder zu zweit in Blattachseln, Beeren blauschwarz

Pflanze	Giftstufe	Inhaltsstoffe	Symptome	Erste Hilfe	Hinweise
Wurmfarn, Gemeiner	+	Glucide in Wurzel- und Blattstielen	Reizung des Magen-Darm-Kanals, Krämpfe, Sehstörungen, Herzschäden, Ohnmachten	Magen- und Darmentleerung	Blätter sind längliche Wedel mit starken Stielen, dunkelgrüne Blattfieder gekerbt
Zaunrübe, Rote	++	Cucurbilacine (Steroide), vor allem in Beeren und Wurzel	Erbrechen, Magenbeschwerden, Schwindel, Nierenreizungen	Kohlegaben, Erbrechen, viel trinken	Rübenartige Grundachse, bis zu 3 m langer Stängel mit Ranken, Blätter herzförmig, scharlachrote Beeren
Zaunrübe	++	Cucurbitacine	wie Rote Zaunrübe	wie Rote Zaunrübe	Ähnelt der Roten Zaunrübe, schwarze Beeren
Zeder, Virginische	+++	Terpenderivate im ätherischen Öl	Krämpfe, Atemnot	wie bei Sadebaum	Zierbaum bis zu 12 m hoch, immergrün, abstehende Äste, schuppenartige Blätter, scharf zugespitzt, aufrechte, blau bereifte Beerenzapfen
Zypressenwolfsmilch	++	Diterpenester im Milchsaft	Reizwirkung auf Haut und Schleimhäute, Magenschmerzen, blutiger Durchfall, weite Pupillen, Schwindel, Herzrhythmusstörungen	Kohlegaben, Erbrechen, Abführmittel, Hautentzündungen steril abdecken	Ausdauernde Pflanze mil 40 cm langem Stängel, schmale lineale Blätter von gelbgrüner Farbe, Blüten gelbgrün in vielstrahligen Dolden

Weitere Giftpflanzen, die nicht besprochen wurden

Name	Familie	Blatt	Blüte	Frucht	Inhaltsstoffe	Giftstufe	Syptome	Hinweise
Ackergauchheil *Anagallis arvensis*	Primelgewächs	eiförmig, gegenständig	ziegelrot, an langen Stielen	Kapsel	Glykoside in der ganzen Pflanze	+	reizt Schleimhäute	Fischgift
Akelei *Aquilegia vulgari*	Hahnenfußgewächs	doppelt, dreizählig, gekerbt	5 Kelchblätter nach rückwärts zu langen Spornen ausgezogen	lang gestreckt	cyanogene Alkaloide in unreifer Frucht	+	reizt Haut, Gastroenteritis	geschützt
Alpenveilchen *Cyklamen-Arten*	Primelgewächs	lederartig, herzförmig	purpurrot, nickend, Zipfel zurückgeschlagen	fünfklappige Kapsel	Saponine in Knolle	+	Übelkeit, Erbrechen, Durchfall, Schwindel, Fieber, Krämpfe	Fischgift
Einbeere *Paris quadrifolia*	Liliengewächs	4 kreuzweise angeordnete Blätter am Ende des Stiels	einzeln, weiß an Stängelspitze	blauschwarze kirschgroße Beere	Saponine besonders in Beere und Wurzeln	+	Übelkeit, Durchfall, Schädigung der Nieren und des Nervensystems	

Name	Familie	Blatt	Blüte	Frucht	Inhaltsstoffe	Giftstufe	Syptome	Hinweise
Essigbaum *Rhus typhina*	Sumachgewächs	unpaarig gefiedert an wolligen Zweigen	in Kolben	kolbenähnliche purpurrote Fruchtstände	Gerbstoffe, Fruchtsäuren in allen Pflanzenteilen	(+)	Hautreizungen, Magen-Darm-Reizungen	Aus Früchten: erfrischende Getränke
Glyzinie *Wisteria sinensis*	Schmetterlingsgewächs	seidig behaarte Fiederblättchen	blaue Blütentrauben	behaarte Hülsen	Glykoside in Frucht, Rinde und Wurzel	+	Brechdurchfall, Gastroenteritis	Holzliane, bis 20 m hoch
Haselwurz *Asarum europaeum*	Osterluzeigewächs	nierenförmig	einzeln, braun, glockenförmig	Samen mit kleinen »Anhängern«	ätherisches Öl mit Asaron (Asaroncampher)	+	Übelkeit, Erbrechen, Gastroenteritis	
Hundspetersilie *Aethusa cynapium*	Doldengewächs	stark glänzend, unangenehm riechend	weiße Dolden	gedrängt, einseitig herabhängende Hüllblättchen	Polyethin in allen Pflanzenteilen	++	s. Gefleckter Schierling	Ähnlichkeit mit der Gartenpetersilie
Kaiserkrone *Fritillaria imperialis*	Liliengewächs	quirlständig, lanzettlich	gelbrot, im Kranz darüber goldgelber Blattschopf	kugelförmig mit Rippen	Alkaloid in Zwiebel	+	Herzgift, Erbrechen, Krämpfe	beliebte Gartenpflanze

Name	Familie	Blatt	Blüte	Frucht	Inhaltsstoffe	Giftstufe	Syptome	Hinweise
Klatschmohn *Papaver rhoeas*	Mohngewächs	tief fiederspaltig	hochrot, Kronblätter viel zerknittert	Mohnkapsel	Alkaloide im Milchsaft	+	Erbrechen, Krämpfe	
Kornrade *Agrostema githago*	Nelkengewächs	linealisch lanzettlich	violett, Kelch röhrenförmig	fünfeckige Kapsel	Saponin in allen Teilen	+	Kopfschmerzen, Schwindel, Krämpfe, Bewusstseinsstörungen	durch Herbizide fast ausgerottet
Lupine *Lupinus luteus*	Schmetterlingsblütler	handförmig geteilt	gelbe Schmetterlingsblüten	dicke, behaarte Hülsen	Alkaloid, Spartein in allen Teilen	+ bis ++	Erbrechen, Tachykardie, Kreislaufstörungen	Es gibt heute giftfreie Züchtungen
Osterluzei *Aristolochia clematis*	Osterluzeigewächs	herzförmig	gelb, röhrenförmig, Kesselfalle für Insekten		Aristolochiasäure in allen Teilen	+	Erbrechen, Magenkatarrh, Krämpfe, fallender Blutdruck	als Heilpflanze genutzt, aber krebserregend
Pfingstrose *Paeonia officinalis*	Hahnenfußgewächs	doppel bis dreispaltig	5 bis 8 sehr behaarte große rote Kronblätter	behaarte Balgfrüchte	Alkaloide in alten Teilen	+	Erbrechen, schmerzhafte Durchfälle	beliebte Gartenpflanze

Name	Familie	Blatt	Blüte	Frucht	Inhaltsstoffe	Gift-stufe	Syptome	Hinweise
Porst, Sumpf-Porst *Ledum palustre*	Heidekraut-gewächs	lanzettlich, lederartig, am Rand ein-gerollt	weiß, duftend, in Dolden	vielsamige Kapseln	im ätherischen Öl Ledol, Palustrol	+	rauschartige Zustände, Läh-mung, heftige Reizung des Magens und Darms, Er-brechen, Durchfall	da selten geworden, geschützt
Rainfarn *Chrysanthenium vulgare*	Dolden-gewächs	doppelt fiederspaltig	goldgelb, in dichter Schirmrispe	fünfkantig mit Saum	Thujon	+	Erbrechen, Gastroenteritis, rotes Gesicht, Krämpfe	Pflanze 0,5 bis 1 m hoch, ganze Pflanze riecht stark aromatisch
Rittersporn *Delphinium-Arten*	Hahnenfuß-gewächs	doppelt gefiedert, schmal	dunkelblau, in lockeren Trau-ben, ein Perigonblatt gespornt	kahle Balg-kapsel	Aconitin-ähnliche Alkaloide, aber in gerin-gem Maße	++	Vergiftungs-erscheinungen wir bei Eisen-hut	
Rosskastanie *Aescolus*	Rosskastanien-gewächse	5- oder 7-zählig ge-fiedert	weiß oder rosa, in großen Dolden (Kerzen)	kugelig, sta-chelig, Same braun mit Nabelfleck	Saponine in allen Teilen	(+)	Leibschmer-zen, Angst, Fieber, Er-brechen	

Name	Familie	Blatt	Blüte	Frucht	Inhaltsstoffe	Giftstufe	Syptome	Hinweise
Scharbockskraut *Ranunculus ficaria*	Hahnenfußgewächs	herzförmig	8 bis 12 glänzend gelbe Kronblätter	kugelige Schließfrüchtchen	Protoanemonin	+	Übelkeit, Erbrechen, Durchfall	ausdauernd, Wuchshöhe 10 bis 20 cm
Taumellolch *Lolium temulentum*	Gräser	schmal, 1 m hoch	Ähre	Ähre, Hüllspelzen dreimal länger als Deckspelze	Pyridinbase im Samen (Alkaloid)	+	Kopfschmerzen, Sehstörungen, Koliken, Übelkeit, Zittern, Bewusstlosigkeit	früher kamen Massenvergiftungen mit T. vor, heute ausgerottet
Wacholder *Juniperus communis*	Zypressengewächs	nadelförmig, immergrün	männliche B. kätzchenähnlich, weibliche B. knospenartig	Beerenzapfen, kugelig, schwarz bereift	ätherisches Öl mit Pinen	++ bis (+)	Magenreizungen, Nierenschädigungen	Giftwirkung nicht bei allen einheimischen Arten
Waldrebe *Clematis vitalba*	Hahnenfußgewächs	unpaarig gefiedert	weißlich filzige Hüllblätter, reich blühende Trugdolden	länglich, rotbraun mit langem behaartem Schnabel	Protoanemonin in allen Teilen	+	Haut- und Schleimhautreizungen	klimmender Stängel, bis 5 m hoch

Name	Familie	Blatt	Blüte	Frucht	Inhaltsstoffe	Gift-stufe	Syptome	Hinweise
Wermut *Artemisia absinthium*	Korbblütler	weißgrau, filzig	hellgelb, kugelig in Rispe	länglich	ätherisches Öl mit Thujon in stark schwankenden Mengen	+	Schwindelgefühl, Krämpfe, wirkt abtreibend	im Thujon, auch im »Absinth«
Zwerg-holunder *Sambucus ebulus*	Geißblatt-gewächs	gefiedert, unpaarig	große Dolden, weiß oder rötlich, auffallende purpurrote Staubgefäße	doldiger Fruchtstand, Beeren kugelig, schwarz	Glykoside in Blättern und Beeren	+	Gastroenteritis	
Zwergmispel *Cotoneaster* Arten	Rosengewächs	ungeteilt, dunkelgrün, mit Nebenblättern	klein, in vielblütigen Dolden, weiß oder rosa	kugelig, meist rot, seltener schwarz	cyanogene Glykoside in Blättern und unreifen Früchten	+	Erbrechen, Durchfall, Leib- und Kopfschmerzen	Zierpflanzen in vielen Variationen